Anatomie

OBJECTIF

STAPS

Collection dirigée par Youcef Alanbagi

Anatomie

Marc Testa

Docteur en Sciences du Sport, Professeur d'EPS

Université Paris Descartes

ellipses

Dans la même collection

- *Psychologie sociale*, Nicolas Besombes, Alexandre Oboeuf (coord.).
- *Biomécanique*, Romuald Lepers, Alain Martin.
- *L'enseignement de l'Éducation physique et sportive à l'École*, Zine Boukriche, Laurence Vilain, Youcef Alanbagi (coord.).
- *Méthodologie de l'entraînement sportif*, Marc Testa, Youcef Alanbagi (coord.)
- *Neurosciences comportementales*, Frédéric Danion, Ludovic Marin (coord.).
- *Physiologie de l'exercice physique, entraînement et santé*, Christine Le Page.
- *Sociologie*, Valérie Schwob (coord.).
- *Socio-histoire et épistémologie des activités physiques et sportives*, Jacques Dumont.
- *Anglais*, Lucie Amaro-Péguy (coord.), Cécile Bernard-Calvet (coord.), Joline Boulon (coord.).

ISBN 9782340-027183

32, rue Bargue 75740 Paris cedex 15

www.editions-ellipses.fr

À Antoine et Clément

À ma famille

À Muriel

… et aux amis

Aux étudiants

Aux sportifs

Aux enseignants

… et chercheurs

TABLE DES MATIÈRES

CHAPITRE 5 — 171
LA CEINTURE PELVIENNE

CHAPITRE 6 — 189
LE MEMBRE INFÉRIEUR

PRÉFACE

Pendant longtemps, dans les filières STAPS (Sciences et Techniques des Activités Physiques et Sportives), les cours d'anatomie étaient assurés par des *as* de la médecine, qui hélas n'avaient qu'une connaissance rudimentaire de la pratique des sports. Il s'en suivait des enseignements très pointus mais déconnectés des aspirations du public cible. En conséquence, certaines UFR (Unités de Formation et de Recherche) furent amenées à supprimer purement et simplement l'anatomie de leurs programmes. Ou alors, les enseignants d'EPS (Éducation Physique et Sportive) en poste dans ces UFR relevaient le défi. Leurs illustrations pratiques de l'anatomie humaine étaient bien ressenties, mais ils manquaient cruellement d'assise scientifique et n'avaient qu'un livre ou deux d'avance sur les étudiants... Bref, en UFR STAPS, était-on condamné à rencontrer des érudits de l'insignifiance ou de bons praticiens privés d'érudition ?

L'ouvrage qui suit contrecarre ce dilemme. Son auteur, Marc Testa, est à la fois Professeur d'EPS en UFR STAPS, entraîneur de judo et de musculation, mais aussi en possession d'un Doctorat et qualifié aux fonctions de Maître de conférences. Sa double casquette lui permet de proposer un texte robuste sur le plan scientifique – en témoigne les plus de 300 sources récentes en bibliographie – éclairant de nombreux exemples sportifs. L'étudiant en STAPS pourra ainsi d'autant plus facilement assimiler un propos technique et pointu qu'il sera amené à en imaginer les applications au gymnase ou sur le terrain de sport.

Cette production pensée pour des praticiens de niveau universitaire tombe fort à-propos. Depuis quelques années, de nombreuses UFR STAPS sont missionnées pour préparer les candidats à l'entrée aux IFMK (Instituts de Formation en Masso-Kinésithérapie). Proposés dès la Licence 1re année, les enseignements d'anatomie participent de la sélection. Et il ne faut pas douter que cet ouvrage saura aider les apprentis kinésithérapeutes à acquérir les savoirs fondamentaux nécessaires à la réussite de leurs études. Aussi, recommandons-nous vivement la lecture de ce texte dense, précis et richement illustré.

Paris, le 23 février 2018

Luc Collard

Professeur des universités

Cet ouvrage est la traduction des connaissances enseignées aux étudiants en STAPS et aux candidats à l'entrée aux IFMK (Instituts de Formation en Masso-Kinésithérapie). Son originalité réside dans un contenu appliqué aux pratiques sportives sur la base des connaissances scientifiques en la matière.

Ce livre s'adresse donc à un public élargi : des étudiants de la licence au master grâce à son approche théorique et scientifique, des enseignants aux entraîneurs et éducateurs sportifs, aux psychomotriciens et personnels de santé grâce à une analyse plus pragmatique.

L'objectif de l'auteur est de proposer aux lecteurs, à partir d'une approche descriptive et fonctionnelle, comment l'optimisation du mouvement doit être considérée lors de l'exercice et de l'entraînement tout en déterminant les risques cliniques d'une pratique mal contrôlée.

Un texte précis et soigné permet de poser les notions essentielles à retenir. Son contenu agrémenté de multiples schémas, de nombreux exercices corrigés (plus de 300) et d'une bibliographie riche et actuelle (plus de 350 références) permettront de comprendre et de préparer les étudiants aux examens d'anatomie en licence.

INTRODUCTION

L'anatomie est l'étude scientifique de la forme et de la structure des organes constituant les êtres vivants. Cependant, les organes vivants ne sont pas autant d'éléments juxtaposés. La compréhension du fonctionnement des différents organes ne peut s'élaborer qu'en interdépendance et à travers les différentes sciences (approche transdisciplinaire) qui considèrent tout être vivant comme un système complexe.

Dans le cadre de la rééducation, de la mise en forme, de l'éducation et de l'entraînement, l'anatomie permet de mieux comprendre l'organisation segmentaire du mouvement et de caractériser les facteurs qui génèrent, facilitent et limitent sa réalisation. Bien souvent les entraîneurs se basent sur des connaissances anatomiques pour justifier leurs contenus techniques et pédagogiques. Cette approche est très restrictive, car l'analyse du mouvement ne peut se limiter à un simple ensemble mécanique de segments en interaction. C'est l'approche que l'on avait au 18° siècle avec le concept de l'homme machine et le développement des automates. Si l'anatomie est une des variables permettant le discernement de l'analyse technique du mouvement, il est nécessaire d'en établir en outre les rapports avec la physiologie, les sciences cognitives et la psychologie pour appréhender son optimisation dans la sphère sportive, éducative, ludique ou médicale.

Finalement, c'est toute la difficulté mais aussi la richesse du cursus STAPS que d'étudier et d'investir ces différents champs scientifiques pour comprendre au mieux cette complexité et pour ensuite, je l'espère, mieux transmettre et enseigner.

Un sommaire historique de l'anatomie

La connaissance primitive et élémentaire de l'anatomie s'est sans doute effectuée à partir de dissections animales et la découpe du gibier réalisées par les chasseurs de l'ère préhistorique. L'utilisation des os, des peaux, des tendons a contribué fortement à la survie de l'espèce face à un milieu hostile. Des recherches archéologiques ont révélé des scènes de vie de dissections animales à des fins alimentaires, utilitaires et divinatoires.

Dans l'antique Égypte, les prêtres sont autant devins que médecins et les techniques d'embaumement attestent d'une maîtrise chirurgicale sur les bases de connaissances anatomiques avérées. Ainsi, le papyrus d'Edwin Smith de la période du nouvel empire fait apparaître les descriptions anatomiques les plus anciennes connues (1500 av. J.-C). Il décrit les traitements à suivre pour des blessures comme des plaies et des fractures.

En Grèce antique, les médecins sont aussi philosophes. Empédocle a défini les principes d'unicité des quatre éléments (air, feu, terre, eau) reliant le corps et l'esprit et repris ensuite par Platon puis Galien. Hippocrate (-370 av. J.-C) a distingué la médecine de la philosophie. Il a défini par un serment les règles éthiques à suivre pour les médecins. Il a rassemblé l'ensemble des connaissances médicales de l'époque.

Galien (129-216 ap. J.-C) est considéré comme le premier anatomiste de référence. Dans de nombreux ouvrages, il décrit avec précision le cerveau, les muscles, le système nerveux, la circulation sanguine... En référence à la philosophie de Platon, l'humain se catégorise selon quatre tempéraments (les chaleureux, les apathiques, les flegmatiques, les sanguins) en fonction de l'équilibre des humeurs. La maladie provient du déséquilibre des quatre humeurs (sang, bile, lymphe, atrabile). Au service des gladiateurs pour soigner leurs plaies il se rendra ensuite auprès de l'empereur romain Marc-Aurèle dont il traita les coliques. Galien souligne l'intérêt de la gymnastique et de l'entraînement physique pour le maintien d'une bonne santé. Médecin de référence jusqu'à la renaissance, de nombreux centres médicaux portent aujourd'hui son nom.

À la renaissance, Vésale (1514-1564) dénonce les erreurs de Galien. Se faisant, il va se heurter aux traditions et conceptions de l'époque. À partir des condamnés, Vésale utilise la dissection comme principe d'enseignement. Il élabore des planches anatomiques qu'il fera ensuite dessiner par des artistes et qui serviront de référence pendant deux siècles. Léonard de Vinci contribua par ses magnifiques dessins à l'étude fonctionnelle des muscles.

Ambroise Paré (1519-1590) initia la chirurgie moderne à partir de son expérience sur les champs de bataille. Au lieu de cautériser les plaies à l'huile bouillante ou au fer rouge pour soulager les patients, il ligature les veines et artères et invente pour cela de nombreux appareils et instruments. Il se sert des asticots pour désinfecter et cicatriser les plaies; cette méthode est parfois réutilisée pour lutter contre les souches nosocomiales de bactéries.

À partir du 17° siècle, et grâce à l'apparition du microscope, les progrès les plus importants toucheront la connaissance profonde des tissus et cellules. Bichat (1771-1801) analysa ainsi l'évolution des tissus organiques dans différentes pathologies.

Pour l'essentiel au 19° siècle, l'anatomie humaine est constituée. Depuis le microscope et jusqu'à aujourd'hui, l'évolution de l'anatomie descriptive et fonctionnelle est directement liée à l'innovation technologique.

Les outils d'observation

Il y a cinquante ans, on ne disposait que de la radiographie pour observer et analyser de façon plus ou moins distincte les structures internes du corps humain. Désormais, l'imagerie médicale est un champ d'investigation à part entière, et la multiplicité des outils permet d'appréhender le corps humain dans son infinie complexité.

La radiographie

La radiographie est une technique permettant de réaliser des clichés des structures internes à l'aide de rayons X. Les clichés révèlent l'opacité plus ou moins marquée des organes. Les tissus dits « mous » sont peu opaques aux rayons X (comme la peau, la graisse, les muscles), contrairement aux tissus comme les os (plus opaques). La radio est l'abréviation courante désignant le résultat final : le cliché. Cette technique a été mise au point par Wilhelm Röntgen (1845-1923). Il réalise la toute première radiographie de l'histoire, celle de la main de son épouse.

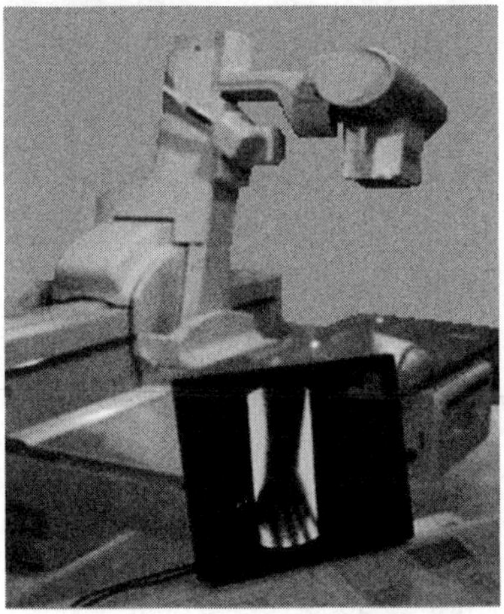

Figure 1 : Appareil de radiographie

La radioscopie ou scopie est une radiographie avec une visualisation en temps réel sur écran (Fig. 1). L'amplificateur de luminescence permet de réduire la dose de rayons X nécessaire par rapport à une radioscopie directe et d'augmenter la luminosité des images.

La tomodensitométrie

La tomodensitométrie (TDM) ou scanner permet de visualiser en 3D des tissus à partir d'un balayage d'un faisceau de rayons X (Fig. 2). Grâce au développement des systèmes informatiques, la modélisation des images est apparue dans les années 1970. Ces innovations sont à l'origine de l'essor de l'ingénierie médicale. L'analyse informatique autorise désormais des vues en coupe des différents organes. Dans les appareils modernes, l'émetteur de rayons X tourne autour du patient.

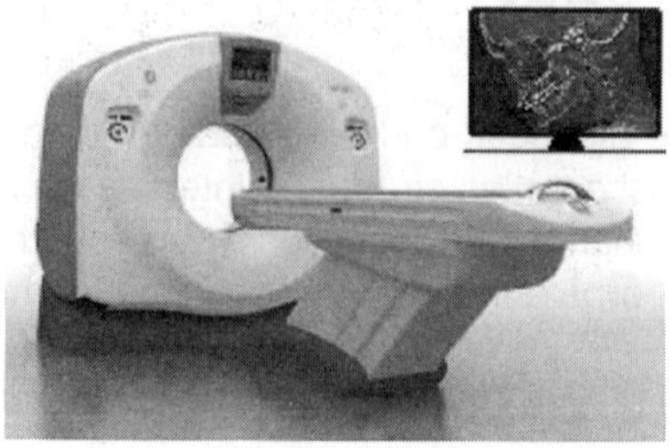

Figure 2 : Le scanner

On peut faire ressortir certains tissus, en particulier les vaisseaux sanguins, en injectant un produit dit « de contraste » (Fig. 3).

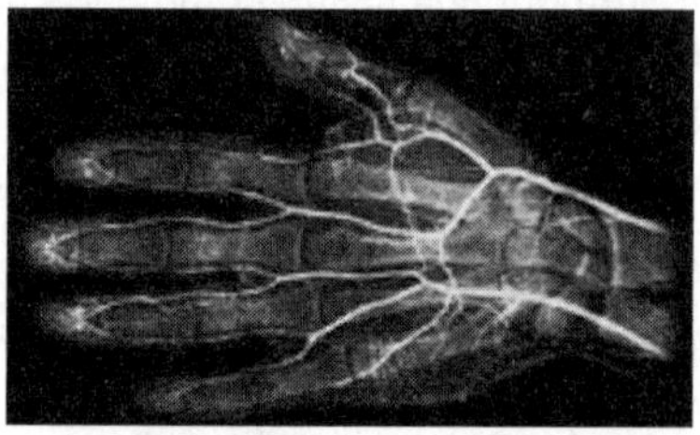

Figure 3 : Angiographie de la main

L'échographie

L'échographie est une technique d'imagerie à partir d'une sonde qui émet et réceptionne les ultrasons. La visualisation sur un moniteur se réalise en niveaux de gris selon l'intensité du retour de l'écho. Elle est utilisée de manière courante en obstétrique (étude et la prise en charge de la grossesse et de l'accouchement) car elle permet la visualisation du fœtus en toute innocuité. L'analyse échographique du premier trimestre de la grossesse est primordiale car elle peut détecter des malformations graves. Les appareils comportent une fonction doppler permettant d'observer les flux.

L'imagerie par résonance magnétique

L'imagerie par résonance magnétique (IRM) autorise une analyse des tissus « mous » avec une très bonne résolution (Fig. 4). Elle permet la visualisation de la graisse, de l'eau, de l'œdème et donc de toute inflammation. C'est le cas bien souvent pour détecter l'incidence d'un accident chez le sportif au niveau d'une articulation et des structures adjacentes (capsule, ménisques, ligaments…). Cette technique est basée sur le principe de la résonance magnétique nucléaire (RMN) à partir du moment magnétique du noyau des atomes. Les premières images de tissus humains seront produites dans les années 1970. Vingt ans plus tard, apparaissent les premières images du cerveau en fonctionnement en visualisant l'augmentation du débit sanguin cérébral dans les différentes aires du cortex cérébral. Cet outil a permis une évolution significative des connaissances en neurosciences. L'utilisation de cet appareil n'est pas adaptée à l'étude des tissus pauvres en protons comme le tissu osseux.

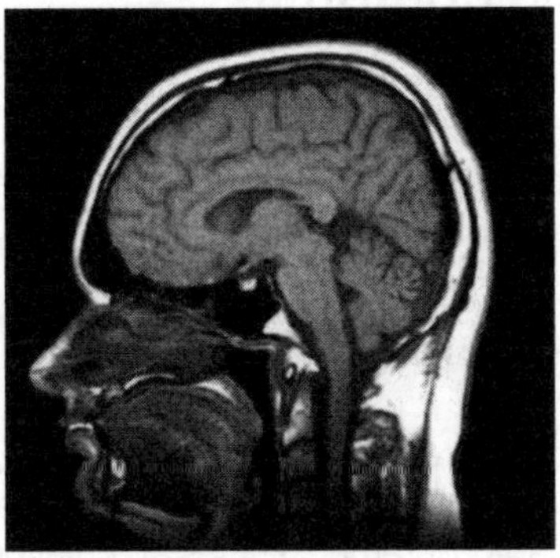

Figure 4 : IRM, coupe sagittale de la tête

La scintigraphie

La scintigraphie ou tomographie d'émission de positons (TEP) s'oppose à l'imagerie conventionnelle de transmission. Un traceur légèrement radioactif est injecté pour se fixer spécifiquement sur un organe. Une caméra enregistre le rayonnement gamma.

La scintigraphie peut être utilisée au niveau du muscle cardiaque pour étudier sa contraction. Elle permet de mettre en évidence les zones ischémiques pendant un effort ou les zones nécrosées inhérent à un infarctus, de diagnostiquer une embolie pulmonaire (obstruction d'un caillot de sang). Au niveau de l'os, la scintigraphie permet de mettre en évidence les zones malades par la visualisation de l'augmentation du métabolisme ostéoblastique (du renouvellement osseux). Elle permet de diagnostiquer les maladies inflammatoires du squelette, les tumeurs osseuses, les infections. Au niveau du cerveau, la scintigraphie peut révéler certaines maladies dégénératives (maladie d'Alzheimer…) ou épileptiques, intéressant des zones précises du cerveau. Les reins, le foie, les vaisseaux lymphatiques, les glandes surrénales, détecter certaines tumeurs bien particulières… tout dépend du traceur utilisé !

QUESTIONS 1

1. Le doppler se prête à l'analyse du myocarde ?
2. La radiographie émet des ondes électromagnétiques que les tissus mous absorbent ?
3. La TEP se réalise par l'injection de marqueur ?
4. L'Imagerie par Résonance Magnétique (IRM) est une technique non irradiante ?
5. La radiographie ne permet pas de visualiser les tissus mous ?

Les familles d'anatomie

De l'anatomie descriptive, fonctionnelle où de la clinique, les différentes familles d'enseignement permettent de comprendre progressivement le rôle et la complexité d'interaction des différents organes entre-eux.

Les différentes branches de l'anatomie

En fonction des organes considérés, des spécialisations se caractérisent. La myologie s'applique à étudier les muscles. L'ostéologie considère les structures osseuses là où l'arthrologie se centre plus particulièrement sur les articulations. La neurologie considère et analyse le système nerveux central et périphérique. La splanchnologie se rapporte à l'étude des viscères, l'angiologie à celle des vaisseaux sanguins.

Les types d'anatomie

L'anatomie descriptive se centre sur la forme et l'aspect des différents organes. Généralement, les cours d'anatomie commencent par de l'anatomie descriptive pour mettre en place chacun des éléments constituant les structures. L'anatomie topographique étudie la région où se trouve un organe. L'anatomie systémique considère l'ensemble d'un appareil comme le système cardiaque par exemple. L'anatomie fonctionnelle analyse les modalités d'organisation et le rôle des organes par rapport à un résultat : ainsi, de l'organisation des muscles de la ceinture scapulaire dans la circumduction du bras. L'anatomie comparée évalue et souligne les ressemblances ou dissemblances entre différents groupes ou sujets. L'anatomie pathologique (ou clinique) examine de façon micro et macroscopique les tissus malades par opposition à l'histologie qui étudie les tissus normaux. Enfin, l'anatomie radiologique analyse les données recueillies par les différents systèmes d'imagerie médicale.

Les nomenclatures

Une nomenclature reprend l'ensemble des termes techniques d'une discipline selon un classement méthodique. C'est une taxonomie ou classement exhaustif servant de référence. Elle permet une uniformité des termes favorisant la communication et l'évolution des connaissances. Cependant, l'absence de justifications sur les choix terminologiques demeure une interrogation. La première nomenclature a été réalisée par les pays germaniques à Bales (BNA : Basilea nomina anatomica, 1895), en supprimant les éponymes et les analogies linguistiques pour favoriser le latin. En effet, si la description d'une structure osseuse en forme de clé définit la clavicule en français, la même analogie se traduit par Schlüsselbein en allemand (terme commun toujours et usuellement utilisé mais transcrit par clavicula en médecine). La nomenclature de Paris (PNA : Parisiensa nomina anatomica, 1955) est la première classification anatomique internationale. La Terminologia anatomica (1998) fait aujourd'hui référence. Elle reprend plus de 80 % des termes de l'ancienne nomenclature. Les qualificatifs interne et externe demeurent dans les pratiques sportives, mais sont remplacés par médial et latéral dans le domaine médical. Certains éléments structuraux ont changé de noms. Une liste non exhaustive (Tab.1) vous expose les principaux changements.

Tableau 1 : les nouvelles terminologies

Ancienne terminologie	Nouvelle terminologie
Aponévrose	Fascia
Apophyse	Processus
Bourrelet	Labrum
Coulisse bicipitale	Sillon intertuberculaire
Crural	Fémoral
Couturier	Sartorius
Cubitus	Ulna
Demi	Semi
Droit antérieur	Droit fémoral
Droit interne	Gracile
Épitrochlée	Epicondyle médial
Faisceau	Tractus
Gros orteil	Hallux
Jambier antérieur	Tibial antérieur
Jumeau externe	Gastrocnémien latéral
Ligament acromio-coracoïdien	Ligament coraco-acromial
Ligament latéral	Ligament collatéral
Muscle crural	Vaste intermédiaire
Muscle grand dentelé	Muscle serratus antérieur
Muscle sous-scapulaire	Muscle subscapulaire
Muscle sous-épineux	Muscle infra-épineux
Muscle sus-épineux	Muscle supra-épineux
Muscle fessier	Muscle glutéal
Omoplate	Scapula
Psoas iliaque	Ilio-psoas
Péroné	Fibula
Rotule	Patella
Sommet	Apex
Tendon d'Achille	Tendon calcanéen

Si la nouvelle nomenclature fait référence dans les sciences et dans le secteur médical plus particulièrement, le professeur d'éducation physique adaptera son vocabulaire en fonction du contexte pour que son discours soit le plus intelligible possible. Ainsi, n'est-il pas aberrant de conserver comme dénomination « omoplate » ou tendon d'Achille lors des APS (Activités Physiques et Sportives) par exemple ?

Les plans anatomiques

Lorsqu'il s'agit de décrire un mouvement il est nécessaire de :

- caractériser la position de tous les segments ;
- puis expliquer leurs déplacements à chaque instant.

Pour réaliser et faciliter cette tâche, nous avons recours aux plans anatomiques de référence. Les plans anatomiques servent à positionner, orienter et définir les déplacements. Ces déplacements s'effectuent au niveau des articulations autour d'axes de rotation.

Pour décrire un mouvement en 3D (3Dimensions), il faut donc se référer aux trois plans de références (médial ou sagittal, frontal et transverse) et aux trois axes de référence (sagittal, vertical et transverse ou horizontal).

Chaque plan de référence se définit par deux axes de référence. Le troisième axe, perpendiculaire au plan, caractérise l'axe de rotation. L'axe de rotation permet à tout segment corporel de se déplacer dans le plan. Par convention, l'axe transverse (ou horizontal) s'appelle axe X et caractérise une orientation médiale (en dedans ou interne) ou latérale (en dehors ou externe). L'axe vertical ou axe Y caractérise le haut (ou supérieur) du bas (inférieur). L'axe sagittal ou axe Z caractérise l'antérieur (en avant) du postérieur (en arrière) : voir Fig. 5.

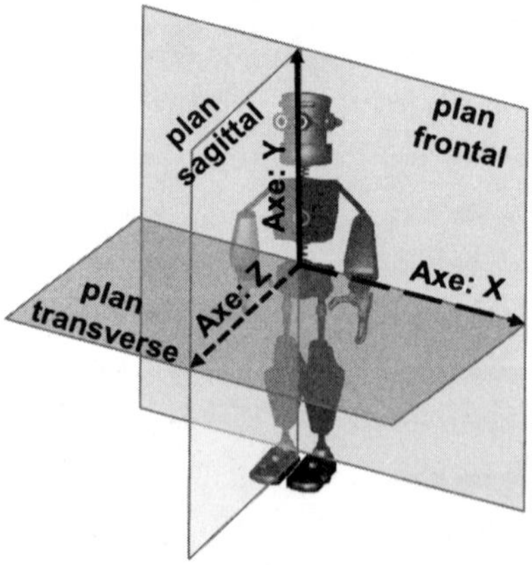

Figure 5 : Les plans de référence

Par exemple pour la flexion de la jambe, l'axe de rotation se trouve au niveau du genou. La rotation s'effectue autour d'un axe transverse et la jambe se déplace dans le plan sagittal.

Le plan sagittal est un plan antéro-postérieur (AV-AR) qui permet de différencier la partie gauche de la partie droite du corps. Par convention, pour les structures organiques appariées, la description se porte sur l'organe droit et se réalise donc sur un demi-plan. Le lancer de fléchette s'effectue dans le plan sagittal ou para-sagittal, c'est-à-dire « presque » sagittal. En effet, tout mouvement ne peut s'effectuer spontanément et strictement dans un plan.

Le plan frontal (ou coronal) permet de séparer la partie antérieure et postérieure : c'est un plan latéral. Au golf, le putt se réalise aussi en grande partie dans le plan frontal.

Le plan transverse permet de séparer le haut du bas ; c'est un plan antéro-postérieur et latéral. Un crochet en boxe s'effectue dans le plan transverse, un uppercut dans le plan sagittal.

Selon son positionnement, l'observateur va considérer les différents plans :

- de face, l'observateur examine le plan frontal du corps humain ;
- de côté ou de profil, l'observateur examine le plan sagittal ;
- de dessus, l'observateur examine le plan horizontal (transverse).

Une position de référence a été définie pour décrire les structures et organes du corps humain : c'est la position de Poirier. Le sujet doit se tenir en station debout, verticalement selon les critères suivant :

- demeurer face à l'observateur ;
- les pieds joints ;
- les bras le long du corps ;
- les mains en supination (paume vers l'avant) ;
- le regard à l'horizontale (selon le plan de Francfort)

Les études sur le rôle du vestibule et du positionnement de la tête pour le maintien de l'équilibre, utilisent le plan de Francfort comme référence anatomique. Cette référence se retrouve par exemple en contrôle moteur pour analyser les variations du centre de pression sur une plateforme de force (statokinésigramme). De nombreuses études de ce type ont concerné les sportifs ou les personnes âgées.

La direction des organes et des mouvements sont définis (Fig. 6). Certains termes sont synonymes mais préférablement utilisés selon les champs de recherches concernés. Ainsi, l'information motrice circule dans les voies efférentes du système nerveux selon une direction céphalo-caudale. L'information sensitive circule dans les voies afférentes du système nerveux selon une direction proximo-distale.

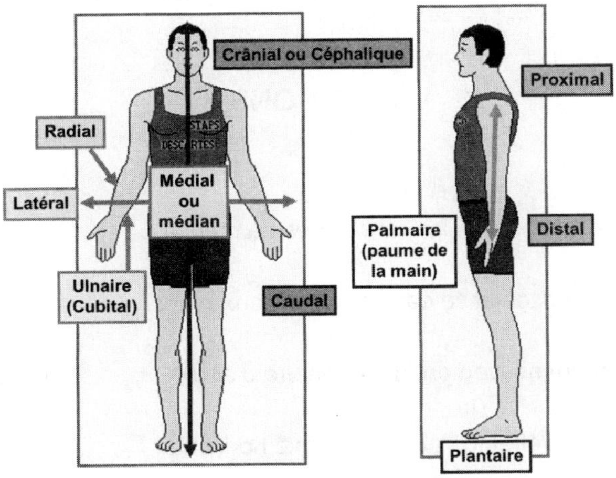

Figure 6 : les directions dans le plan

Les différents mouvements

Selon les plans et les axes de rotation sollicités, le mouvement des segments articulaires porte des noms spécifiques.

On parle de flexion-extension pour des mouvements effectués dans le plan sagittal autour de l'axe transverse.

Les adductions-abductions se font autour de l'axe sagittal : les mouvements se font dans le plan frontal. L'adduction correspond à un rapprochement, l'abduction à un écartement par rapport à l'axe médian du corps.

Les rotations autour de l'axe vertical définissent les rotations internes ou externes. Exemple : la rotation du radius autour de la tête sigmoïde ulnaire (dans ce cas, la caractérisation de la rotation du radius se fait l'avant-bras fléchi à 90° pour fixer la rotation de l'humérus).

La rotation médiale de la main s'appelle pronation ; la rotation latérale supination. Pour le pied, la rotation structurelle médiale ou valgus est assimilée par analogie à une pronation. La rotation latérale ou varus est assimilée à une supination. Le genu varum (« jambes arquées » en forme de O) est une déviation latérale (en dehors) du genou. Le genu valgum (jambes en forme de X) est une déviation du genou vers l'axe médian du corps. Ces déviations génèrent des déséquilibres des forces de pression au niveau du plateau tibial. Elles peuvent être pathologiques et provoquer de façon précoce une gonarthrose (arthrose du genou).

La circumduction définit un mouvement plus ou moins circulaire et complet autour d'une même articulation : le mouvement est alors multiaxial.

Finalement, comme exemple au niveau de la tête, le mouvement d'acquiescement est une flexion, la dénégation s'effectue autour de l'axe vertical, une circumduction est possible grâce aux caractéristiques structurelles des vertèbres cervicales (d'atlas et de axis notamment).

QUESTIONS 2

1. Distal s'oppose à proximal, latéral s'oppose à médial.

2. Autour de l'axe horizontal se caractérisent deux plans.

3. L'abduction est un mouvement de fermeture d'angle.

4. La circumduction s'effectue autour de l'axe horizontal.

5. L'axe de rotation du plan sagittal est horizontal.

Les structures musculo-squelettiques

Avoir une approche intégrée de l'anatomie nécessite d'avoir une représentation élargie des connaissances. Ce chapitre permet de faire en partie le lien avec quelques bases physiologiques nécessaires à la compréhension du mouvement en action.

La structure osseuse

L'os est un organe vivant, résistant, peu flexible à priori et solide. Sa dureté et sa rigidité le rend parfois fragile. L'ensemble des os forme le squelette ; soit 206 os. Le squelette pèse environ 20 % du poids du corps. Il existe parfois des os surnuméraires : les sésamoïdes.

Résistant et léger le squelette forme une armature mobile parfaitement adaptée aux fonctions de maintien et de motricité qu'il assure. La disposition de cette structure osseuse est le fruit de l'évolution, de la libération de la main, de la bipédie, du développement de l'encéphale...

Le squelette est divisé en deux parties : le squelette axial dont les os forment l'axe longitudinal (vertical) du corps et le squelette appendiculaire qui comprend les os des membres et des ceintures. On distingue (Fig. 7) :

La ceinture scapulaire relie le membre supérieur au squelette axial. La ceinture pelvienne relie le membre inférieur au squelette axial.

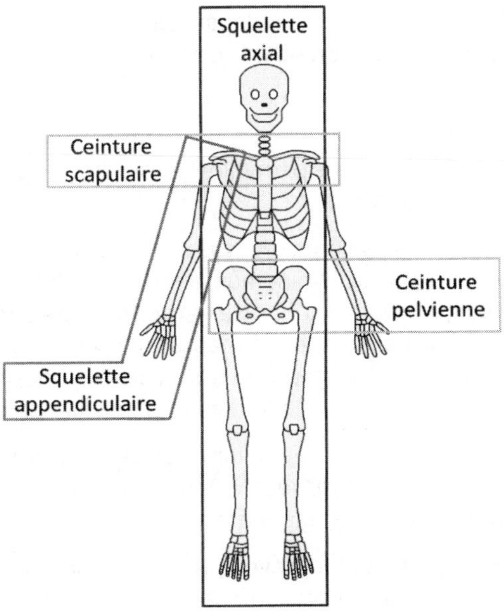

Figure 7 : L'organisation du squelette

Le système osseux inclut les articulations (jointures), les cartilages et les ligaments (faisceau de tissus conjonctif unissant les os au niveau des articulations). Les ligaments sont très résistants ; peu extensibles, ils permettent de garder les structures cartilagineuses et osseuses en contact. Il est nécessaire de distinguer et de ne pas confondre les ligaments et les tendons (les tendons fixent le muscle à la structure osseuse). Le cartilage permet aux segments osseux de glisser entre eux. Les jointures confèrent au corps humain sa mobilité et sa souplesse en fonction des qualités intrinsèques (de tonicité et d'étirement des muscles et des ligaments) de chacun.

Les fonctions de la structure osseuse

Six fonctions essentielles lui sont conférées : trois fonctions mécaniques et trois fonctions métaboliques.

Les fonctions mécaniques

Les trois fonctions mécaniques de l'os permettent le soutien, la protection et le mouvement.

Le soutien : les os servent de charpente, ils sont mobilisés par les muscles (environ 600 muscles dans le corps) et articulés aux jointures. Les os servent de support et d'ancrage à tous les organes « mous ». Les os des membres inférieurs agissent comme des piliers supportant notre tronc en station debout.

La protection : comme structure solide, ils vont protéger les tissus mous des chocs et des forces externes. Protection de l'encéphale par la voûte (boîte) crânienne, de la moelle spinale (épinière) par le rachis (colonne vertébrale), protection des viscères et des poumons par exemple par les côtes.

Le mouvement : grâce aux muscles, les segments osseux agissent comme des leviers pour déplacer le corps ou ses parties. C'est ainsi que nous pouvons marcher, courir, manipuler, attraper... La biomécanique traite de l'analyse du déplacement segmentaire : elle permet de caractériser les variables d'optimisation cinétique du mouvement. Son recours est indispensable pour comprendre le geste technique du sportif de haut niveau.

Les fonctions métaboliques

Les trois fonctions métaboliques de l'os permettent, le stockage des minéraux, la formation des globules rouges et la croissance.

Le stockage des minéraux : les matières grasses sont stockées dans les cavités internes des os. L'os constitue un réservoir de minéraux comme le calcium et le phosphore. Une petite quantité de calcium (sous forme d'ions Ca++) doit toujours être présent dans le sang pour que le système nerveux transmette ses messages, que les muscles se contractent, que le sang coagule. La plus grande partie du calcium se dépose dans les os sous forme de sels. Des hormones régulent le transfert du calcium entre les os et le sang.

La formation des globules sanguins : l'hématopoïèse se réalise dans les cavités médullaires de certains os. Elle permet de fournir les trois lignées de cellules sanguines matures : érythrocytes, leucocytes et plaquettes.

La croissance : les os déterminent le développement et la croissance des sujets en définissant les caractéristiques morphologiques (taille...). Le remodelage osseux est constant et évolutif selon un cycle de destruction (résorption) – formation.

Constitution de la structure osseuse

La partie minérale représente les deux tiers du poids des os. Elle comprend une grande proportion de phosphate et de calcium, en de moindre proportion du fer et du fluor. La partie vivante de l'os comprend 1 % de protéines qui forment une matrice, des cellules osseuses ou ostéocytes, des fibres collagènes et les cellules de la moelle osseuse (soit un tiers du poids de l'os).

Les cellules osseuses

Trois types de cellules différenciées assurent respectivement la formation et la destruction (résorption) du tissu osseux. Ce sont les ostéoblastes, les ostéoclastes et les ostéocytes (Fig. 8). Les ostéoblastes sont des cellules jeunes présentant un gros corps cellulaire. Ostéogènes (c'est-à-dire qui favorisent l'ostéoformation), elles sécrètent la matrice osseuse constituée de collagène. Les ostéoclastes sont des cellules à plusieurs noyaux, formées par fusion. Situées dans les lacunes (cavités osseuses entre les différentes couches de lames osseuses concentriques), les ostéoclastes sont macrophages (c'est-à-dire qui détruisent les cellules osseuses anciennes). Les ostéocytes sont les cellules issues de l'ostéoblaste (avec une durée de vie dix ans). C'est une cellule fusiforme, aplatie, avec un noyau central et des prolongements fins qui unissent les cellules osseuses entre elles. Moins active que l'ostéoblaste, elle participe cependant au maintien de la matrice (en élaborant ses constituants capable d'ostéosynthèse), ou en la détruisant. Il existe aussi des cellules bordantes à la surface de l'os. En principe inactive, ces cellules peuvent se réactiver pour se comporter comme un ostéoblaste.

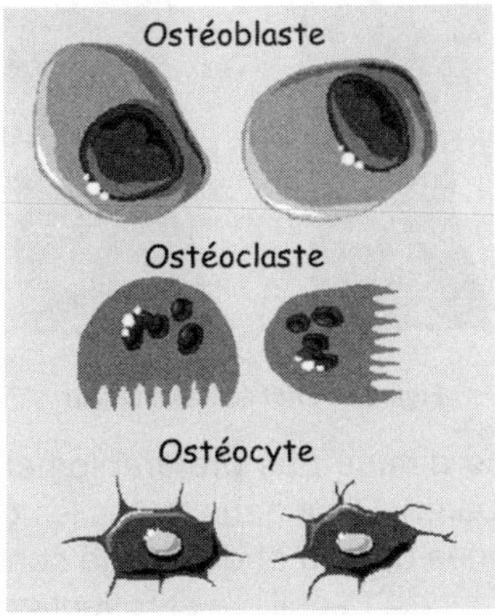

Figure 8 : Les cellules osseuses

La réduction de la masse osseuse est un phénomène physiologique naturel (ostéopénie). L'alimentation, le mode de vie, les facteurs héréditaires y jouent un rôle. La pratique régulière d'exercices physiques permet d'augmenter la densité osseuse et de diminuer les risques de fractures survenant avec l'âge (Winters-Stone & Snow, 2006). Les exercices de puissance sont plus favorables que les exercices de force pour maintenir la densité minérale osseuse chez la femme post-ménopausée (Stengel et al., 2005). Il y a une forte discrimination selon le genre. Après 50 ans chez la femme, la perte osseuse est beaucoup plus significative que chez l'homme. En effet, le remodelage osseux est fonction du taux d'œstrogène (en particulier au niveau de l'os spongieux). Pour les personnes de plus de 70 ans la perte est accentuée par la carence en calcium et en vitamine D. Une perte de

40 % du capital osseux trabiculaire apparaît chez la femme entre 20 et 80 ans. Le risque de fracture est fortement accentué. Selon la densité et la composition osseuse plusieurs classifications déterminent la qualité de l'os. Dans le cadre de l'ostéo-intégration, cette analyse détermine la conception, la fabrication et la réussite de la pose de tout implant.

L'exercice, la surcharge pondérale, l'alitement et l'apesanteur impactent la matrice osseuse. Ainsi, une étude a analysé l'effet de l'apesanteur sur la masse osseuse de quinze cosmonautes russes en séjour (entre un et six mois) dans la station MIR. La densité minérale demeure stable au niveau du radius. Une diminution significative est mesurée au niveau du tibia à partir de deux mois de mission. Cette perte varie selon les sujets mais se révèle proportionnelle au temps passé en état d'apesanteur. La récupération est presque totale après six mois sur terre. L'apesanteur réduit la pression sur les vertèbres en induisant très souvent des douleurs au niveau lombaire (les astronautes peuvent grandir de 5 à 7 cm : Fig. 9). Les structures osseuses de support subissent donc une déminéralisation plus importante en apesanteur car les effets de la pression sont moindres et ne favorisent plus le remodelage osseux. Cela explique les effets sur le tibia et non sur le radius.

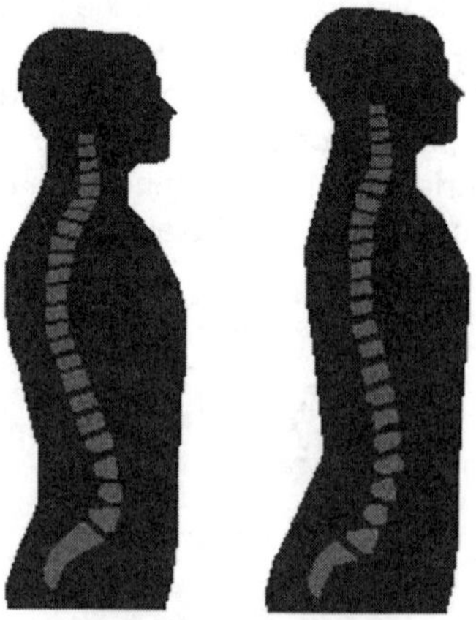

Figure 9 : Effet de l'apesanteur

Dans l'espace, le sang ne se diffuse pas préférablement vers les pieds grâce à la pesanteur mais se distribue pareillement dans toutes les directions. L'astronaute a une allure un peu bouffie : les veines du cou et du visage sont plus dilatées à l'inverse les jambes qui deviennent plus minces. L'équilibre et l'orientation sont également perturbés dans l'espace. Au niveau de l'oreille interne, les otolithes sensibles à toute inclinaison de la tête sont stimulés de façon anachronique. Les informations transmises par les yeux et l'oreille interne ne concordent pas : cela provoque le mal de l'espace.

Le collagène

Le collagène est une protéine (gélatineuse) présente dans toutes les structures du corps : peau, cartilages, tendons, ligaments et tissus conjonctifs. Il représente de 30 à 35 % des protéines totales de l'organisme. C'est une protéine fibrillaire qui se compose de trois chaînes de protéines décalées d'un quart de longueur. Se liant entre elles, les fibres collagènes forment une triple hélice qui confère ainsi à l'os sa résistance à l'étirement (Fig. 10). Fixée entre les molécules collagènes, l'hydroxyapatite rigidifie cette hélice. Le collagène est le constituant structural de l'os, du cartilage, du tissu conjonctif et des ligaments. Le collagène de type I est le plus abondant. Il se retrouve dans la peau, les tendons, le tissu osseux. Le collagène de type II se trouve dans les cartilages, celui de type III dans les muscles et les parois des vaisseaux.

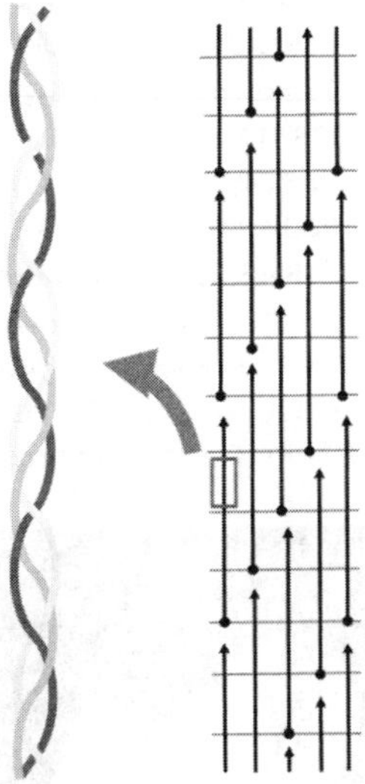

Figure 10 : Le collagène

L'os est constitué de lamelles concentriques : les ostéons (ou fibres de Havers). L'ostéon est l'unité histophysiologique. Ces lamelles sont superposées en couches successives et orientées dans des sens opposés pour augmenter la résistance (Fig. 11). Cette organisation spécifique confère à l'os toute sa rigidité mais aussi une « certaine souplesse » en lui permettant d'absorber les chocs. Les perches en fibres de carbone sont conçues structurellement selon le même principe pour être légère, rigide et flexible (permettant de restituer l'énergie cinétique accumulée lors de la course pour sauter plus haut). Les ostéons s'arrangent en unités cylindriques longitudinalement à l'axe diaphysaire des os longs et forment un tissu dense : c'est l'os compact (ou cortical).

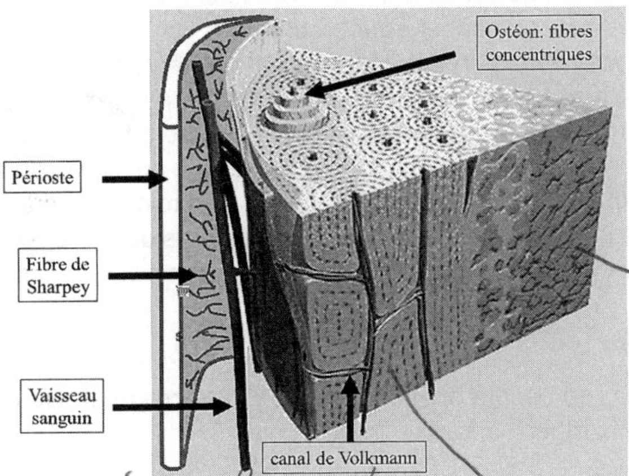

Figure 11 : Les ostéons

Bien que compacte, des canaux perforants transpercent cette structure. Dans ces canaux perpendiculaires à l'axe central (canaux de Volkmann) transitent les vaisseaux sanguins jusqu'à la cavité médullaire. La cavité médullaire contient la moelle osseuse jaune (cellules adipeuses) chez l'adulte. Chez l'enfant, cette cavité abrite de la moelle rouge.

Les ostéons peuvent être très courts et organisés en lamelles osseuses irrégulières. Ils édifient alors un tissu composé d'un lacis de trabécules et forment un réseau d'espaces anastomosés (contenant de la moelle osseuse rouge). Les trabécules laissent place à des lacunes (petits espaces vides de matrice) contenant des ostéocytes (cellules à maturité). Les échanges métaboliques se font par des canaux fins irradiant l'ensemble de l'espace : les canalicules. Les trabécules sont bordés par une fine couche composée de cellules-souches osseuses (ostéoclastes et ostéoblastes). Cette organisation se retrouve aux extrémités des os longs et forme un tissu moins discontinu : c'est l'os spongieux (ou trabiculaire). Bien que discontinus, les ostéons sont orientés pour résister aux forces de pression en formant des travées osseuses (Fig. 12). L'os compact représente 80 % de notre masse osseuse contre 20 % pour l'os spongieux.

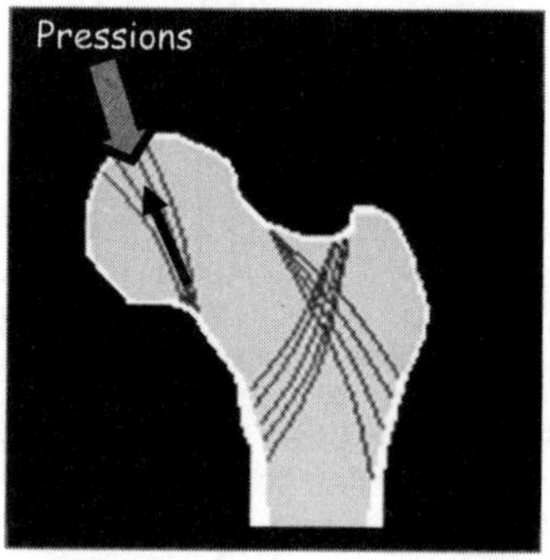

Figure 12 : Orientation des travées osseuses

Le périoste

Le périoste est une membrane fibro-élastique très vascularisée, blanchâtre, entourant la superficie de l'os. Fortement innervé, il transmet les informations douloureuses. C'est une couche ostéogène en profondeur. Suite à une fracture, c'est à partir du périoste que le cal osseux se constitue. Le périoste s'accroche fortement à l'os compact par les fibres de Sharpey et assure l'insertion des tendons et ligaments sur l'os. Des fortes tensions musculaires à répétition peuvent affecter le périoste en générant une inflammation : c'est la périostite. En athlétisme, des exercices pliométriques trop fréquents ou trop intensifs comme les multibonds génèrent ce type de traumatisme au niveau du tibia. Des douleurs se font ressentir souvent au repos s'accentuant à l'exercice (courses, sauts...) lors des phases d'accélérations et de décélérations. En effet, lors de la réception et la propulsion du pied au sol, les contraintes exercées sur les tendons sont maximales.

La moelle osseuse

La moelle osseuse représente environ 4 % du poids corporel. On distingue la moelle osseuse rouge de la moelle osseuse jaune.

La moelle osseuse rouge possède une fonction sanguine importante : c'est une moelle hématogène. C'est un tissu qui contribue à la formation des globules et des plaquettes (rôle hématopoïétique). Cette activité décroît avec l'âge et ne se retrouve que dans certains os plats ou courts (sternum, côtes, vertèbres, os coxaux et du crâne). Elle concourt aussi à l'édification du tissu osseux (rôle ostéogène) mais aussi au développement des cellules immunitaires pour la défense de l'organisme.

La moelle osseuse jaune (dégénérescence graisseuse de la moelle rouge) occupe la cavité axiale diaphysaire des os longs. Cet adipocyte médullaire peu vascularisé possède des propriétés endocrines et participe à la croissance et au renouvellement de l'os. La moelle jaune devient grise en vieillissant.

La moelle osseuse n'est pas seule à assurer l'hématopoïèse ; la rate, le foie y concourent aussi.

Le cartilage

Les extrémités osseuses (diaphyses) sont souvent recouvertes de cartilage articulaire pour favoriser le glissement et donc le mouvement des différents segments. Le cartilage est classé en trois types, le cartilage hyalin, le fibrocartilage et le cartilage élastique en fonction de la proportion en fibres collagènes.

Le cartilage n'est pas vascularisé ni innervé. Nourri par diffusion ou imbibition de la synovie et du tissu trabéculaire des épiphyses, il ne peut donc se développer et se régénérer. Cependant, à partir les cellules-souches totipotentes (prélevées sur la moelle osseuse ou dans les fosses nasales), un remodelage est possible en comblant la perte cartilagineuse par spécialisation des cellules en cartilage hyalin. Les qualités électrostatiques de ce tissu pourraient aussi favoriser le glissement des structures entre elles notamment au niveau des jointures.

Le cartilage hyalin est une substance ferme de couleur légèrement bleutée. Les chondroblastes forment l'essentiel de la substance, les fibres collagènes sont imperceptibles. Le cartilage hyalin compose la majeure partie du squelette embryonnaire, recouvre l'extrémité des os longs dans les cavités articulaires, forme les cartilages costaux, les cartilages du nez, le larynx et la trachée. Souple, le cartilage hyalin peut se déformer et atténue les forces de compressions générées au niveau articulaire. Le cartilage hyalin situé entre la métaphyse et l'épiphyse assure la croissance l'os : il s'appelle cartilage de conjugaison (ou épiphysaire). Son absence caractérise la fin de la croissance.

Le cartilage fibreux se compose d'un taux important de fibres collagènes. Orientées selon les pressions, les fibres collagènes forment des faisceaux denses et entrecroisés pour résister aux forces internes et externes. Les disques intervertébraux, la symphyse pubienne, les ménisques, sont composés de cartilage fibreux. La fonction essentielle de ces structures est de résister à la traction et à la compression.

Le cartilage élastique (de couleur jaunâtre) est riche en fibres collagènes élastiques. Il se retrouve essentiellement au niveau de l'oreille interne et externe. Le cartilage élastique permet de maintenir la forme d'une structure tout en demeurant souple.

La structure du cartilage varie avec l'âge (10 % de cellules, 80 % d'eau, lipides + polysaccharides). Les fibres collagènes s'épaississent, la masse hydrique diminuant. La calcification du tissu génère un cartilage arthrosique : c'est l'arthrose. L'arthrose est une maladie dégénérative s'observant sur les personnes âgées. Au ramollissement succède une dégradation des cartilages puis l'os dénudé s'épaissit en formant des excroissances osseuses. Dans un premier temps, la raideur articulaire s'estompe en s'échauffant. Dans un second temps, l'amplitude du mouvement se réduit de plus en plus considérablement. Cette pathologie est fortement handicapante et douloureuse.

L'arthrite est une affection inflammatoire de l'articulation se traduisant par une douleur, un gonflement (œdème) et une chaleur locale (avec ou sans rougeur). Son origine peut être infectieuse, inflammatoire, génétique ou liée à une intolérance alimentaire.

La polyarthrite rhumatoïde est une maladie auto-immune c'est-à-dire où le système immunitaire attaque ses propres tissus. Cette maladie se manifeste par une inflammation de la membrane synoviale. Le cartilage s'érode, se cicatrise et s'ossifie en provoquant une déformation des os (des doigts par exemple).

Enfin la goutte est un rhumatisme dû à un taux d'acide urique trop élevé qui se dépose dans les articulations. Elle est plus fréquente chez l'homme (il est probable qu'un facteur héréditaire soit en jeu).

Le remodelage osseux

En tant que structure adaptée, le tissu osseux compact et trabéculaire se renouvelle constamment : c'est le remodelage osseux. Le remodelage osseux est constitué de deux étapes, la résorption (destruction) et la formation. Ce processus de résorption – formation apparaît comme deux phénomènes complémentaires et indissociables. Pour un sujet sain, résorption et formation restent constant mais pas uniforme. Cependant, l'ensemble de la matrice spongieuse se renouvelle plus vite (25 % par an), que l'os compact (moins de 5 % par an). L'os spongieux est donc exposé plus vite et plus tôt au risque d'ostéoporose. Le pic de masse osseuse (PMO) est atteint à la fin de l'adolescence. Le remodelage dure environ quatre mois chez l'adulte ; la phase de formation étant plus longue que la phase de la résorption. Le remodelage n'est pas synchrone ce qui permet de réguler et d'adapter la formation osseuse en fonction de facteurs biochimiques (PTH, vitamine D) ou mécaniques comme la pression. Deux hormones, la calcitonine et la parahormone (PTH), permettent de réguler la formation osseuse en fonction du taux de calcium sanguin. Un déficit en calcium ou en vitamine D chez l'enfant peut induire un ramollissement osseux : c'est le rachitisme. Ces substrats sont souvent proposés comme additif alimentaire pour prévenir toute carence et maladie infantile.

Finalement, le remodelage osseux est soumis à deux boucles de régulations :

- un processus de régulation hormonale ayant pour but de maintenir la concentration de calcium dans le sang ;
- processus de régulation mécanique en rapport avec les contraintes exercées (forces internes et externes) sur la structure osseuse.

Les contraintes mécaniques

Différents types de contraintes mécaniques s'exercent sur les segments osseux (Fig. 13). La contrainte peut générer une tension c'est-à-dire une déformation de la structure. La principale contrainte est la force de compression induite par la composante gravitaire. La compression et la traction agissent parallèlement à l'axe segmentaire. La flexion infléchit latéralement l'axe longitudinal du segment. Le cisaillement (shear strain) agit parallèlement à la surface de section. La torsion induit une rotation du plan de section. La structure osseuse est anisotropique car elle réagit inégalement selon de la direction des contraintes. Ainsi, le segment osseux résiste facilement à la compression mais plus difficilement à la torsion.

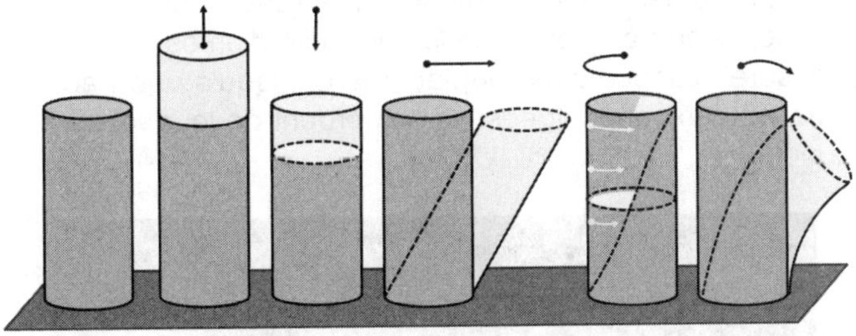

Figure 13 : Les contraintes mécaniques

La régulation mécanique va générer deux lois en fonction des forces de compression et de traction exercées sur la structure osseuse.

La loi de Delpech caractérise l'effet de la compression : les os croissent inversement aux pressions qu'ils subissent.

La loi de Wolf caractérise l'effet de la traction exercée par les muscles à la périphérie de l'os. La traction active les cellules sous-périostiques et favorise le développement de l'os en épaisseur (Chen et al., 2010).

Les exercices en chaîne cinétique fermée (closed kinetic chain exercises) sont réalisés quand les extrémités distales (mains ou pieds) sont fixées sur une surface d'appui (le squat par exemple). Ces exercices génèrent aux articulations principalement des contraintes de traction-compression. Les exercices en chaîne cinétique ouverte (open kinetic chain exercises) sont réalisés quand les extrémités distales sont libres. Ces exercices génèrent aux articulations principalement des forces de torsion-cisaillement. Les exercices à fortes résistances sont considérés comme des exercices en chaîne cinétique semi-fermée.

Si la sensibilité des tissus est proportionnelle à la vitesse de croissance (loi de Mark-Jansen), les risques de lésions sont donc plus importants durant l'enfance et l'adolescence. Les méfaits des entraînements sportifs sur la croissance de l'appareil locomoteur sont ainsi souvent dénoncés. Cependant, la tolérance à la charge d'entraînement varie fortement d'un sujet à l'autre. Une idée communément admise rapporte que l'activité physique rend les enfants plus petits (effet de la compression selon la loi de Delpech). L'étude de Binder (2008) sur des enfants pratiquant douze heures d'activité par semaine (danse, judo patinage, tennis) ne montre aucune incidence de la pratique sur la croissance. Cependant, au-delà de deux heures par jours des effets négatifs peuvent apparaître. Dans les cas extrêmes de surentraînement, les tractions exercées sur les apophyses et épiphyses peuvent favoriser et entraîner l'apparition d'arthroses (les cartilages supportent mal les forces de pression ou de cisaillement). En effet, les tissus tendineux et ligamentaires ne sont pas encore très résistants à la traction (structure micellaire absente). Cependant et à l'inverse, une pratique physique raisonnée pendant l'enfance augmente le pic osseux et retarde le seuil d'ostéoporose.

Finalement, l'exercice physique, non stéréotypé et sollicitant l'ensemble de l'appareil locomoteur favorise outre le développement en épaisseur des os, leur densité et leur résistance.

La fracture

Malgré leur résistance remarquable, les os peuvent se casser, se rompre ; c'est la fracture. La fracture est une lésion par rupture de la continuité d'un os (Fig. 14). Cela peut aller d'une simple fissure osseuse sans déplacement, jusqu'à une fracture à nombreux fragments. Chez les personnes âgées les os perdent de leur solidité et les accidents sont plus fréquents.

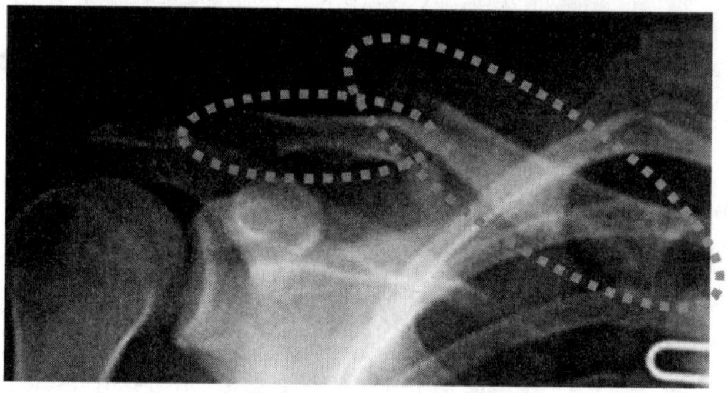

Figure 14 : Fracture osseuse

Les différents types de fractures

Plusieurs types de fractures existent. Une fracture est dite simple ou fermée quand l'os n'est pas extériorisé par le traumatisme : l'os présente une cassure nette mais les tissus mous ne sont pas lésés. Elle est dite ouverte ou exposée quand le traumatisme lèse les tissus mous recouvrant l'os (des complications vasculaires et nerveuses sont à craindre) ou quand l'un des fragments de l'os brisé transperce la peau (risques d'infection grave). La fracture ouverte est une urgence chirurgicale.

La direction du trait caractérise les fractures transverse, oblique et en spirale. Les fractures en spirale sont plus difficiles à réduire. Elles sont généralement générées par des mouvements de torsion et demeurent assez courantes chez les sportifs. C'est ainsi très souvent le cas, à l'occasion d'une chute de ski, lors d'un virage à haute vitesse.

La fracture pluri-fragmentaire (ou fracture comminutive) caractérise un os brisé en plusieurs morceaux. Des plaques sont nécessaires pour maintenir les structures osseuses alignées. La fracture écrasée est typique des traumatismes crâniens, l'os est repoussé en dedans pouvant générer des séquelles très graves des parties molles. La fracture en bois vert identifie une fracture incomplète ; elle est plus courante chez les enfants. Enfin, la fracture de fatigue se produit à la suite d'une d'efforts répétés. Elle est récurrente chez des sportifs surentraînés et peut se retrouver au niveau plantaire (les métatarsiens) chez les coureurs d'ultra-trail ou les marcheurs de longues distances. Ce type de fracture se manifeste aussi souvent chez les danseuses et danseurs sollicitant excessivement les métatarsiens lors des exercices de pointes. Ces fractures sont souvent partielles et difficiles à distinguer sur les radiographies (mais visibles grâce à la scintigraphie osseuse).

La réduction osseuse

On traite une fracture par une réduction. La réduction consiste à réaligner les parties cassées et à fixer les fragments osseux (ostéosynthèse). Le réalignement peut se faire de façon manuelle (dite technique orthopédique) ou chirurgicale grâce à l'adjonction de broches ou de plaques métalliques. Des broches raccordées à un système de fixation externe (placé sur la peau) permettent une meilleure stabilisation et autorise la mobilisation des articulations (Fig. 15).

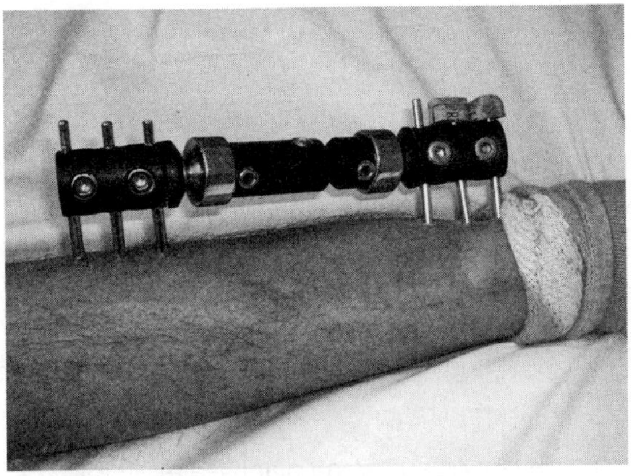

Figure 15 : Fixateur externe du tibia

Après réduction, l'os est stabilisé et immobilisé habituellement dans un plâtre. Les fractures fermées sont généralement consolidées après six à huit semaines.

La cicatrisation et consolidation osseuse se fait en quatre étapes.

- Dans un premier temps, il y a formation d'un hématome (par le biais des cytokines) car les vaisseaux sanguins sont rompus. L'hématome est une masse de sang coagulé. Les cellules osseuses qui ne sont plus vascularisées se nécrosent.
- Dans un deuxième temps, il y a formation d'un cal fibreux. À l'intérieur de l'hématome se forme un nouveau réseau de vaisseaux sanguins.
- Dans un troisième temps, il y a formation d'un cal osseux. Les ostéoblastes et ostéoclastes commencent à migrer vers le centre du cal fibreux pour se multiplier et former rapidement un cal osseux d'os spongieux.
- Dans un quatrième temps, il y a un renouvellement osseux. Les cellules remanient dans le trait de fracture une nouvelle pièce osseuse résistante aux contraintes mécaniques.

Une alimentation équilibrée, riche en calcium, vitamines, sels minéraux et protéines concourt favorablement à la cicatrisation osseuse. La cicatrisation osseuse est variable suivant la localisation anatomique (six semaines pour le radius mais jusqu'à cinq mois pour le fémur). La consolidation d'un os cortical est deux à trois fois plus longue que celle d'un os spongieux. La mobilisation sous le plâtre permet une augmentation du flux sanguin au niveau de la fracture améliorant de fait la cicatrisation et la récupération. L'état de santé et l'âge du patient jouent un rôle déterminant pour recouvrer rapidement ses facultés. La disparition des douleurs corollairement à une reprise de la mobilité signalent la fin de la cicatrisation. Cependant, si la guérison est obtenue, une période de stabilisation et de consolidation est nécessaire avant de reprendre les activités sportives.

Quand la fracture se consolide mal ou pas (mauvaise stabilisation des fragments et/ou mauvaise vascularisation du cal), il se produit une pseudarthrose. Une mise en compression des fragments peut permettre de relancer la consolidation. La thermothérapie (bains, hot-pack, cryothérapie...) et l'électrothérapie (vibrothérapie, magnétothérapie, photothérapie, soft-laser...) peuvent accélérer la cicatrisation et la guérison (Gross C. et Vautravers P., 2006). Ces procédés sont largement utilisés chez les sportifs de haut niveau pour optimiser parallèlement qualité et rapidité des soins.

QUESTIONS 3

1. Une fracture peut générer un raccourcissement osseux : c'est la réduction.
2. Selon la loi de Delpech, la pratique physique pourrait avoir une influence sur la croissance.
3. Un mouvement en chaîne cinétique fermée est donc un mouvement de petite amplitude.
4. Les ostéons ne se trouvent qu'au niveau diaphysaire.
5. La résorption fait partie du cycle du remodelage osseux.

La classification des os

Il existe des os de toutes longueurs et de toutes formes. Le fémur peut mesurer jusqu'à soixante centimètres alors que le pisiforme est gros comme un pois (d'où son nom). En fonction de leurs caractéristiques morphologiques les os sont donc classés en quatre classes : longs, courts, plats, irréguliers (Fig. 16).

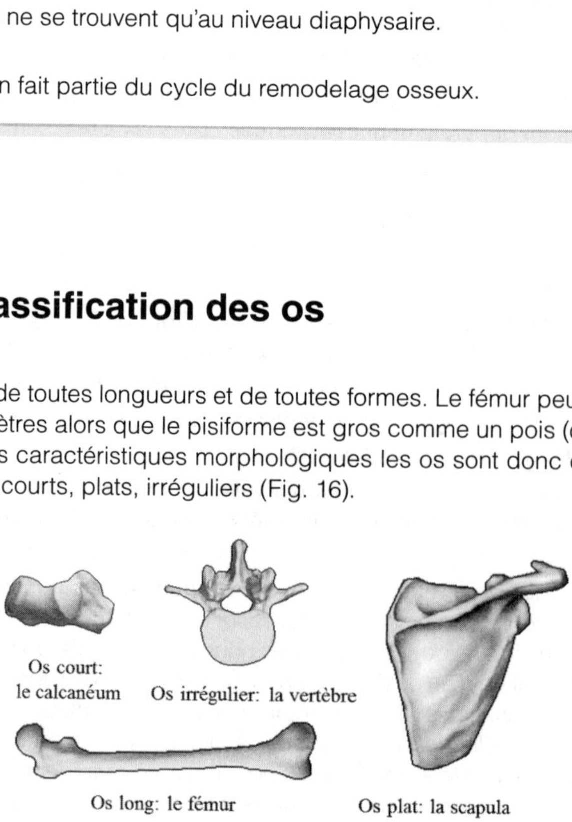

Figure 16 : Les différents types d'os

Chaque os à une configuration spécifique permettant quand on le décrit de le reconnaître. Cette configuration reste identique d'un sujet à l'autre dans une même espèce. L'os est modelé par les structures qui s'insèrent sur lui (ligaments, tendons, structures viscérales). Ils ont tous des fonctions mécaniques différentes. Les os longs sont des leviers (traction), les os courts résistent plus particulièrement aux contraintes (pression), les os plats servent d'enveloppe (protection).

Les os longs par définition sont plus longs que larges. Ils comprennent une partie centrale allongée et mince, la diaphyse, et deux extrémités plus larges et épaisses, les épiphyses (Fig. 17). Tous les os des membres sont longs sauf les os du carpe et du tarse.

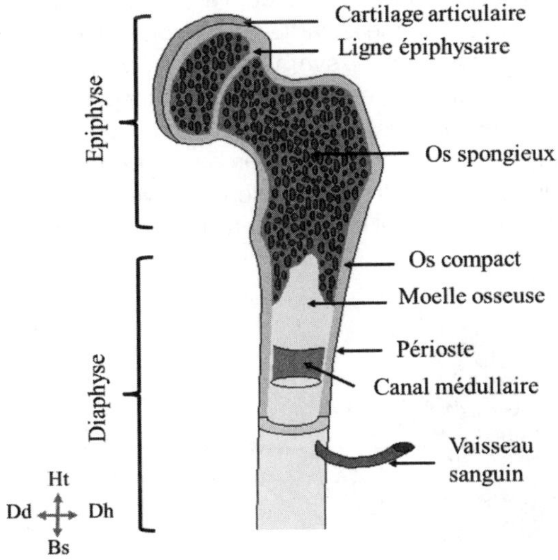

Figure 17 : L'os long

Les épiphyses sont souvent recouvertes de cartilage pour permettre le mouvement au niveau des articulations : c'est le cartilage articulaire. Elles sont constituées d'os trabéculaire (ou os spongieux). La diaphyse se compose d'une cavité médullaire au centre remplie de moelle jaune. Cette cavité est entourée d'os compact et du périoste en superficie.

Les os courts sont généralement cubiques et contiennent surtout de l'os spongieux ou moelle rouge (il n'y a pas de moelle jaune et très peu ou pas d'os compact). C'est un os léger et solide afin de résister aux tractions et pressions. Les fractures des os courts sont difficiles à soigner (pour exemple le scaphoïde du poignet). Les os plats sont minces, aplatis et généralement courbés. Ils sont composés de deux couches d'os compact séparées par une couche d'os spongieux. La plupart des os de la tête, le sternum (les côtes), la scapula sont des os plats. Les os irréguliers n'appartiennent à aucune des catégories précédentes. La vertèbre est un os irrégulier.

Les articulations

L'articulation ou jointure est classiquement définie comme l'ensemble des éléments constitutifs permettant aux structures osseuses de s'unir entre elles. Outre le fait de relier les structures osseuses, l'articulation agrée une seconde fonction : autoriser la mobilité. Selon les degrés de mobilité, Winslow (1732) a défini trois types d'articulations. L'articulation immobile ou synarthrose est une jonction effectuée par une suture de type fibreuse. Les synarthroses sont rigides ou quasiment et jouent souvent un rôle dans la protection. La syndesmose caractérise une jonction réalisée par un ligament. L'articulation semi-mobile ou amphiarthrose est de type cartilagineux. La synchondrose caractérise une lame de cartilage hyalin comme le cartilage de croissance (ou de conjugaison) entre diaphyse et épiphyse chez l'enfant. La symphyse est de type fibrocartilageux (pubienne, mentonnière). Quand le cartilage entre les structures s'ossifie, il y a présence d'une synostose. La synostose est une fusion partielle ou complète d'une ou plusieurs structures osseuses. Enfin, l'articulation mobile ou diarthrose est de type synovial (Fig. 18). C'est la « véritable » articulation. Aux extrémités osseuses revêtues de cartilage, la diarthrose permet d'optimiser le mouvement et le glissement. Différents éléments structuraux caractérisent la diarthrose.

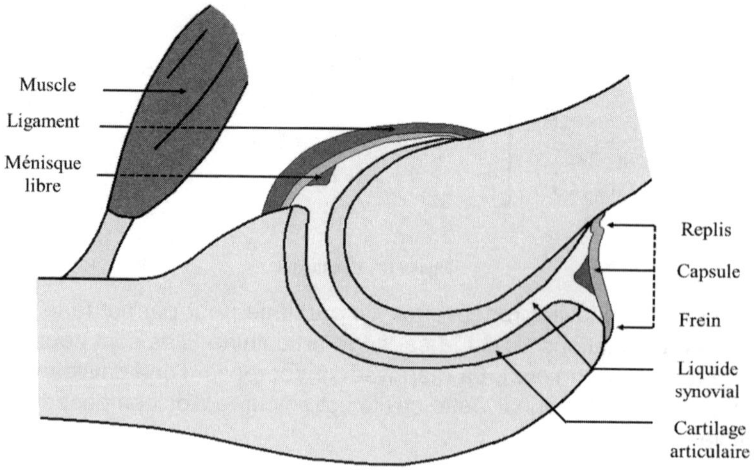

Figure 18 : L'articulation synoviale

L'articulation se compose de deux structures osseuses en contact. À une cavité plus ou moins large et creuse (la glène) correspond une extrémité plus ou moins saillante. Encroûtées de cartilage, les surfaces en contact peuvent alors glisser l'une sur l'autre. Les surfaces articulaires ne sont pas homogènes : c'est la loi d'inégalité des surfaces. La première règle concerne l'épaisseur du cartilage. Pour la surface concave (creuse), le cartilage est plus mince au centre et plus épais à la périphérie. Ainsi par exemple, l'absence de cartilage au centre de la cavité glénoïde au niveau de la scapula, laisse place à un tubercule (tubercule glénoïdien). À l'inverse pour la surface convexe, le cartilage est plus épais au centre et plus mince à la périphérie. La seconde règle concerne la surface à proprement dit. La surface cartilagineuse convexe est supérieure à la surface concave.

La poche synoviale (qui identifie cette articulation) occupe la cavité articulaire. Cette poche est remplie d'un liquide jaune et visqueux, le liquide synovial. Le liquide synovial est une structure huileuse (lubrifiant et facilitant le mouvement en réduisant les frictions) et nutritive (elle élimine aussi les déchets). Les cellules épithéliales sécrètent le liquide synovial vers l'intérieur de la poche. L'épanchement de synovie (hydarthrose) révèle une sécrétion excessive. Elle peut être inflammatoire (arthrite) ou mécanique (hyper-sollicitation, entorse...). L'épanchement de synovie est donc un traumatisme coutumier des sportifs. La poche synoviale se trouve à l'intérieur d'un manchon que l'on appelle capsule articulaire. C'est une structure fibreuse, solide et souple (plus ou moins lâche pour permettre le mouvement). La capsule maintient et stabilise les structures en contact. La capsule peut présenter un ou des replis (réflexion de la capsule) favorisant son étirement quand l'amplitude angulaire augmente. Le frein capsulaire est un épaississement pour résister aux résultantes de tensions générées au point d'insertion capsulaire. La capsulite est une inflammation bénigne de la capsule qui génère une perte de mobilité et occasionne des douleurs plus ou moins aiguës. La capsulite de l'épaule est fréquente chez les volleyeurs et golfeurs.

Les ligaments permettent de contrôler les contraintes internes du mouvement en fixant et stabilisant les segments osseux en déplacement (comme des sangles de maintien). Un ligament se compose de tissu conjonctif fibreux très solide plus ou moins extensible. Un ligament capsulaire est « collé » à la capsule ; il renforce celle-ci. Le ligament est dit extra-capsulaire quand il est décollé de la capsule. Les ligaments préviennent des disjonctions (luxations) lors des mouvements forcés. Les entorses bénignes résultent de fibres ligamentaires trop étirées (distension) ; le repos permet alors la cicatrisation. Les entorses graves révèlent une rupture ligamentaire ; elles nécessitent souvent une réponse invasive. L'hyperlaxité ligamentaire favorise alors les traumatismes articulaires.

Le labrum (ou bourrelet) se constitue d'un anneau de cartilage fibreux fixé sur la structure osseuse et contigu au cartilage. Le labrum favorise la congruence car il permet d'augmenter la surface des structures osseuses en contact. D'un point de vue fonctionnel, le labrum contribue à améliorer la stabilité et le mouvement (glissement) par réduction des forces de pression sur le cartilage. Les mouvements répétés de torsion conjointement à une hyper-extension génère des microtraumatismes du labrum. Cela est spécifique des activités sportives de lancer au niveau de la scapula (SLAP lesion : Superior Labrum from Anterior to Posterior lesion).

Les ménisques sont analogues au labrum. Constitués de fibrocartilage, les ménisques s'interposent au niveau des surfaces articulaires. Fixes, ils s'appuient sur le cartilage mais pas sur la structure osseuse (laissant ainsi un espace, la frange synoviale). Libres, ils s'appuient sur des ligaments se déplaçant selon l'amplitude angulaire. En forme de disque ou en portion de croissant, divergent ou convergent selon leur concavité, les ménisques amortissent les chocs (forces de compression) et stabilisent les segments osseux en mouvement. Les ménisques jouent donc un rôle fondamental dans la dynamique du mouvement en répartissant les contraintes internes au niveau de l'articulation. Cependant, l'énergie cinétique accumulée dans les sports de glisse et notamment lors des virages serrés génère des résultantes de torsions méniscales très substantielles voire accidentelles.

Enfin, la contraction musculaire permet grâce à une action concentrique ou excentrique (en étirement) de générer le mouvement et de contrôler celui-ci face aux forces externes cinétique et gravitaire. Ils permettent le maintien postural en statique comme en dynamique. Les muscles jouent donc le rôle de « ligament actif », modulant leurs actions de maintien et de protection articulaire en fonction des contraintes externes et internes de la tâche.

Les types d'articulation selon leurs formes

La diarthrose est une articulation synoviale mobile dans un plan. Selon la configuration et pour permettre une plus grande stabilité ou mobilité, l'articulation peut présenter des formes différentes (Fig. 19). Une classification particularise ces articulations selon leurs caractéristiques fonctionnelles et morphologiques. Cependant les structures théoriques qui composent la diarthrose et ses hyponymes sont identiques.

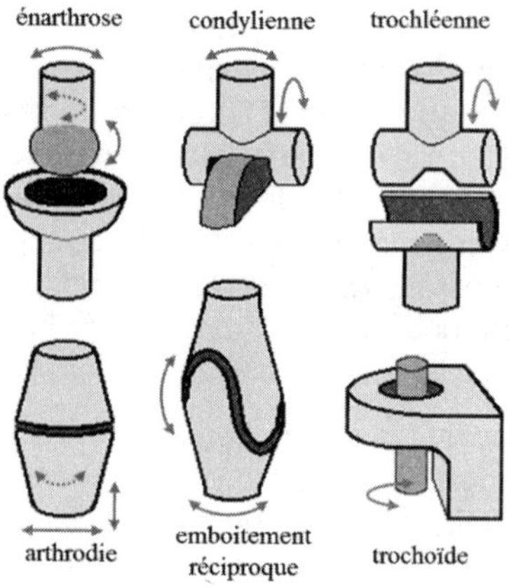

Figure 19 : Les types d'articulation

L'énarthrose est une portion de sphère articulée dans une cavité ; cela lui confère une grande mobilité mais aussi peu de stabilité. L'articulation la plus mobile du corps humain est l'articulation de l'épaule (scapulo-humérale) : c'est une énarthrose. La rotation tri-axiale de l'extrémité épiphysaire autorise un déplacement segmentaire diaphysaire dans tous les plans de l'espace.

L'articulation trochléenne (ou ginglyme) est une portion de cylindre articulée dans une gouttière. Pour permettre une meilleure stabilité, une « poulie » creuse présentant deux joues séparées par une gorge évite les bâillements latéraux. Monoaxiale, la rotation permet des mouvements de flexion de grande amplitude avec une grande stabilité comme pour la flexion-extension de l'avant-bras (articulation huméro-ulnaire).

L'articulation trochoïde (ou articulation à pivot) est un cylindre articulé dans un étrier (et stabilisé par un ligament annulaire). La rotation est monoaxiale et s'effectue autour de l'axe longitudinal (diaphysaire). Cette articulation (radio-ulnaire) permet les mouvements de prono-supination de l'avant-bras.

L'arthrodie est une articulation quasi plane permettant des mouvements de glissement de faibles amplitudes. Peu emboîtée, l'articulation doit être maintenue par une capsule rigide et de nombreux ligaments. Au niveau du poignet, les articulations entre les os courts (inter-carpiennes) sont des arthrodies.

L'articulation par emboîtement réciproque (ou en selle) permet autour de deux axes de rotation de réaliser des mouvements de grande amplitude avec une relative stabilité (exemple : l'articulation trapézo-métacarpienne).

L'articulation condylienne est une surface elliptique convexe appliquée sur une surface concave. Bi-axiale et peu stable, l'articulation permet des mouvements de grandes amplitudes. L'articulation du genou est une articulation bi-condylienne : les déplacements sur deux plans sont alors limités.

QUESTIONS 4

1. Le liquide synovial joue un rôle mécanique et nutritif.
2. Les surfaces cartilagineuses concaves sont moins épaisses au centre.
3. L'articulation la plus mobile est l'énarthrose : c'est une diarthrose.
4. La congruence définit la souplesse structurale de l'articulation.
5. L'articulation par emboîtement réciproque autorise peu de mobilité car les surfaces sont fortement assemblées.

La structure musculaire

Les muscles constituent environ 40 % de notre masse corporelle. L'exercice physique et la recherche d'une hypertrophie musculaire impliquent une augmentation significative du poids du sujet. Cette prise de poids sera tempérée si elle s'effectue au détriment d'une masse grasse excessive.

Le muscle fait partie des quatre tissus fondamentaux (musculaire, nerveux, conjonctif, épithélial) constituant l'organisme. Il transforme de l'énergie chimique (ATP) en énergie mécanique et restitue un travail propre à ses fonctions.

Les différents types de muscles

Trois types de muscles se distinguent dans le corps humain. Leurs constitutions histologiques et fonctionnelles sont différentes (Tab. 2).

Tableau 2 : Les différents types de muscles

Localisation	**Os**	**Cœur**	**Intestin, artères...**
Fonctions	**mouvement**	**pompage**	**pression, mouvement / liquide**
Cellule	**polynucléaire**	**polynucléaire**	**mononucléaire**
Activité	**volontaire**	**involontaire**	**involontaire**

Le muscle cardiaque (myocarde) est un muscle strié. Il assure la circulation sanguine. Le myocarde se contracte de façon rythmique et involontaire (innervé par le tissu nodal et contrôlé par le système autonome). Les cellules musculaires cardiaques (cardiomyocytes) ne peuvent soutenir une contraction prolongée : elles ne peuvent maintenir un tétanos.

Les muscles lisses sont composés de cellules mononucléaires. Disposés en forme de couches superposées dans la paroi des organes, ils assurent le péristaltisme (contraction musculaire assurant le déplacement d'une substance). Ces fibres musculaires se contractent lentement sous le contrôle du système nerveux autonome.

Les muscles striés squelettiques permettent le mouvement, le maintien postural, la protection des viscères et la production de chaleur. Ainsi, les muscles participent à la régulation thermique (thermogénèse). En effet, l'essentiel de l'énergie consommée au niveau musculaire se dissipe sous forme de chaleur. À l'effort, le sportif peut consommer 1 000 W mais environ 200 W se transforme en énergie mécanique. D'un point de vue cinématique, le rendement est donc faible. Le grelottement (ou frisson) est une contraction involontaire (5 à 10 Hz) correspondant à une augmentation du tonus musculaire (la dépense est de 400 watts). Les frissons cessent quand les réserves glucidiques sont épuisées, c'est-à-dire après trois heures.

Les types de contractions musculaires

Les muscles striés squelettiques sont des structures d'union actives, car en se contractant, ils génèrent le mouvement. Différent types de contraction musculaire sont remarquables : statique, dynamique, mixte et assistée (Tab. 3). Chaque type de contraction présente des avantages. Il est donc opportun, en fonction d'un objectif précis, de solliciter le type de contraction le plus adapté (Testa & Alanbagi, 2016).

Isométrique	**Statique**
Concentrique **Excentrique**	**Anisométrique (dynamique)**
Pliométrique **Stato-dynamique**	**Formes combinées (mixte)**
Isocinétique **par électrostimulation** **par vibration**	**Formes assistées**

Tableau 3 : Les différents types de contractions musculaires

La contraction musculaire peut être isométrique. Elle ne provoque pas de déplacement des leviers osseux car les segments demeurent statiques. Les insertions musculaires restent à la même (iso) distance (métrique). Ce type de musculation est largement utilisé en rééducation préventive pour lutter contre l'amyotrophie inhérente à toute immobilisation prolongée. Ce type de musculation est caractéristique des exercices de gainages.

Lorsque les insertions musculaires se rapprochent lors de la contraction, les segments se déplacent (dynamique ou anisométrique). La contraction est concentrique. La contraction concentrique est le régime de contraction le plus « polyvalent ». Lorsque les insertions musculaires s'éloignent lors de la contraction, les segments se déplacent, c'est la contraction est excentrique. Ce type de contraction permet de générer des forces supra maximales favorables à l'entraînement, sous réserve de contrôler les tensions exercées (risques de blessures).

Les contractions mixtes combinent les différentes formes de contractions. Quand un étirement du muscle en régime excentrique est suivi d'une contraction concentrique sans arrêt intermédiaire, la contraction est de type pliométrique. C'est le régime de contraction le plus courant de la motricité car elle optimise le rendement musculaire grâce notamment à la restitution de l'énergie élastique. La forme de contraction stato-dynamique combine une contraction isométrique suivie d'une contraction généralement concentrique (mettant à profit les effets post-tétaniques). Les formes de contractions assistées nécessitent des appareils développés par l'ingénierie comme le Cybex® et le Biodex® pour un exercice à vitesse constante (isocinétique). Ces appareils permettent de maintenir une contrainte interne constante sur l'ensemble de la plage angulaire.

Les insertions musculaires

Le muscle se compose d'un ou plusieurs corps charnus : les chefs (biceps = deux chefs). Ces corps s'insèrent sur l'os, généralement par un ou plusieurs tendons plus ou moins épais (Fig. 20). La terminaison est appelée lame tendineuse quand le tendon est aplati. Enfin, les fibres musculaires peuvent s'incruster directement à la structure osseuse (le tissu osseux superficiel périosté s'interpose toujours entre l'os et le muscle).

L'enthèse caractérise le point de jonction entre l'os et les structures molles comme les tendons, les ligaments, les capsules, les aponévroses. C'est une zone de transition avec des propriétés histologiques spécifiques pour répondre à des contraintes mécaniques importante. L'enthésite correspond à une inflammation de cette zone. Les tendons sont entourés d'une gaine séreuse qui favorise le glissement. Le muscle strié squelettique est enveloppé d'une enveloppe conjonctive (aponévrose ou fascia). Cette enveloppe permet le glissement des masses musculaires les unes sur les autres.

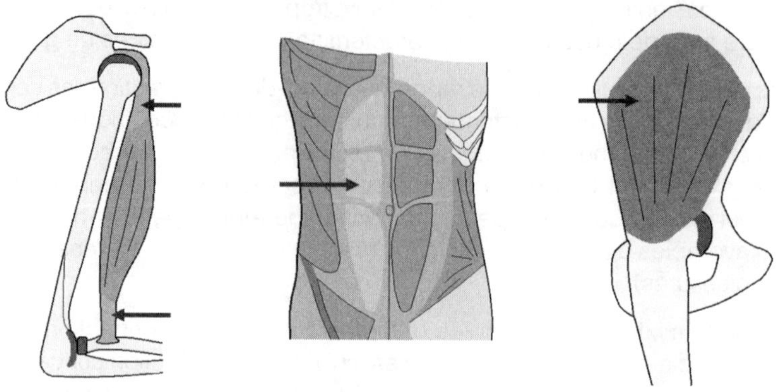

Figure 20 : Les terminaisons musculaires

L'insertion d'origine sur l'os fixe est appelée extrémité proximale. L'insertion terminale sur l'os mobile est appelée extrémité distale. En fonction des points d'insertion par rapport à l'axe de rotation deux types d'action musculaires se distinguent (Fig. 21) :

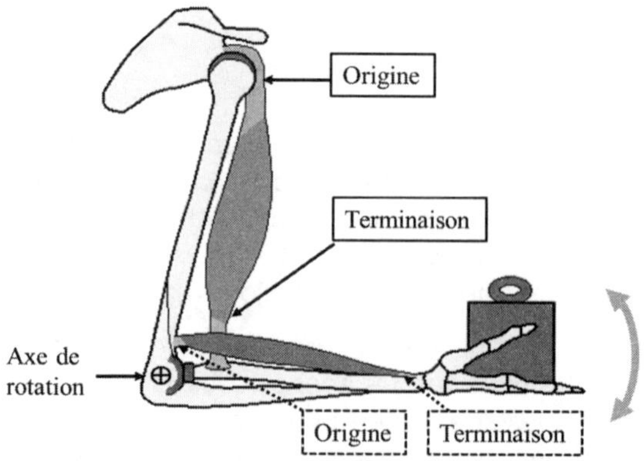

Figure 21 : L'origine et la terminaison musculaire

- Quand le point d'insertion distal est proche de l'axe de rotation, la composante principale est une force de perpendiculaire à l'axe du segment. C'est une force efficace d'accélération qui génère le mouvement (exemple : le muscle biceps brachial).

Quand le point d'insertion distal est éloigné de l'axe de rotation : la composante principale est une force parallèle à l'axe du segment, dirigée vers l'axe de rotation. C'est une force de coaptation qui stabilise l'articulation (exemple : le muscle brachio-radial).

Les forces aux points d'insertions

L'analyse biomécanique permet d'affirmer ces assertions. Prenons par exemple les muscles de la figure précédente. L'analyse nécessite de déterminer les points suivants :

- caractériser les segments osseux et l'axe de rotation (r) ;
- caractériser l'insertion distale et proximale du muscle pour définir son trajet musculaire (tm) ;
- définir la force musculaire appliquée sur le segment mobile, au niveau du point d'insertion (Fm). La direction de la force d'application est définie par le trajet musculaire (et l'orientation résultante des fibres musculaires), le module se rapportant à l'intensité de la force musculaire développée ;
- caractériser les axes X et Y :
  - soit X, la droite qui joint l'axe de rotation au point d'insertion sur le segment mobile ;
  - soit Y, la droite au point d'insertion perpendiculaire à l'axe X ;
- décomposer la force musculaire sur les axes X et Y ;
- caractériser (Fe, Fc) et analyser les forces exprimées.

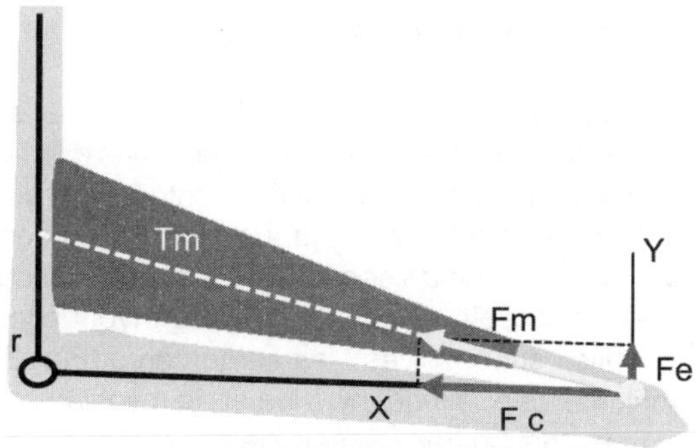

Figure 22 : Analyse biomécanique des forces

La caractérisation des forces permet de définir Fc comme une force centripète si elle se dirige vers l'axe de rotation (Fig. 22). C'est une force de coaptation car elle favorise alors la stabilité articulaire et la congruence des surfaces. Elle est centrifuge quand elle est dirigée en sens opposé à l'axe de rotation : elle favorise alors la disjonction articulaire. Fe est la force efficace qui génère le déplacement.

Selon notre figure, Fe produit un mouvement de flexion ; elle est de faible intensité. Fc permet une meilleure stabilisation ; elle de forte intensité. Quand le point d'insertion distal est éloigné de l'axe de rotation, le muscle présente une forte composante coaptatrice (c'est le cas ici). Si l'action musculaire sur Y est faible son incidence sur la flexion n'est pas négligeable car le bras de levier (distance entre l'axe de rotation et le point d'application de la force) est très important.

QUESTIONS 5

1. Un effort pliométrique combine toujours une extension puis une flexion.

2. Le travail isocinétique signifie que l'entraînement est à charge constante.

3. Une force de coaptation stabilise l'articulation.

4. Le muscle s'insère toujours sur l'os par un tendon.

5. Une insertion distale et proche de l'axe de rotation permet de fixer l'articulation.

La structure du muscle strié squelettique

Le muscle se décompose en sous unités structurelles. De l'échelle macro à microscopique nous avons : les faisceaux, les fibres, les myofibrilles, les myofilaments. Le faisceau musculaire est un ensemble de fibres musculaires entouré de tissus conjonctifs. La fibre musculaire ou myocyte est, grâce à la plaque motrice, en contact avec une fibre nerveuse (motoneurone) qui commande son activité. La fibre musculaire se caractérise par deux propriétés : être excitable et contractile. Les myofibrilles sont des chaînes linéaires composées d'unités successives : les sarcomères (Fig. 23). Les sarcomères sont constitués de myofilaments épais de myosine et de myofilaments fins d'actine dont l'organisation présente une striation transversale de zones claires (strie H = hell, clair en allemand) et de zones sombres (zone A = anisotrope). Le muscle strié squelettique doit donc son nom à l'organisation structurale et interne des myofibrilles qui le composent. La strie Z (z = zusammen, ensemble en allemand) sépare deux sarcomères. Le sarcomère est l'unité fonctionnelle contractile.

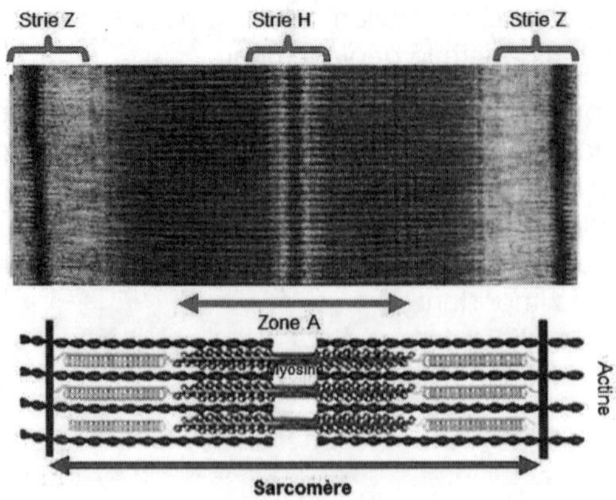

Figure 23 : Organisation interne du muscle strié squelettique

Un motoneurone peut stimuler plusieurs fibres musculaires. Toutes les fibres musculaires sous le contrôle d'un même motoneurone seront stimulées en même temps. L'ensemble de ce motoneurone, des plaques motrices et des fibres musculaires sous son contrôle, forme une unité motrice (UM). L'UM est la plus petite unité contractile que le système peut mettre en jeu. Toutes les fibres musculaires d'une même UM possèdent les mêmes propriétés : physiologiques, histologiques, biochimiques et enzymologiques.

Les UM avec un seuil d'activation bas (moins nombreuses) sont caractéristiques des fibres lentes (toniques). Les UM avec un seuil d'activation plus élevé (plus nombreuses) sont caractéristiques des fibres rapides (phasiques). Les fibres musculaires sont classées selon leurs caractéristiques physiologiques. Les fibres lentes (ou ST : slow twich ou type I : dites rouges) dégradent les glucides et les lipides grâce à l'oxygène sanguin. Ce sont les fibres de l'endurance. Les fibres lentes sont de petits diamètres avec un seuil de recrutement relativement bas. Les fibres blanches (ou FT : fast twich type 2) puisent leur énergie au niveau musculaire. Leur durée de contraction est plus courte mais de plus haute intensité (n'intervenant qu'en complément au type I). Les fibres de type IIa (ou Fta), dites variables, se spécialisent en fonction de l'entraînement en force ou en endurance. Elles commencent à être active à 35 % de la force maximale. Ce sont les fibres à contrations intermédiaires (fibres rapides résistantes). Les fibres IIb (fibres rapides fatigables), exclusivement blanches, sont actives à 60 % de la force maximale. Ce sont les fibres à contrations rapides, de gros diamètres dont le seuil de recrutement est élevé. Les fibres lentes (I) développent une tension maximale en 110 ms ; les fibres rapides (II) en 50 ms.

La proportion de fibres lentes et rapides varie pour un même groupe musculaire selon les sujets et varie pour un même sujet selon les muscles. Une étude de la typologie musculaire signifie que les muscles sont composés en moyenne d'environ 50 % de fibres de type I, 25 % de fibres IIa et 25 % de fibres IIb. Cependant, la typologie est fortement déterminée par les fonctions musculaires. Les muscles impliqués dans le maintien de la posture auront un taux supérieur en fibres lentes, ceux qui seront impliqués dans la motricité un taux supérieur en fibres rapides. Par exemple, le muscle soléaire (muscle profond de la jambe) est pour l'ensemble des sujets composé de fibres lentes (70 %) ; les gastrocnémiens (jumeaux muscles superficiels de la jambe) sont composés de fibres lentes (50 %) et rapides (50 %). L'entraînement physique peut générer une transformation plus ou moins réversible (Enoka, 1988) mais pas homogène des fibres musculaires. Les fibres rapides (IIb) pourraient se transformer par l'entraînement en fibres intermédiaires, puis lentes (I) mais la transformation de fibres lentes en fibres rapides serait difficile. La différenciation des fibres se fait surtout au niveau de la myosine. Il apparaît finalement que la typologie musculaire des marathoniens et des sprinters est différente. Des marathoniens de niveau international possèdent jusqu'à 80-90 % de fibres à myosine de type I, le reste étant constitué de fibre de type IIa (Andersen et al. 2000). Flûck et Hoppeler (2003) résument les phénomènes de réversibilité des fibres dans cet article.

Les caractéristiques de forme du muscle strié squelettique

Des recherches sur l'architecture musculaire ont montré que l'arrangement des fibres musculaires varie et détermine la force développée. La direction des fibres musculaires par rapport aux points d'insertion tendineuses permet de distinguer les muscles fusiformes des muscles penniformes. Aussi, à des architectures musculaires différentes correspondent des qualités musculaires particulières et spécifiques.

Le muscle fusiforme se caractérise par de longues fibres musculaires (générant des mouvements plus amples mais moins puissants) organisées selon l'axe longitudinal du ventre musculaire (Fig. 24). Ces muscles peuvent se contracter jusqu'à 50 % de leur longueur initiale et se composent principalement de fibres rapides (de type II) mais résistant peu à la fatigue. Les muscles fusiformes autorisent des déplacements segmentaires de grandes amplitudes.

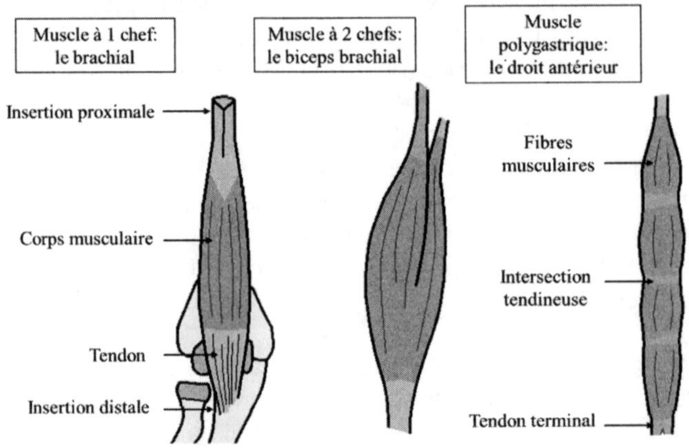

Figure 24 : Les différents muscles striés

Les muscles penniformes se déterminent par une lame tendineuse intramusculaire autour de laquelle les fibres musculaires vont s'organiser selon un angle de pennation (Fig. 25). Un muscle penné développe plus de force qu'un muscle fusiforme car il présente, pour une même section transversale, plus de fibres que le muscle fusiforme. Plus l'angle est fermé, plus la force développée est importante. L'angle des fibres n'excède pas 13° au niveau du corps humain. Ces fibres sont courtes et puissantes. Les muscles unipennés se contractent jusqu'à 30 % de leur longueur initiale (ex : soleus, semi-membraneux). Les muscles multipennés se contractent jusqu'à 20 % seulement (ex : les gastrocnémiens, deltoïde). Toniques, ces muscles sont généralement résistants à la fatigue. L'angle de pennation détermine la force développée. Ainsi, au niveau du triceps sural (mollet), plus l'angle de pennation (inclinaison des fibres musculaire par rapport à la lame tendineuse) est faible, plus la force exercée est importante. L'angle de pennation s'oriente selon les conditions de charges d'entraînement pour produire le maximum de vitesse à charges légères ou le maximum de force à charges élevées (Azizi et al., 2008). Les muscles hypertrophiés des bodybuilders ont des angles plus élevés que les sujets novices (Kawakami et al., 1993; Matta et al., 2011). Des études récentes (Abe et al. 2000; Kumagai et al. 2000) ont montré que ces paramètres varient entre les athlètes. Abe et al. (2000) démontrent une différence entre les sprinters et les coureurs de longues distances (fibres plus longues et angle de pennation inférieur pour les coureurs de vitesse). Kumagai et al. (2000) notent des différences significatives entre les sprinters de niveau international (à 10 s au 100 m) qui ont des fibres plus longues et un angle de pennation plus faible que les sprinters de niveau national (à 11 s). La longueur des fibres déterminent le nombre de sarcomères séries qui sont favorables à la vitesse.

Le muscle polygastrique se compose de plusieurs corps musculaires. Le biceps brachial est un muscle polygastrique tout comme le droit antérieur qui possède des corps juxtaposés et séparés par des intersections tendineuses transversales.

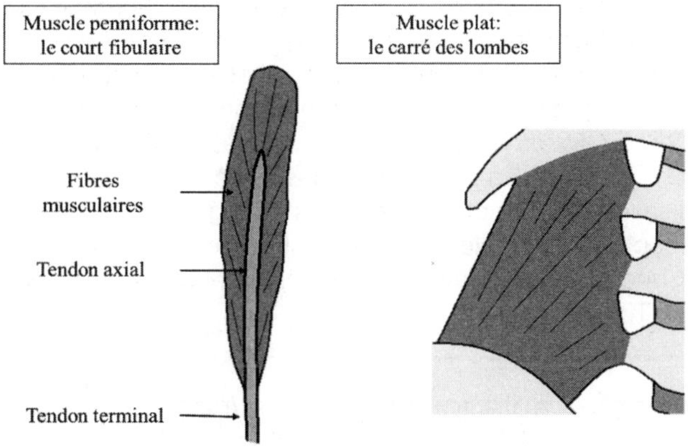

Figure 25 : Les différents muscles striés

Le muscle plat est par nature large et peu épais. C'est un muscle de recouvrement et/ou de protection. Dans le cas de la ceinture abdominale, les muscles maintiennent les viscères. Cependant au niveau inguinal, par nocuité et de façon impromptue, une hernie peut apparaître lors d'efforts intenses en musculation (cette zone n'étant pas renforcée musculairement). En boxe, un direct au foie (zone fortement innervée) va irradier une douleur très intense. Le boxeur relâche la contraction abdominale, se plie en deux et tombe à retardement. Seul un renforcement musculaire intense peut prévenir du ko.

Le muscle sphinctérien, de forme circulaire, se rejoint au niveau d'un tendon unique en entourant un orifice qu'il occlue en se contractant (ainsi le muscle orbiculaire de l'œil ferme les paupières). Une fatigue globale et intense chez les ultra-marathoniens génère parfois un relâchement des muscles sphinctériens. L'incontinence d'effort par hyperpression intrabdominale touche un nombre significatif de sportives de haut niveau (Baptiste & Hermieu, 2010). L'origine serait un déséquilibre entre une sangle abdominale trop puissante et un plancher périnéal insuffisamment musclé.

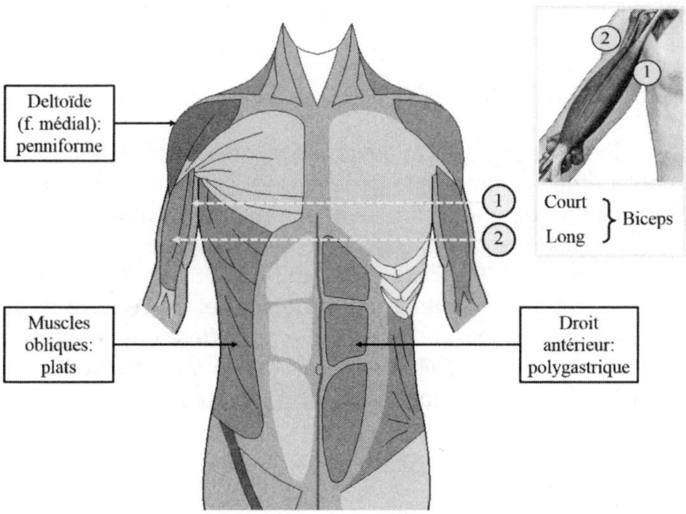

Figure 26 : L'écorché

Les écorchés (Fig. 25) permettent de comprendre au mieux l'organisation globale des structures musculaires en mettant en évidence la position respective des organes selon une approche topologique. Ce sont des illustrations anatomiques du corps (ou une partie), dépouillé de sa peau et des tissus graisseux, représentant la morphologie des muscles, des articulations ou du système sanguin. La modélisation 3D autorise désormais une représentation dans l'espace. La progression des systèmes d'exploitation informatique autorise, par l'utilisation d'un simple curseur, des changements d'orientation, des vues macro ou microscopiques, des plans en coupe. Pour les étudiants, l'outil informatique est une évolution, une aide significative et complémentaire favorisant l'apprentissage et la compréhension (Thiriet, 2008).

Muscles agonistes – antagonistes : les synergies musculaires

Selon leur cinématique (c'est-à-dire le mouvement qu'ils génèrent), les muscles interagissent de façon conjointe ou opposée. Une action agoniste définit l'ensemble des muscles qui favorisent le déplacement segmentaire. En opposition, les muscles antagonistes freinent le déplacement. La caractéristique (agoniste-antagoniste) n'est pas une propriété inhérente au muscle mais résulte du rôle fonctionnel du muscle dans le mouvement : l'agoniste étant celui qui produit le mouvement par sa contraction concentrique. La contraction des muscles antagonistes, lors d'une montée de force, perturbe l'accélération mais freine le mouvement en position finale. Les mouvements balistiques imposent un relâchement des muscles antagonistes (arc réflexe polysynaptique) et une contraction synergique des muscles agonistes (arc réflexe monosynaptique). Les muscles synergiques s'associent à l'optimisation du mouvement. Les études du décours temporel des bouffées électromyographiques (EMG) montrent des synergies d'action spécifiques selon l'intensité de l'exercice et selon le niveau d'expertise des sportifs (Testa et al., 1994). L'entraînement conduit pour des exercices pliométriques inhibe le réflexe myotatique (Schmidtbleicher, 1985), élève le seuil des récepteurs de Golgi (Bosco, 1985) et améliore la sensibilité du fuseau neuro-musculaire (Pousson, 1988). Ces transformations conduisent pour les contractions à un meilleur temps de couplage (Jakobsen et al., 2012) et restituent au mieux les énergies élastiques.

La coordination posturo-cinétique

L'activité dynamique et phasique est toujours liée à une activité statique et stabilisatrice. En effet, tout déplacement segmentaire génère une variation du centre de gravité. Pour prévenir le déséquilibre, des ajustements posturaux anticipateurs (APAs) précèdent le mouvement. Ces ajustements évoluent de l'enfance à l'âge adulte en fonction de la maturation (Testa & Debû, 1997 ; Testa et al., 1999, 2003) et de l'expertise des sujets (Rougier & Blanchi, 1991). Le contrôle de la posture et de l'équilibre (définissant la coordination posturo-cinétique) ne doit pas être considéré comme la simple somme de réflexes, mais comme une activité complexe basée sur l'interaction de processus dynamiques, sensitifs et moteurs (Souchard, 2011 ; Mesure, 2004).

Les caractéristiques mécaniques musculaires

Le muscle permet en effet de restituer de l'énergie mécanique selon deux composantes :

- une composante contractile (générateur de la force grâce aux filaments d'actine et de myosine), active, car elle s'actionne de façon volontaire ;
- une composante élastique passive (grâce aux tendons, fibres et filaments), qui dépend les caractéristiques cinématiques du mouvement, selon la compliance (capacité d'emmagasiner de l'énergie) et la raideur (capacité de restitution de l'énergie) de chacune des structures.

À partir les caractéristiques cinétiques, des études ont montré les incidences mécaniques et les critères pour le développement d'un optimum de force (Pousson 1990, 1992, 1995 ; Duchateau, 1997).

Modélisation des composantes internes du muscle

Hill (1938) a caractérisé le premier modèle permettant par sa simplicité de comprendre les rôles distinctifs des composantes élastiques et contractiles. Des modèles plus complexes systématisent au mieux l'ensemble des structures mobilisées durant la contraction (Fig. 24 : Huijing, 1994).

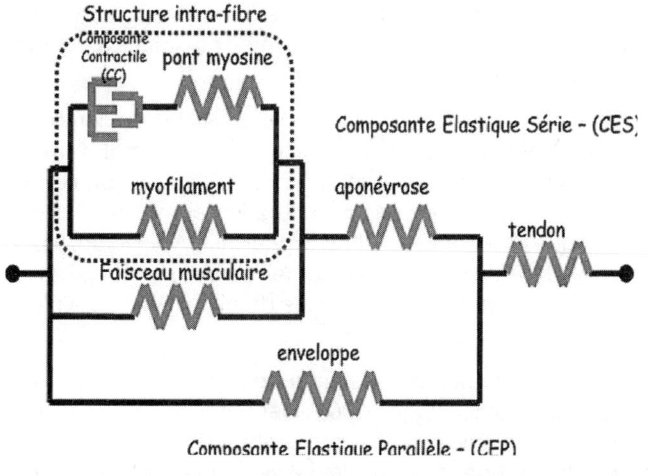

Figure 27 : Le muscle comme modèle équivalent

Le muscle est composé d'une composante contractile permettant aux filaments d'actine et de myosine de glisser les uns par rapport aux autres : c'est l'élément moteur, Le tissu conjonctif étant plus ou moins élastique, chacun des éléments interne s'étire plus ou moins selon sa structure et selon son positionnement. Ainsi, une composante élastique série (acto-myosine et tendon) « raide » se laisse étirer peu facilement alors qu'une composante élastique parallèle (tissus conjonctifs des muscles) est plus « compliante » ($C = 1 / k$ ($N.m^{-1}$), k étant le coefficient de raideur, la compliance est l'inverse de la raideur musculaire).

Les structures élastiques peuvent emmagasiner et restituer l'énergie gravitationnelle et cinétique comme un ressort ou les dissiper comme un amortisseur (thermo-dispersion). Ces caractéristiques élastiques sont essentielles dans les exercices explosifs ou les exercices cycliques pliométriques comme la course à pied. L'entraînement peut modifier la raideur de ce ressort en favorisant l'impulsion (délivrer la quantité de mouvement maximale) ou en optimisant la quantité de mouvement (économiser la quantité de mouvement pour un même travail). Ainsi, la vitesse maximale atteinte lors d'un sprint (Chelly & Denis, 2001) est corrélée à cette raideur musculaire.

L'entraînement musculaire

Les muscles s'adaptent aux contraintes qui lui sont exercées. C'est sur ce principe que se fonde et s'ordonne l'entraînement. Les exercices musculaires doivent être progressifs et continus et s'organisent autour de quatre variables en fonction des objectifs : la quantité de travail, l'intensité de la charge, la vitesse de réalisation et la durée de récupération. Pour un exercice donné, la connaissance de la force maximale est fondamentale. La force maximale volontaire (FMV) se définit comme 1RM (une répétition maximale : charge maximale que l'on soulève une fois) en méthodologie de l'entraînement (Delorme, 1948). La 1RM permet de définir des intensités de travail selon des seuils de référence. Par exemple, pour améliorer la force maximale le sujet devra s'exercer à un niveau au-delà du seuil de 70-75 % de 1RM car c'est la valeur de transition pour faire progresser la force maximale. Pour un travail en endurance, l'intensité sera moins élevée (autour de 50 % de 1RM). L'explosivité s'effectue à de faibles intensités comme cela est défini par la courbe force-vitesse. Les méthodes efficaces d'entraînement se réfèrent toujours au niveau de travail, en termes de pourcentage de force maximale, pour optimiser et définir le nombre de répétitions à réaliser dans la série.

Le volume ou quantité de travail se détermine par le produit du nombre de répétitions et du nombre de séries à effectuer. Un travail sur le volume permet d'améliorer les qualités d'endurance. Enfin, tout exercice produit un état de fatigue locale mais aussi diffus. L'entraîneur pourra ainsi privilégier une récupération complète. Par exemple, cela est plutôt favorable lorsque l'athlète fait du travail qualitatif. À l'inverse, il pourra choisir une récupération partielle si le travail s'oriente sur les seuils. La récupération peut durer de trente secondes lors d'un effort explosif, à plus de dix minutes lors d'un travail de force maximale.

Pour une charge donnée, le nombre maximal de répétitions permet d'estimer la force maximale théorique du sportif (Berger, 1961 ; Desgorces et al. 2010). Cette estimation à partir d'une charge submaximale est particulièrement intéressante pour des sujets non experts ne pouvant travailler à force maximale sans une maîtrise totale de la charge.

La perception de l'effort (RPE) permet aussi de caractériser l'intensité ou le volume de travail effectué (Testa et al., 2012). La perception est plus précise et plus sensible pour les sujets experts et pour des hautes intensités.

Zatsiorsky (1966) a posé les bases de la musculation en caractérisant l'atteinte des objectifs par des méthodes différenciées : la méthode des efforts répétés, maximaux ou dynamiques.

Les douleurs musculaires post-effort

Suite à l'effort physique des douleurs locales peuvent apparaître : ce sont les DOMS (Delayed Onset Muscle Soreness : Fig 28).

Les crampes

La crampe est une contraction musculaire involontaire, brutale, plus ou moins intense, douloureuse, transitoire, qui cesse spontanément, et qui s'accompagne d'un déplacement incontrôlable du segment concerné. L'impotence fonctionnelle est plus ou moins totale durant la crampe : elle peut durer quelques minutes. Une des causes essentielles des crampes est l'accumulation au niveau musculaire d'acide lactique (lors d'effort anaérobie). L'étirement du muscle se révèle dans un premier temps douloureux mais cette sensation va progressivement se dissiper.

Il faut distinguer les crampes d'origine métaboliques des DOMS. De nombreux travaux supportent l'hypothèse que les DOMS sont d'origine inflammatoire.

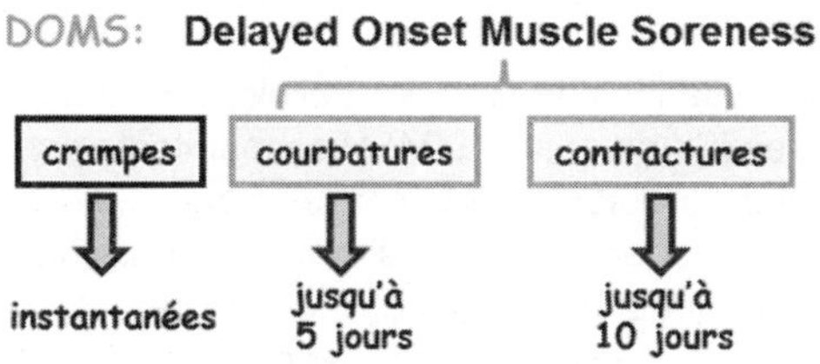

Figure 28 : Les DOMS

Les courbatures

Les courbatures provoquent des douleurs musculaires diffuses sur plusieurs muscles. Les courbatures peuvent générer une inflammation locale. Elles surviennent généralement 24 à 48h après un effort anormalement long et intense et se prolongent jusqu'à 5 jours après l'effort. Une activité physique modérée aide à dissiper ces douleurs, à laquelle peuvent s'ajouter des massages, de la cryothérapie, de la balnéothérapie, des pommades relaxantes...

Les contractures

Les contractures provoquent un état de contraction musculaire involontaire et inconsciente, douloureuse, permanente, localisée à un muscle ou à un faisceau. Elle s'accompagne à la palpation d'un nodule ponctiforme ou fusiforme. On distingue deux types de contractures :

- les contractures liées à une activité musculaire trop intense et localisée ;
- les contractures de défense avec une lésion ostéo-ligamentaire.

Le traitement consiste à des massages, à de la cryothérapie et éventuellement à l'administration de médicaments myorelaxants ou à de la thermothérapie (à base d'ultrasons ou d'infrarouges). La rémission s'effectue après cinq à dix jours.

L'objectif de la cryothérapie est de provoquer le drainage des tissus en modifiant le flux sanguin (vasoconstriction puis vasodilatation) grâce à un choc thermique (Meeusen et Lievens, 1986 ; Cochrane, 2004). Le froid favorise l'effet analgésique (baisse des douleurs) en ralentissant la conduction nerveuse et en diminuant la température tissulaire. Enfin, la cryothérapie déclenche la synthèse d'endorphine dont l'effet anti-inflammatoire et cicatrisant favorise la résorption des œdèmes. Si les effets de la cryothérapie ou de l'immersion dans des bains froids fait encore l'objet de discussions pour la récupération

(White et Wells, 2013) comme pour l'entraînement sur la masse et l'augmentation de la force (Roberts et al., 2015), elle apparaît, après une analyse exhaustive des données, avoir de meilleurs résultats que les méthodes d'intervention passive (Hohenauer et al., 2015).

La fibromyalgie

Des exercices prononcés dans la durée (course d'endurance) ou dans l'intensité (efforts excentriques ou pliométriques) peuvent générer une fibromyalgie. La fibromyalgie se caractérise par une désorganisation des fibres musculaires (des stries Z). Elle se manifeste par des douleurs de fatigue résultant de déchirures du sarcolemme, d'une désorganisation mitochondriale et de ruptures tubulaires (desmine, nébuline).

La rhabdomyolyse

La rhabdomyolyse est une lyse (destruction) des cellules musculaires striées. Elle provient lors des exercices intenses (Sinert et al., 1994) et se manifeste par une asthénie (fatigue) profonde, des crampes et des douleurs abdominales aiguës. Les rhabdomyolyses d'effort bénignes ou modérées correspondent à de simples lésions musculaires d'hyper-sollicitation (fibromyalgie). L'homéostasie (équilibre) cellulaire est conservée et le muscle continue à fonctionner dans des conditions métaboliques normales ou quasi normales (il y a donc absence d'acidose). Dans les cas extrêmes, associée et/ou favorisée par une hyperthermie (coup de chaleur), une rhabdomyolyse sévère peut se déclarer. La myoglobine, qui se libère dans le sang et les urines, affecte les cellules rénales. La rhabdomyolyse produit aussi un taux excessif de potassium interférant les mécanismes de dépolarisation des muscles squelettiques et du muscle cardiaque (Marieb, 1992). Cette hyperkaliémie peut engager le pronostic vital (se vérifiant par un coma léthal). Les AINS (anti-inflammatoires non stéroïdiens), largement utilisés par les sportifs, ont des effets secondaires non négligeables (diminution de la filtration glomérulaire) favorisant l'émergence des déséquilibres électrolytiques.

Le type d'exercice réalisé lors des épreuves de course à pied en haute montagne (diagonale des fous, Pierra Monta…) active favorablement toutes les conditions pouvant déclencher une rhabdomyolyse. Au niveau cardio-pulmonaire la descente est souvent perçue comme un temps de récupération active. Au niveau musculaire, les épreuves à fort dénivelé négatif se révèlent bien plus traumatisantes. En effet, les exercices excentriques génèrent un étirement forcé sur le muscle favorisant les arrachements tubulaires et la dégradation des cellules musculaires striées.

Les troubles musculo-squelettiques (TMS)

Les surcharges en intensité et en quantité, les caractéristiques d'un mouvement plus puissant et plus ample favorisent les lésions des tissus et l'apparition de troubles musculo-squelettiques (TMS). Les TMS sont des dysfonctionnements de l'appareil locomoteur (membres et rachis) qui affectent principalement les muscles, les tendons et les nerfs, c'est-à-dire les tissus mous périarticulaires. Ces troubles génèrent chronologiquement des gênes, des douleurs puis une incapacité fonctionnelle. Les TMS les plus répandus et les plus connus au niveau sportif sont :

- le syndrome de la coiffe des rotateurs ;
- l'épicondylite latérale ou « tennis-elbow » ;

- le syndrome du canal carpien.

Ces trois TMS sont le produit d'une sur-sollicitation des muscles de l'épaule, d'une inflammation tendineuse située au niveau du coude et d'une compression du nerf médian situé au niveau du poignet. D'autres TMS peuvent se révéler comme les tendinites des fléchisseurs ou des extenseurs de la main et des doigts, ou encore les arthroses du coude, du poignet et des doigts (Aptel et al., 2011). Les études ergonomiques ont permis de caractériser les facteurs de risques favorisant l'apparition des TMS :

- les efforts intensifs ;
- la répétitivité des gestes ;
- les efforts isométriques de faibles intensités maintenus dans le temps ;
- les positions articulaires extrêmes ;
- les vibrations.

Si des normes françaises (AFNOR) établissent et légalisent des seuils d'acceptabilité dans le monde du travail, ce type de contrôle échappe totalement au monde sportif dont l'objectif est justement de repousser les limites et les normes. La récurrence des traumatismes induits par la pratique n'est que la conséquence d'une logique interne plus ou moins consciemment acceptée par le sportif et contrôlée empiriquement par l'entraîneur à défaut d'un staff médical.

Généralement, deux mécanismes provoquent chez le sportif des « accidents » musculaires :

- un choc direct qui comprime le tissu musculaire (la « béquille »), appelé accident musculaire extrinsèque ;
  - la « béquille » est une contusion simple provoquant un hématome dont l'impotence fonctionnelle est généralement modérée. La complication à craindre est l'enkystement ;
- une tension musculaire brutale lors d'un mouvement, appelé accident musculaire intrinsèque.

Plus de 90 % des accidents musculaires intrinsèques se produisent au niveau du membre inférieur (et particulièrement au niveau des ischio-jambiers). Ces muscles développent de très grandes puissantes et leurs structures présentent des zones de faiblesses myo-aponévrotiques. Elles sont récurrentes au football (Inklaar, 1994 ; Ekstrand et al., 2011) lors des phases de freinages où l'effort excentrique génère des surtensions intramusculaires. Pour réduire l'épanchement sanguin et l'expansion de l'hématome, la conduite immédiate repose sur le « RICE principle »soit : glace, repos, élévation compression (Järvinen et al., 2000). La gravité de la lésion permet de caractériser et de classifier les traumatismes musculaires (Delos et al., 2013). Sur des bases histologiques, les doms correspondent au stade 0 la classification de Rodineau (1997). À ce niveau, il y a une atteinte réversible des fibres musculaires sans atteinte du tissu conjonctif de soutien.

L'élongation (stade 1) correspond à une atteinte de quelques fibres musculaires. L'impotence fonctionnelle est relative avec possibilité pour le sportif de poursuivre son activité en risquant toutefois d'aggraver la blessure. Un repos de quelques jours suffit à réduire la lésion.

La déchirure ou claquage (stade 2) produit une douleur instantanée, irradiant rapidement tout le muscle. C'est une lésion d'un ou plusieurs faisceaux musculaires. Jusqu'à ce niveau, les traumatismes musculaires se résorbent après quatre à huit semaines de repos sans laisser de cicatrice visualisable à l'échographie.

Les ruptures (ou désinsertions musculaires : stade 3) traduisent des atteintes irréversibles du tissu conjonctif de soutien et de fibres musculaires conduisant rapidement à un œdème. La formation d'un hématome intra-tissulaire peut altérer l'élasticité musculaire et prédisposer cette zone de faiblesse à des récidives. Le stade 4 révèle la rupture (désinsertion) du muscle est partielle ou totale et s'accompagne souvent d'une avulsion (arrachement) traumatique. La lésion peut alors nécessiter une intervention chirurgicale. Trois mois de thérapie sont souvent nécessaires pour recouvrer toute la mobilité.

Les effets de l'âge

Le vieillissement conduit, au niveau musculaire, à une diminution de la mobilité et de la capacité à générer des efforts, par altération progressive des qualités de force, de puissance et d'amplitude des mouvements. Dès lors, une diminution de l'activité musculaire génère une atrophie (baisse de la masse) musculaire ou sarcopénie (Cruz-Jentoft et al., 2010). Si le test de préhension est, a minima, prédictif du niveau de condition physique chez la personne âgée (Laurentani et al., 2003), de nombreuses batteries de tests plus significatives se basent sur un recueil pluri factoriel. Ainsi, le SPPB (Short Physical Performance Battery) repose sur la vitesse de marche, un test d'équilibre et un test de lever de chaise. L'activité physique et les exercices d'endurance permettent de maintenir la masse musculaire et de réduire significativement la perte de force musculaire (Tarpenning et al., 2004) ; le déclin de la force et de la masse musculaire n'est donc pas directement et seulement lié à l'âge (Wroblewski et al., 2011).

QUESTIONS 6

1. Tous les muscles ont un angle de pennation optimal.

2. Un muscle protagoniste agit parfois comme un agoniste, parfois comme un antagoniste.

3. Les étirements permettent de résorber les contractures.

4. L'augmentation de raideur des structures musculaires nuit toujours au mouvement.

5. La cryothérapie favorise la résorption des œdèmes.

CHAPITRE 1

LA CEINTURE SCAPULAIRE

C'est l'ensemble des structures qui relient le membre supérieur au rachis. La ceinture scapulaire permet au membre supérieur toutes les tâches complexes définies par la préhension. Au niveau de l'organisation ostéologique homolatérale, la ceinture scapulaire est composée de quatre éléments en interrelation : en avant et en haut la clavicule, en avant puis latéral et en bas la première côte, en avant et médial la partie supérieure du sternum (de forme allongée, os plat, la partie supérieure est hexagonale : le manubrium), en dehors l'humérus et en arrière la scapula (Fig. 29).

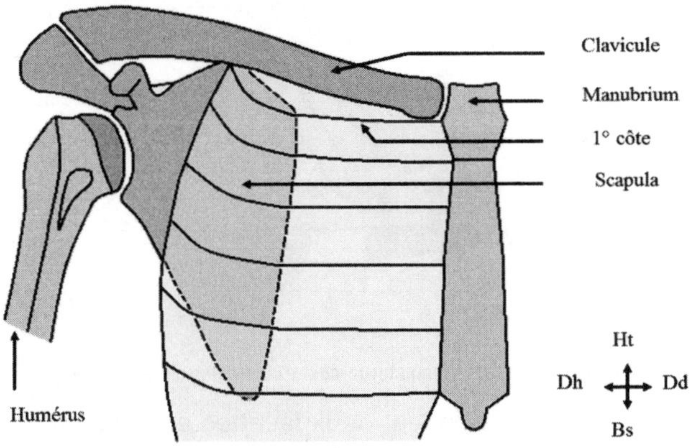

Figure 29 : Organisation ostéologique de la ceinture scapulaire

La ceinture scapulaire est libre car elle n'est fixée au squelette axial que par les muscles : les conditions de sa mobilité lui confèrent sa structure et son organisation. Fruit de l'évolution, l'humérus se retrouve déjeté latéralement pour une grande liberté de mouvement. Ce complexe articulaire permet d'investir les différents plans de l'espace par des mouvements d'abduction et d'adduction, de flexion et d'extension, de rotation médiale (ou interne) et latérale (ou externe), d'antépulsion et de rétropulsion, enfin de circumduction.

Les articulations

Les différents mouvements s'effectuent autour de trois véritables articulations (diarthroses) et de deux plans de glissement (syssarcoses ou fausses articulations) agissant de façon simultanée et complémentaire. Pour les diarthroses, latéralement se positionne l'articulation scapulo-humérale, en haut l'articulation acromio-claviculaire, au niveau médian l'articulation sterno-costo-claviculaire. Le concours de chacune des articulations est classiquement fixé à une mobilité de 50 % induite par l'articulation scapulo-humérale, de 40 % par l'articulation acromio-claviculaire et de 10 % par l'articulation sterno-costo-claviculaire. Pour les syssarcoses, latéralement se positionne l'articulation sous deltoïdienne, au niveau postérieur l'articulation scapulo-thoracique.

L'articulation sterno-costo-claviculaire

Comme son nom le signale, cette articulation met en jeu le sternum, la première cote et la clavicule (Fig. 30). Les facettes articulaires caractérisent une articulation par emboîtement réciproque.

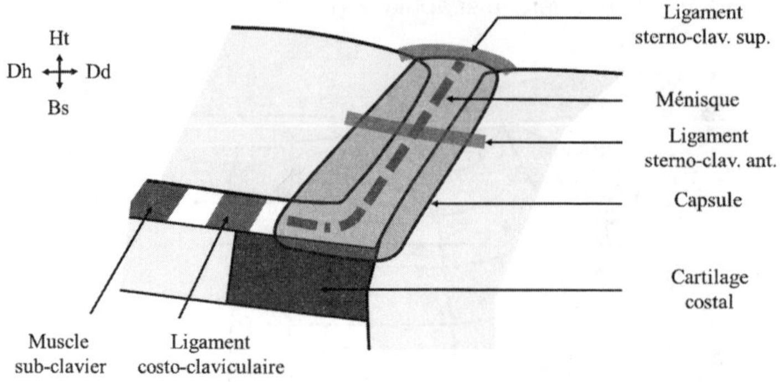

Figure 30 : L'articulation sterno-costo-claviculaire (vue frontale)

À l'extrémité proximale correspondent deux facettes articulaires (facette costale et caudale, facette sternale et médiale) formant un dièdre saillant à 90°. L'extrémité latérale est prismatique et triangulaire. Au niveau costal, la surface articulaire est plus étendue horizontalement que verticalement (au niveau sternal) ; elle déborde en avant. La double courbure des facettes permet des déplacements claviculaires dans le plan horizontal (transverse) et frontal. La clavicule ne tourne pratiquement pas autour de son axe longitudinal. À la périphérie des cartilages articulaires, une capsule courte étaye le maintien. Trois ligaments capsulaires renforcent la stabilité et fixent la clavicule au sternum et rigidifient de façon globale la ceinture scapulaire. Ce sont les ligaments sterno-claviculaires antérieur, postérieur et supérieur : ils fournissent un point d'appui antérieur, indispensable au développement de la force musculaire.

Une poche synoviale améliore le glissement, un ménisque améliore la congruence. Le ménisque subdivise l'articulation en deux cavités (qui peuvent ou non communiquer si le ménisque est perforé ou non). Il permet à l'interligne de rester constante. La cavité synoviale au contact avec le sternum sert plutôt d'amortissement ; celle au contact de la clavicule sert plutôt au mouvement. En arrière, une saillie osseuse (bec ou heurtoir de Farabeuf) joue le rôle de butée : limitant en interne le déplacement de la clavicule vers l'avant.

L'articulation acromio-claviculaire

C'est une arthrodie, c'est-à-dire une articulation plane, peu emboîtée et donc fragile (Fig. 31). La surface articulaire est oblique en bas et en dedans. La clavicule repose sur l'acromion, une apophyse osseuse sur la face postérieure (en continuité de l'épine dorsale) de la scapula. La facette articulaire (taillée en biseau) se positionne sur le bord latéral de l'acromion et regarde en haut et en dedans. La clavicule peut glisser en dehors. La capsule est solide avec des fibres courtes. La poche synoviale n'est que partiellement collée à la capsule.

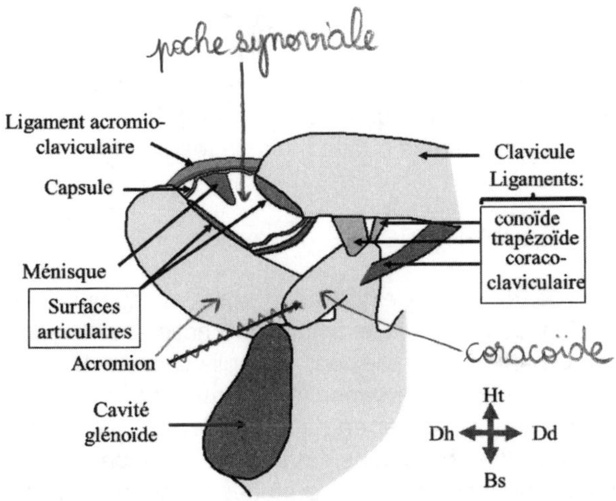

Figure 31 : L'articulation acromio-claviculaire

Les contraintes sur l'articulation acromio-claviculaire sont maximales lors de l'élévation du bras : les ligaments stabilisent alors cette articulation (Fig. 32). Un ligament capsulaire (face supérieure) limite le mouvement de la clavicule en dehors : c'est le ligament acromio-claviculaire. Le ligament trapézoïde (très puissant) renforce et stabilise l'articulation dans un plan horizontal ; le ligament conoïde stabilisant l'articulation dans un plan sagittal. Un ménisque augmente la stabilité : le mouvement est faible à cette articulation.

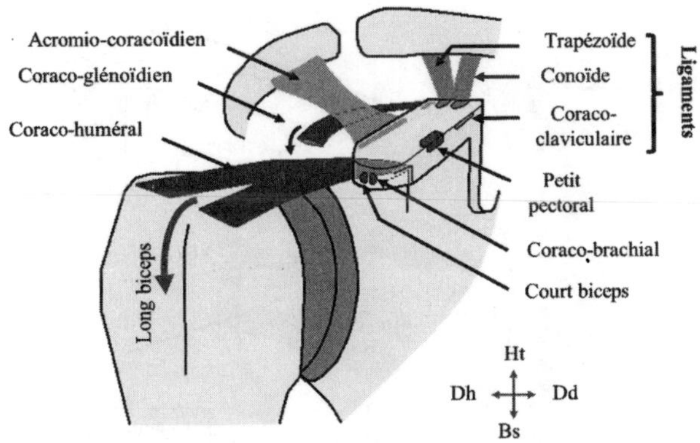

Figure 32 : Les ligaments coracoïdiens

Les disjonctions au niveau acromio-claviculaire sont très fréquentes pouvant générer une impotence fonctionnelle complète selon la gravité (Beim, 2000). Différents stades sont notables (classification de Rockwood, 1990). Au niveau 1, la douleur est localisée lors de la palpation au niveau de l'interligne articulaire : il n'y a pas de déformation. Le niveau 2 s'accompagne d'une atteinte partielle du ligament acromio-claviculaire : la clavicule présente un mouvement de tiroir antéro-postérieur. À ce niveau, le strapping permet de recouvrer les fonctions après six semaines de repos. Le niveau 3 caractérise une lésion des ligaments coraco-claviculaires. La clavicule est saillante sous la peau ; son extrémité latérale peut être réduite par simple pression (mobilité en touche de piano). Le stade 4 signifie que le muscle deltoïde est désinséré. Aux niveaux 3 et 4, la guérison ne peut se produire de façon spontanée : une intervention invasive permet aux éléments structuraux de cicatriser en position anatomique adaptée. La reprise de toute activité sportive ne peut se concevoir qu'après trois à quatre mois de rééducation.

L'articulation scapulo-humerale

C'est « l'articulation de l'épaule », de type énarthrose, elle autorise une grande variété de mouvements (Fig. 33). Cette mobilité et amplitude d'action se réalise grâce à une capsule relativement lâche qui forme des réflexions ou replis orientés. Des épaississements aux points d'insertion renforcent cette capsule : les freins capsulaires. Elle s'insère sur le pourtour de la glène pour remonter en haut vers l'apophyse coracoïde en incluant le tendon de la longue portion du biceps. Le tendon de la longue portion du biceps est donc intra-capsulaire (la longue portion du triceps étant extra-capsulaire) mais extra-synovial, c'est-à-dire en dehors de la poche synoviale. Mince au niveau postérieur, la capsule s'épaissit pour former en avant les ligaments gléno-huméraux supérieur, moyen et inférieur. En forme de Z, les ligaments gléno-huméraux réalisent une nappe fibro-élastique stabilisant l'articulation au niveau antérieur. Les fibres de Rouvière (avec un foramen) occluent l'espace entre les ligaments inférieur et moyen favorisant un drapage inférieur. Cependant, les fibres de Rouvière sont fragiles et se déchirent facilement lors des luxations de l'épaule. Le foramen de Weitbrecht caractérise l'espace entre le ligament moyen et supérieur. Cet espace est une zone de faiblesse recouvert cependant par le tendon du muscle subscapulaire qui protège ce champ.

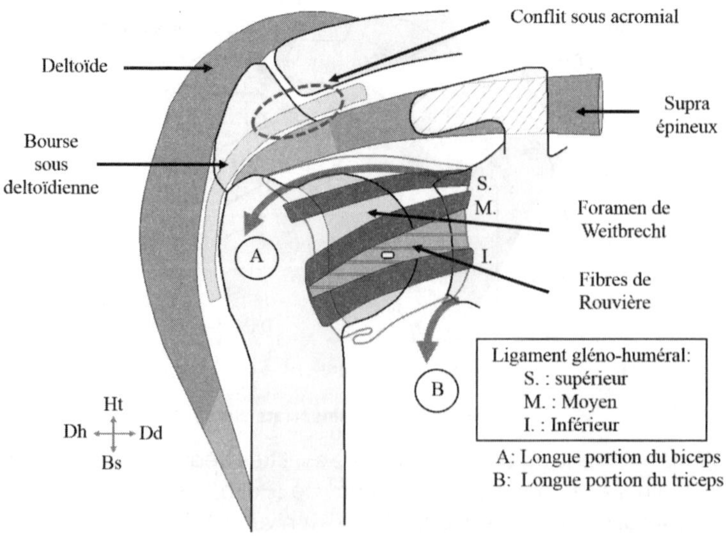

Figure 33 : L'articulation scapulo-humérale

Le ligament gléno-huméral supérieur s'oriente donc horizontalement de la tubérosité supra-glénoïdienne vers la facette supérieure du tubercule mineur (en regard du faisceau inférieur du ligament coraco-huméral) contribuant à la stabilité supérieure de l'articulation. Le ligament gléno-huméral moyen se dirige obliquement (en bas et en dehors) du pôle supérieur de la glène à la base tubercule mineur, contribuant à la stabilité antérieure lors de l'abduction entre 60° et 90°. Le ligament gléno-huméral inférieur est le plus résistant des trois ligaments et renforce la partie antéro-inférieure de la capsule. Il s'oriente horizontalement du pourtour inférieur et antérieur de la glène jusqu'au-dessous de la base du tubercule mineur. Il stabilise la tête humérale pour les mouvements d'abduction au-delà de 90° notamment dans les mouvements d'armers dans les activités sportives. La rupture de ce ligament génère une « HAGL lesion » (Humeral Avulsion of Gleno-humeral Ligament).

L'articulation scapulo-humérale est une articulation peu emboîtée : le centrage de l'articulation est obtenu par deux groupes musculaires jouant le rôle de ligament actif c'est-à-dire ayant une action stabilisatrice dynamique modulable selon les contraintes mécaniques. Un premier groupe musculaire enveloppent la tête humérale : la coiffe des rotateurs. La coiffe des rotateurs stabilise l'articulation par compression de la tête humérale sur la cavité et par la mise en tension de la capsule. Les muscles de la coiffe des rotateurs se composent des muscles subscapulaire, supra-épineux, infra-épineux et teres minor (Fig. 53). Ils s'opposent à l'action (antagoniste) du deltoïde lors de l'abduction du bras en limitant la translation supérieure de la tête humérale. Une action conjointe du grand dorsal, grand rond et grand pectoral contrôle la translation antéro-postérieure ; la longue portion du biceps la translation antéro-supérieure. Un second groupe musculaire permet de positionner et d'orienter la scapula pour favoriser la congruence articulaire. Les muscles rhomboïdes, élévateur de la scapula, serratus antérieur et trapèze (Tab.4) permettent des mouvements de translation (élévation et abaissement, abduction et adduction) et de rotation (sonnette interne et externe) de la scapula.

Tableau 4 : Actions musculaires dans les mouvements de la scapula

Elévation	Abaissement	Abduction	Adduction	Sonnette latérale	Sonnette médiale
Trapèze supérieur	Trapèze inférieur	Serratus	Trapèze	Trapèze supérieur	Rhomboïde
Rhomboïde	Serratus		Rhomboïde	Trapèze inférieur	Elévateur de la scapula
Elévateur de la scapula				Serratus	

L'articulation scapulo-thoracique

C'est un double espace de glissement qui s'interpose et qui permet, grâce au positionnement du muscle serratus antérieur, de faire glisser la scapula sur le gril costal (Fig. 34). On distingue l'espace serrato-scapulaire (entre le muscle serratus et le muscle subscapulaire qui recouvre la fosse antérieure de la scapula) et l'espace serrato-thoracique entre le gril costal et muscle serratus. La bourse séreuse est une poche remplie de liquide synovial facilitant le glissement des structures et des tendons plus particulièrement.

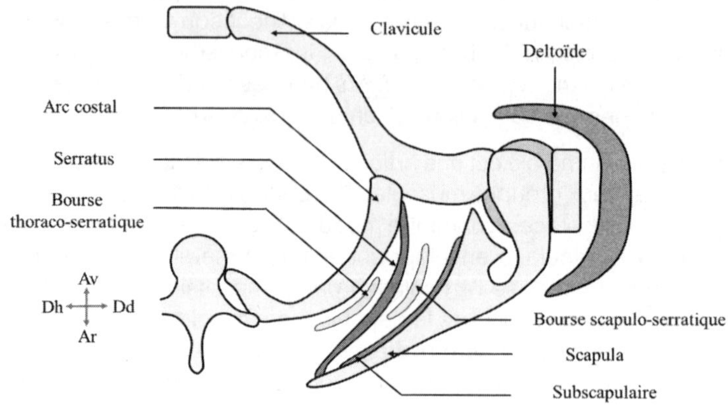

Figure 34 : L'articulation scapulo-thoracique

L'articulation sous-deltoïdienne

L'espace sous-deltoïdien (ou fausse articulation de de Sèze) permet le glissement du muscle supra-épineux et du tubercule majeur sous la voûte ostéo-fibreuse acromio-coracoïdienne. D'un point de vue structurel, la morphologie de l'acromion (plate 17 %, incurvée 43 %, en crochet 40 % selon Bigliani et al., 1986) pourrait favoriser un conflit sous acromial (Fig. 35). Cependant les résultats sont controversés (Balke et al., 2013). La pente acromiale (tilt acromial) joue aussi un rôle important dans les pathologies (Kitay et al., 1995).

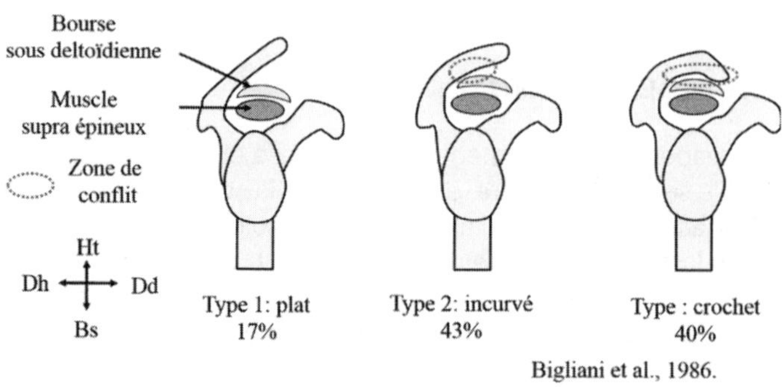

Figure 35 : Le conflit sous acromial

Le conflit sous acromial

Le conflit sous acromial caractérise une limitation de l'espace de glissement produisant une restriction de l'amplitude du mouvement, des douleurs par frottement ou pincement, puis une altération des tissus. Ce symptôme se retrouve particulièrement chez le sportif et a été décrit d'un point de vue fonctionnel par Neer et Walch (1977). Un déséquilibre des rotations de la tête humérale conduit très souvent dans les activités sportives de lancers à ce conflit (Page, 2011). L'élongation forcée du bras vers l'arrière suivie d'une contraction maximale favorise les microtraumatismes, les inflammations tendineuses et musculaires ; de façon chronique une calcification des structures. L'intensité et la répétition des exercices chez les sportifs de hauts niveaux conduisent prosaïquement à ce type de blessure. La tendinite du supra-épineux peut générer une bursite (ou hygroma) par frottement du tendon qui provoque une inflammation de la bourse. Enfin, si l'entraînement et le vieillissement altèrent les tendons (les rendant moins élastiques), le conflit sous acromial apparaît fréquemment chez les sportifs de plus de 45 ans pratiquant le golf ou le tennis.

QUESTIONS 7

1. Les ligaments de l'articulation sterno-costo-claviculaires sont inférieur, supérieur et postérieur.
2. L'articulation acromio-claviculaire est particulièrement fragile.
3. Le ménisque de l'articulation sterno-claviculaire détermine deux espaces synoviaux.
4. La coiffe des rotateurs s'oppose à l'action du deltoïde.
5. L'articulation scapulo-humérale est une énarthrose : cela permet la circumduction du bras.

La clavicule

Absente chez les ongulés (au profit de la scapula) pour favoriser la course, renforcée chez les oiseaux (au détriment d'une scapula atrophiée) pour conditionner le vol, la bipédie et la libération de la main déterminent une clavicule à la double courbure très caractéristique. La clavicule s'apparente à un os long selon des critères morphologiques, mais elle est parfois associée à un os plat selon sa constitution interne. En effet, la clavicule est composée d'os trabéculaire mais présente (comme les os longs) un mince canal médullaire au tiers moyen. Elle continue très tardivement à subir les effets de la maturation et de la croissance (jusqu'à vingt ans environ). La pratique sportive (musculation, gymnastique, natation...) favorise et stimule son allongement et son épaississement (selon la loi de traction sur la structure osseuse) et la prise de carrure chez les athlètes. La clavicule est chez la femme généralement plus longue que chez l'homme.

La clavicule se positionne dans la partie supérieure, antérieure et latérale du thorax. Elle s'appose sur l'acromion en dehors (épaississement osseux de l'épine dorsale de la scapula) et sur le manubrium en dedans (extrémité supérieure du sternum). Elle ne joue pas, dans le déplacement, un rôle de levier (définissant un type de mouvement caractéristique autour d'une articulation), mais plutôt celui d'une biellette (accompagnant et stabilisant le mouvement) et de point fixe pour l'insertion de muscles actifs contrôlant la mobilité du membre supérieur (deltoïde), du cou (sterno-cléïdo-mastoidien, trapèze) et de la paroi thoracique (grand pectoral).

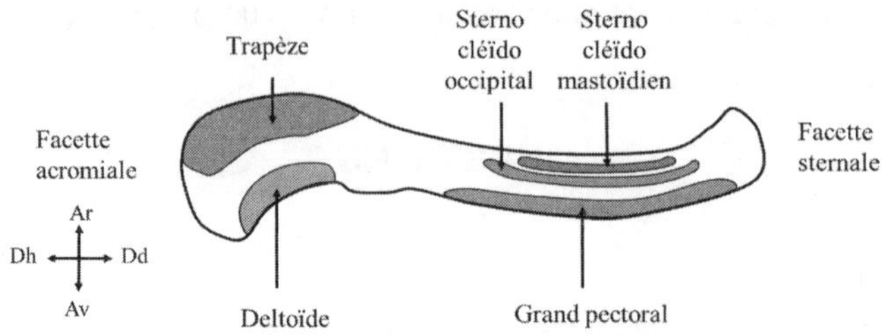

Figure 36 : Vue supérieure de la clavicule

Os allongé, pair et asymétrique, la clavicule conjugue le tronc au membre supérieur. Sa face supérieure est sous-cutanée et sa face inférieure se positionne au regard de la première côte. La clavicule est contiguë au gril costal. Le bord antérieur présente une courbure, concave en son tiers latéral, convexe en ses deux tiers médian (Fig. 36).

La clavicule possède deux bords et deux faces : un bord antérieur ou ventral, un bord postérieur ou dorsal, une face supérieure et une face inférieure. Le corps de la clavicule s'aplatit, s'amincit et s'élargit comme une spatule en son extrémité latérale. Cette extrémité latérale dispose d'une surface articulaire répondant à celle de l'acromion selon un axe oblique regardant en dedans et en avant. En coupe transversale, le tiers latéral de la clavicule est de forme oblongue. Le corps de la clavicule est excavé en son centre et sur sa face inférieure. En coupe transversale, le tiers moyen de la clavicule est creusée longitudinalement par la gouttière subclavière. Le corps de la clavicule s'épaissit en son extrémité interne. En coupe transversale, le tiers médial de la clavicule devient plus ou moins triangulaire et présente deux facettes articulaires en son extrémité.

La face supérieure est lisse dans sa partie moyenne car aucune insertion musculaire n'est remarquable. Des empreintes rugueuses très marquées du fait de profondes incrustations révèlent l'insertion de muscles puissants au niveau du tiers latéral : en avant, le deltoïde déborde sur le bord antérieur, en arrière, le trapèze déborde sur le bord postérieur. Au niveau du tiers interne et sur la face supérieure, le faisceau claviculaire du sterno-cléïdo-mastoïdien déborde légèrement en arrière. Sur la face inférieure, le tubercule de Lisfranc répond aux contraintes mécaniques du ligament costo-claviculaire : il fixe en interne la clavicule à la première cote (ligament extra-capsulaire).

Au tiers latéral, la surface triangulaire (plus large) correspond au ligament trapézoïde. Plus postérieur et médial, un tubercule répond au ligament conoïde. Les deux ligaments fixent en latéral la clavicule à la coracoïde. Au tiers moyen, les lèvres de la gouttière bordent l'insertion du muscle subclavier. Longitudinalement au muscle et à la lèvre antérieure (et latéralement) s'insère le ligament coraco-claviculaire (on citera la présence de l'aponévrose clavi-pectoro-axillaire). Enfin, le muscle grand pectoral se positionne sur les deux tiers internes du bord antérieur.

Les TMS au niveau claviculaire

Deux facteurs favorisent les fractures au niveau claviculaire. Premièrement, la clavicule est exposée de par son positionnement, deuxièmement, elle est fragile de par sa constitution. Les fractures sont donc fréquentes (représentant 15 % du total des fractures), lors d'une chute sur l'épaule comme au judo consécutivement à un mauvais contrôle ou accidentellement en cyclisme, lors d'une percussion dans un rush comme au rugby. La fracture de la clavicule s'accompagne d'une douleur intense que la victime minimise pour limiter l'action musculaire sur les segments osseux lésés en inclinant le cou d'un côté et de l'autre, en soutenant le bras. Les trois quarts des fractures s'effectuent au niveau moyen mais très rarement au niveau du tiers interne car l'os est moins exposé et plus épais. Des classifications caractérisent et décrivent les fractures claviculaires (Robinson, 1998).

La scapula

La scapula (omoplate) est un point d'ancrage pour de nombreux muscles du bras du cou et du thorax. Elle se positionne au niveau postéro-supérieure du thorax entre la deuxième à la septième cote. Le bord spinal de la scapula se décale latéralement à environ cinq centimètres du rachis. La scapula n'est pas située strictement dans le plan frontal postérieur. Elle se positionne dans un plan oblique de dedans en dehors et d'arrière en avant, formant un angle de 30° (ouvert en dehors) avec le plan frontal postérieur. La direction de la clavicule est oblique en dehors et en arrière et forme un angle ouvert en dedans de 60° avec le plan de la scapula (Fig. 37).

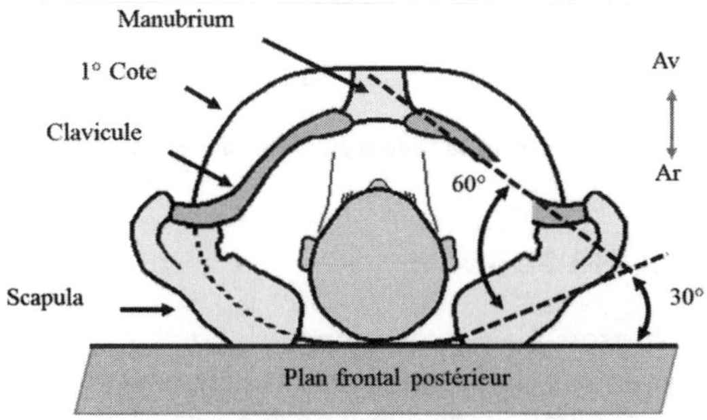

Figure 37 : Le positionnement de la scapula

C'est un os plat, pair, symétrique, de forme triangulaire (comme une spatule). La description de sa configuration se caractérise par deux faces (antérieure et postérieure) ; trois bords, médial (interne ou spinal), latéral (externe, ou axillaire) et supérieur (cervical ou crânial) ; trois angles, inférieur (ou caudal), médial (interne) et supérieur (crânial). La scapula se déplace sur le gril costal grâce à une syssarcose (espace de glissement scapulo-thoracique), s'articule en avant avec la clavicule et en dehors avec l'humérus.

La scapula se compose de trois structures bien distinctes.

- des surfaces planes : la fosse sous scapulaire (en avant), les fosses infra et supra épineuses (en arrière) ;
- des apophyses (processus) osseuses : la coracoïde (en avant) et l'épine dorsale (en arrière) se terminant par un épaississement en dehors ; l'acromion ;
- une surface cartilagineuse : la cavité glénoïde (en dehors).

Ces composantes sont parfaitement observables dans plan sagittal (Fig. 38).

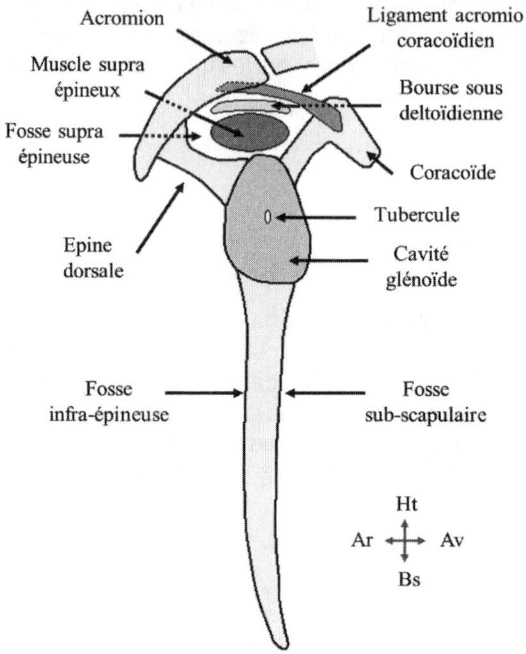

Figure 38 : Vue sagittale de la scapula

Face antérieure de la scapula

La face antérieure est excavée sur toute sa surface : c'est la fosse sous scapulaire. Concave transversalement (de dedans en dehors) et de haut en bas, des crêtes remontent obliquement vers l'angle supérieur et latéral de la cavité glénoïde. Ces crêtes renforcent la surface plane de la fosse où s'exercent sur presque tout son champ les forces de traction du muscle sous scapulaire. En dedans, parallèlement au bord interne et supérieur se caractérise une crête osseuse : la ligne courbe. Elle permet de distinguer le plan d'insertion du muscle serratus antérieur (grand dentelé) qui se fixe le long du bord médial. Le long du bord latéral une saillie osseuse plus épaisse forme le pilier (Fig. 39).

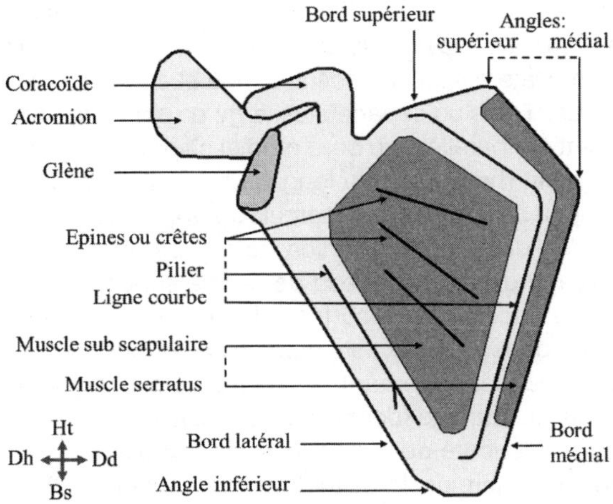

Figure 39 : La face antérieure de la scapula

Face postérieure de la scapula

La principale caractéristique apparente est la présence d'une lame osseuse embarrant le quart supérieur de la face postérieure (Fig. 40). Cette lame ou épine dorsale (spina scapulae) s'oriente obliquement et se prolonge en haut et en dehors par l'acromion : apophyse saillante débordant au-dessus de la cavité glénoïde. De ce fait, la face postérieure se distingue par deux fosses :

- la fosse supra-épineuse où s'insère le muscle supra-épineux ;
- la fosse infra-épineuse où s'insère le muscle infra-épineux.

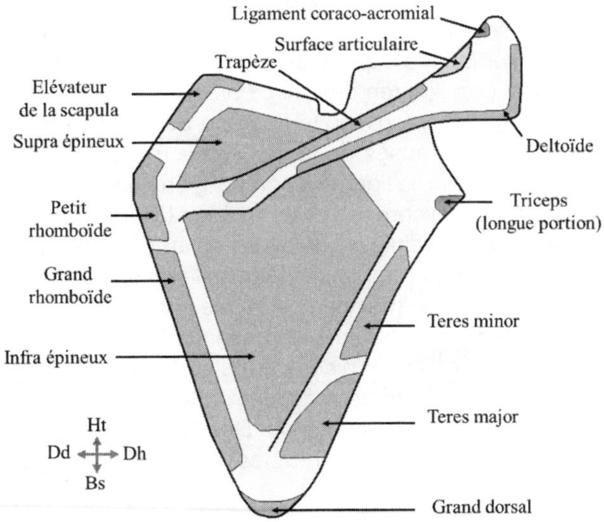

Figure 40 : La face postérieure de la scapula

La fosse infra-épineuse est convexe de bas en haut; sa surface est trois à quatre fois supérieure à la fosse supra-épineuse. Elle présente une crête parallèle au bord latéral qui s'évase vers le bas où se fixe une cloison fibreuse séparant les groupes musculaires. Entre la crête et le bord latéral, une surface allongée et étroite permet l'insertion du teres minor (en deux parties). Dans un espace plus large en son tiers inférieur, se fixe le teres major. Dans une gouttière parallèle au bord médial s'apposent les muscles rhomboïdes (à l'angle médial le petit rhomboïde, le long du bord médial le grand rhomboïde). À l'extrémité supérieure du bord latéral, le tubercule sous glénoïdien répond aux contraintes exercées par le tendon de la longue portion du triceps. Au niveau de l'angle inférieur s'insère le muscle grand dorsal, au niveau de l'angle supérieur le muscle élévateur de la scapula (ou muscle angulaire). La surface de la fosse supra-épineuse, légèrement concave, est occupée dans les deux tiers médian par le muscle supra-épineux. La face supérieure de l'épine (ou plancher) participe à la base d'insertion du supra-épineux, le bord supérieur au muscle trapèze (dont les fibres du faisceau inférieur convergent vers un tubercule). La face inférieure de l'épine (ou plafond) participe à l'insertion de l'infra-épineux, le bord inférieur au muscle deltoïde qui remonte en dehors et sur l'acromion. L'acromion détermine le sommet de l'épaule en se projetant latéralement, puis s'incurvant vers l'avant et vers le haut. Sur son bord médial (concave) s'applique le cartilage de l'articulation acromio-claviculaire et le ligament acromio-coracoïdien (plus en dehors); le ligament acromio-claviculaire étant plus antérieur.

L'apohyse coracoïde

L'apophyse coracoïde (ou processus coracoïde) se fixe au niveau du col de la scapula (Fig. 41). Elle s'oriente d'abord vers le haut puis se dirige en avant légèrement en bas et en dehors. Cette apophyse ressemble à un doigt replié. Elle sert de point d'ancrage à de nombreuses structures ligamentaires et musculaires stabilisant l'articulation gléno-humérale. Son extrémité est occupée par un tendon conjoint des muscles court biceps et coraco-brachial. Sur la partie moyenne du bord médian et se prolongeant sur les faces supérieure et médiale s'insère le muscle petit pectoral. Le long de ce bord médial en arrière du petit pectoral se fixe le ligament coraco-claviculaire. Sur le bord postérieur et débordant vers l'avant sur la face supérieure, convergent les ligaments trapézoïde (en dehors sur une crête) et conoïde (en dedans). Parallèlement au bord latéral supérieur se fixe le ligament acromion-coracoïdien (ou coraco-acromial). Il participe au maintien des structures musculo-tendineuses de la coiffe des rotateurs sous l'arche osseuse acromiale. En arrière de celui-ci, le ligament coraco-glénoïdien déborde légèrement sur la face postérieure. Le coraco-glénoïdien se termine sur la face postérieure de la capsule qu'il renforce en partie (les contraintes sont faibles en arrière et la capsule est plus fine). Parallèlement aux bords formant l'angle inférieur de la face latérale de la coracoïde se fixe un ligament essentiel pour le maintien de la tête humérale : le coraco-huméral. En sa terminaison, le ligament coraco-huméral présentent deux faisceaux qui divergent (laissant transiter la longue portion du biceps entre eux) pour se fixer sur les tubercules majeur et mineur de l'humérus. Les deux faisceaux renforcent la capsule et contrôlent de façon passive la chute de la tête humérale. Des fibres transversales irradiant entre les deux tubercules (ligament huméral transverse) maintiennent la gaine synoviale et le tendon du biceps brachial dans le sillon.

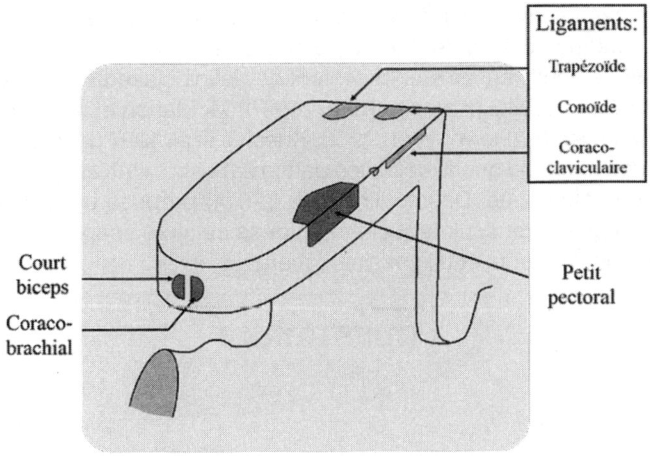

Figure 41 : L'apophyse coracoïde

La cavité glénoïdale

La cavité glénoïdale de la scapula est piriforme ; elle est oblique en avant, en dehors et en haut. Elle répond à la tête humérale, une demi-sphère oblique en haut, en dehors et en arrière. La glène est plus ou moins excavée selon les sujets, parfois presque plane. Elle présente une faible congruence avec la tête humérale. En effet, les rayons de courbures et la surface articulaire de la glène et de la tête humérale sont différents. L'articulation est donc peu emboîtée et peu stable. De plus, selon la première règle de l'inégalité des cartilages, la surface du cartilage articulaire concave est inférieure à la surface articulaire convexe. La surface articulaire de la glène correspond ainsi à environ 30 % à la surface de la tête humérale. La congruence est cependant partiellement renforcée par la présence d'un bourrelet (ou labrum, de forme triangulaire en coupe). Le labrum augmente la surface de contact et accentue la profondeur de la cavité : c'est un élément mécanique indispensable au maintien et à la stabilité de la tête humérale. L'épaisseur du cartilage articulaire n'est pas homogène. Peu dense, voire absent du centre de la surface concave (tubercule glénoïdien), le cartilage articulaire s'épaissit en son bord. Inversement pour la surface convexe (tête humérale), plus dense au centre le cartilage articulaire s'amincit en bordure. C'est la seconde règle de l'inégalité des cartilages articulaires.

Deux tubercules répondent, au-dessus de la cavité aux tensions exercées par le tendon de la longue portion du biceps, en dessous au tendon de la longue portion du triceps. Ces deux muscles renforcent de façon active la coaptation au niveau des surfaces articulaires. Les longues portions du biceps et du triceps permettent une stabilisation antérieure et postérieure de la tête humérale et limitent de façon active la rotation latérale et médiale.

D'un point de vue mécanique, la tête humérale doit effectuer un roulement-glissement pour demeurer dans la cavité glénoïde tout en permettant des mouvements de grandes amplitudes. Le centre instantané de rotation de la tête humérale varie donc constamment en fonction de l'angle d'élévation (Blaimont et al., 2005 ; Blaimont & Taheri, A., 2006). À ce roulement-glissement s'associent aussi des mouvements de translation. Au niveau de la scapula, la combinaison de mouvements de rotation (sonnette) et de translation apparaissent plus clairement (Poppen & Walker, 1976). Le complexe de l'épaule qualifie donc bien des caractéristiques biomécaniques subtiles que des études par une modélisation mathématiques 3D ont tentées d'objectiver. Engin et Tümer (1989) ont été les précurseurs. Si de nombreuses études tentent de définir clairement l'activité réciproque des muscles grâce à l'EMG (Kronberg at al., 1990 ; McMahon et al., 1996), les résultats sont parfois controversés (Howell et al., 1986 ; Kuechle et al, 1997 par exemple). Chester et al. (2010) fait une revue de question sur les patterns musculaires associés à des activités normales ou pathologiques. Desmoulins et al. (2014) propose une analyse testant un modèle cinématique et musculo-squelettique de la ceinture scapulaire en fonction des contraintes de mouvements et d'intensités (charges).

QUESTIONS 8

1. Le bourrelet (labrum) glénoïdien permet une meilleure congruence.
2. L'épine dorsale de la scapula borde la fosse sous scapulaire.
3. Le brachial et la courte portion du biceps sont des muscles coracoïdiens.
4. Le trapézoïde et le conoïde stabilisent la clavicule, tout comme le tendon coraco-claviculaire.
5. Le ligament coraco-huméral présente deux faisceaux.

Les muscles de la ceinture scapulaire

Quatre groupes musculaires se distinguent d'un point de vue topographique :

- au niveau du plan médian : les muscles serratus, les petit et grand rhomboïdes, et l'élévateur de la scapula (angulaire) ;
- au niveau du plan postérieur : les muscles supra-épineux et infra-épineux, les muscles teres minor et teres major (petit et grand rond), le grand dorsal, le subscapulaire ;
- au niveau du plan supérieur : les muscles trapèze et deltoïde ;
- au niveau du plan antérieur : les muscles grand pectoral et petit pectoral, le sous-scapulaire, le coraco-brachial et le biceps brachial.

L'action respective des différents muscles de la ceinture scapulaire est analysée dans de nombreuses revues scientifiques selon les contraintes mécaniques d'amplitude, de charges ou de vitesse (Alpert, 2000; Uhl et al. 2003), les activités sportives comme le développé couché par exemple (Barnett et al. 1995; McCaw & Friday, 1994) comme en rééducation (Escamilla et al., 2009).

D'un point de vue fonctionnel, de nombreuses structures musculaires concourent au maintien et au déplacement des éléments osseux. Au niveau de l'humérus, les muscles à long bras de levier favorisent la mobilisation du segment (biceps, grand pectoral, teres major, grand dorsal). Les muscles à court bras de levier favorisent la stabilisation de l'articulation. (infra et supra-épineux, teres minor, subscapulaire). Ainsi des muscles de la coiffe des rotateurs qui initient les mouvements et stabilisent la tête de l'humérus (court bras de levier).

Les muscles du plan médial

Ces muscles permettent le glissement de la scapula sur le gril costal mobilisant ainsi l'articulation scapulo-thoracique. Ils fixent la scapula au squelette axial :

- en avant par le muscle serratus aux côtes;
- en arrière par le muscle élévateur de la scapula et les muscles rhomboïdes au rachis.

Le serratus antérieur

Le muscle serratus antérieur est, à proprement dit, le seul muscle de la paroi interne du creux de l'épaule (Fig. 42). Il maintient la scapula au contact du gril costal. Il s'applique latéralement sur les côtes et s'interpose en arrière sous la scapula. Au contact des bourses séreuses qui permettent son glissement, il définit les espaces scapulo et thoraco-serratiques. Aplati, il se compose de trois faisceaux (supérieur, moyen et inférieur). Le faisceau supérieur s'insère sur la face latérale des deux premières côtes. Il faut noter une arcade fibreuse entre les 2 insertions costales. Il se termine au niveau de l'angle supérieur et médial de la face antérieure de la scapula, les fibres musculaires s'enroulant horizontalement (en arrière puis en dedans) autour du gril. En continuité de la deuxième et jusqu'à la quatrième côte, le faisceau moyen se termine sur le bord spinal de la scapula. L'origine du faisceau inférieur se prolonge de la cinquième à la dixième côte pour converger vers l'angle inférieur de la scapula. Les insertions costales forment des digitations caractéristiques. Le muscle serratus joue un rôle dans l'antépulsion et dans l'abduction du bras en permettant une translation latérale et rotation (sonnette externe) de la scapula créant ainsi les conditions de l'élévation du moignon de l'épaule. Il agit alors en synergie avec les muscles rhomboïde et le muscle trapèze (Ebaugh et al., 2005). Si la scapula est considérée comme point fixe, la contraction du serratus soulève les dix premières côtes : il devient alors un muscle inspirateur actif. Le muscle serratus antérieur est particulièrement sollicité lors des exercices de pompes en permettant et contrôlant la translation latérale de la scapula.

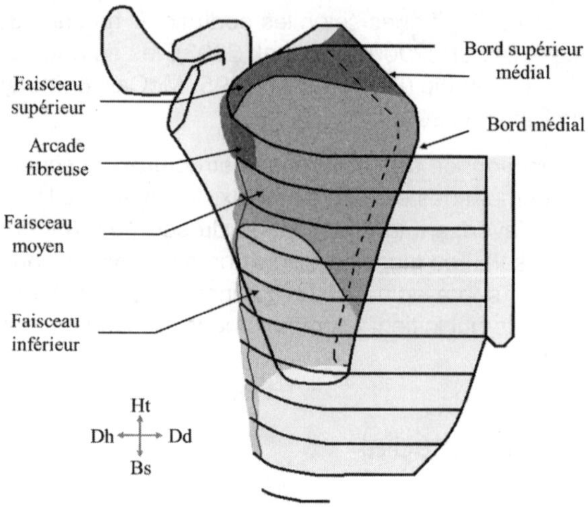

Figure 42 : Le muscle serratus antérieur

Le muscle élévateur de la scapula

Le muscle élévateur de la scapula se trouve sous le muscle trapèze et recouvre les muscles profonds paravertébraux du cou (Fig. 43). Il prend son origine sur les processus transverses des quatre premières vertèbres cervicales (C1 à C4). Les fibres musculaires se dirigent obliquement en bas et en dehors pour converger vers l'angle crânial postérieur de la scapula. Les fibres les plus caudales sont plus courtes et plus horizontales, les fibres les plus apicales sont plus longues et plus verticales. Le muscle élévateur de la scapula permet de fixer la scapula. Il incline la tête en la faisant tourner (muscle céphalogyre) si la scapula est prise comme point fixe. Inversement, il élève le moignon de l'épaule (légère sonnette interne) si le point fixe est la tête. Il permet une extension du cou lors d'une contraction bilatérale. Les activités sportives sollicitant de façon répétée une élévation de l'épaule ou une inclinaison-rotation de la tête comme dans le crawl, le tennis, le badminton ou le volley génèrent parfois des tensions et des douleurs irradiant la nuque et l'épaule : la cervicoscapulalgie concerne particulièrement les muscles élévateurs de la scapula et trapèze.

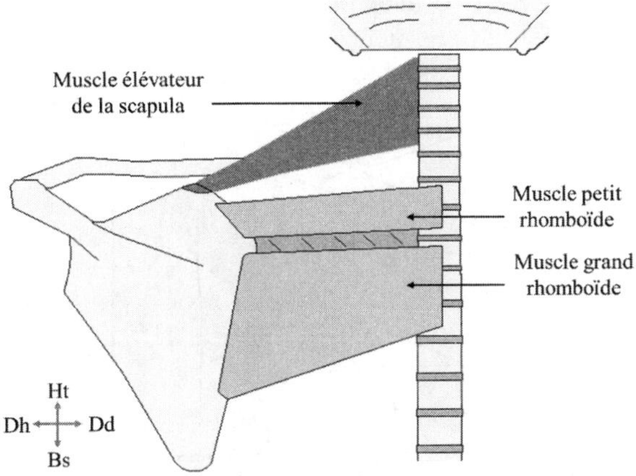

Figure 43 : Le muscle trapèze

Les muscles rhomboïdes

Les muscles rhomboïdes sont des muscles profonds situés sous les muscles trapèze et grand dorsal (Fig. 43). Contigus et aplatis, ils forment un quadrilatère (rhombe = parallélogramme) entre le rachis et le bord médial de la scapula. Le petit rhomboïde prend son origine sur les processus épineux de C7 et T1 (et sur le ligament interépineux correspondant), se dirige obliquement en bas et en dehors et se termine sur le bord médial supérieur et postérieur de la scapula. L'origine du grand rhomboïde prolonge celle du petit rhomboïde sur les processus épineux de T2 à T4, se dirige obliquement et se termine sur le bord médial et postérieur de la scapula par un tendon plus grêle en haut, plus épais au niveau caudal. Les muscles rhomboïdes sont fixateurs de la scapula (antagoniste du muscle serratus), élévateur et adducteurs. Ils attirent l'angle inférieur de la scapula en haut et en dedans. Ils créent un mouvement de sonnette interne (médiale) de la scapula et abaissent le moignon de l'épaule. Tous les exercices générant un déplacement des scapulas vers l'axe médian du corps sollicitent les rhomboïdes : ils agissent en synergie avec le muscle trapèze. Son renforcement permet de « lutter contre le dos rond » (voir attitude cyphotique). La natation et plus particulièrement le papillon, l'aviron mobilisent ces muscles qui peuvent être renforcés en musculation par des exercices de type pull-over, butterfly inversé, rowing ou des tractions nuque.

Les muscles du plan postérieur

Le teres mineur

Le teres minor (ou teres mineur : Fig. 44) fait partie des muscles de la coiffe des rotateurs qui stabilisent la tête humérale (Fig. 59). Muscle aplati et allongé à partir des deux tiers supérieurs du bord latéral, ses fibres se dirigent obliquement en haut, en avant et en dehors (parallèle et au contact du muscle infra-épineux). Le muscle passe en arrière de l'articulation scapulo-humérale, légèrement en dessous de l'axe de rotation sagittal pour se terminer au niveau du tubercule majeur de l'humérus (facette postérieure). Sa contraction permet une rotation latérale de l'humérus. Adducteur accessoire, le teres minor devient abducteur avec l'élévation du bras car ses fibres passent alors au-dessus de l'axe de rotation sagittal.

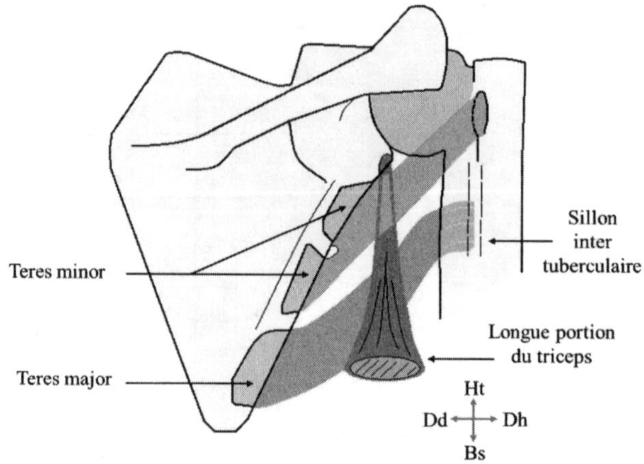

Figure 44 : Les muscles teres majeur et mineur

Le teres majeur

Le teres major (ou teres majeur) fait partie des « trois grands » (car anciennement grand rond) : trois muscles qui s'insèrent au niveau du sillon intertuberculaire. Muscle beaucoup plus épais que le teres minor, son origine se situe au niveau du tiers inférieur du bord latéral (sous le teres minor). Son trajet est moins oblique que le teres minor et s'oriente plus en avant pour se terminer (longitudinalement au grand dorsal) par un court tendon sur la lèvre médiale de la gouttière bicipitale (contrairement au tendon du grand dorsal qui est plus long et fin). Entre le teres minor et le teres major s'interpose la longue portion du triceps qui descend verticalement depuis le tubercule sous glénoïdien. La longue portion du triceps transite en avant du teres major mais en arrière du teres minor. En fonction des axes de rotation considérés, la contraction du teres major permet une adduction, une rétropulsion ou une rotation médiale du bras. Fixateur de la scapula, il stabilise la tête humérale en synergie avec le grand pectoral. Les études EMG (Pearl et al., 1992) montrent que le teres major et le grand dorsal présentent des patterns d'activités similaires (en synergie), mais moins différenciés pour le teres minor selon l'exercice (Alizadehkhaiyat et al., 2015). Le teres major est particulièrement sollicité dans les activités de lancer et de grimper.

Le supra-épineux

Le supra-épineux est le muscle principal de la coiffe des rotateurs : il limite l'ascension de la tête humérale vers l'acromion. Il occupe la fosse supra-épineuse de la scapula, se dirige horizontalement en arrière de la coracoïde, passe sous la voûte ostéo-fibreuse pour s'insérer sur la facette supérieure du tubercule majeur de l'humérus. Son action principale est de centrer et maintenir la tête humérale dans la glène, empêchant la chute du bras (rôle de coaptation). Il joue un rôle essentiel dans l'abduction du bras mais aussi dans la rotation latérale (où son action est plus importante que le deltoïde postérieur). Souvent qualifié de « starter » de l'abduction, son action est significative grâce à l'orientation de son module plus qu'à son intensité qui est moindre comparée à la force développée par le deltoïde (Fig. 39). Le conflit sous acromial résulte du frottement du tendon puis inflammation du supra-épineux (voir articulation sous-deltoïdienne).

L'infra-épineux

L'infra-épineux est un muscle penné, épais et triangulaire. Il s'insère sur les deux tiers internes de la fosse infra-épineuse (et sur le fascia qui le sépare des teres minor et major). Les fibres musculaires se dirigent légèrement en haut et latéralement pour se fixer par un tendon (se confondant avec la capsule) sur la facette moyenne (intermédiaire) du tubercule majeur de l'humérus. L'infra-épineux est le muscle principal de la rotation latérale du bras. La trajectoire de ses fibres passe au niveau de l'axe de rotation antéro-postérieur. Par ses fibres inférieures, il est adducteur mais l'infra-épineux devient abducteur à partir d'une certaine élévation du bras. Il joue un rôle dans la coaptation de la tête humérale. Il est synergique du teres minor. Selon Kang (2014), l'action de l'infra-épineux augmente significativement pour des mouvements complexes pluri-articulaires comparés à des exercices mono-articulaires car, dans ce cas, son action de contrôle de la stabilité de la tête humérale augmente. L'infra-épineux est le muscle principal de la stabilisation de l'articulation scapulo-humérale pour des exercices isométriques de stabilisation (Uhl et al., 2003).

Le grand dorsal

Le grand dorsal est le muscle le plus grand de l'organisme. Disposé en nappe, c'est le muscle superficiel du plan frontal postérieur et inférieur du dos (Fig. 45). En sa partie la plus basse et médiale, il se compose d'une structure passive : une large aponévrose de recouvrement dorso-lombo-sacrée. En sa partie supérieure, il se compose d'une structure active : le muscle permettant la contraction. C'est un muscle aplati de forme triangulaire qui possède de nombreux points d'insertions. Au niveau axial, le muscle s'insère sur les processus épineux et les ligaments inter-épineux des six dernières vertèbres thoraciques, les cinq vertèbres lombaires, sur le sacrum et remonte sur le bord oblique puis sur la lèvre latérale de l'épine iliaque postéro supérieure (EIPS). Latéralement, le grand dorsal se fixe sur les quatre dernières cotes, en haut, sur l'angle inférieur de la face postérieure de la scapula (près de 50 % des fibres musculaires horizontales thoraciques s'insèrent sur l'angle inférieur de la scapula). Les fibres musculaires les plus médiales et crâniales sont les plus horizontales, les plus latérales et caudales sont les plus verticales. Les fibres musculaires du grand dorsal convergent en haut et en dehors, longent le bord inférieur du grand rond et le contourne et l'enroule autour de sa moitié distale en formant une torsion. Le muscle ne forme plus de torsion quand le bras est en position haute. Le grand dorsal se termine au fond de la gouttière bicipitale par une lame tendineuse (7 cm de long, 1 mm d'épaisseur), aplatie et quadrangulaire qui fusionne avec le tendon du teres major (plus interne). Son rôle ne paraît pas plus important que le teres major mais complémentaire (Ackland et al., 2008). Les possibilités d'action du grand dorsal sur le bras sont multiples. Il peut être ainsi adducteur, rotateur médial et rétropulseur. L'action du muscle grand dorsal lors de l'adduction a tendance à « luxer » la tête humérale vers le bas. L'action synergique du triceps brachial s'oppose et fait remonter la tête humérale vers le haut. Il permet le croisement des bras vers l'arrière (par abduction postérieure du bras). La portion inscrite sur l'axe rachidien permet une inclinaison homolatérale du tronc ou une élévation du tronc (et une hyperlordose dorso-lombaire) par contraction bilatérale des muscles. Par son insertion costale, il augmente l'ampliation thoracique (c'est-à-dire du volume) : c'est un muscle inspirateur accessoire. Enfin, le grand dorsal joue un rôle important dans le maintien et contrôle postural. Le grand dorsal est sollicité de façon distincte en natation, escalade, gymnastique, canoë mais la résistance passive des structures élastiques joue un rôle déterminant (Herrington & Horsley, 2014). Les exercices mobilisant le membre supérieur lors de tractions à la barre fixe ou de pull-down, de rowing, de pull-over développent de façon spécifique le grand dorsal. Pour des exercices en pull-down, la largeur des prises influence l'activité du grand dorsal dans la phase excentrique mais demeure stable dans la phase concentrique (Andersen et al., 2014). Le pull-down antérieur (tirage poitrine) sollicite plus le grand dorsal (mais aussi du teres major et du grand pectoral) qu'un mouvement postérieur de tirage nuque (Signorile, 2002; Pugh, 2003). Les exercices de maintien et d'extension lombaire renforcent particulièrement le grand dorsal. Les gainages « actifs » avec Swiss ball permettent un travail proprioceptif en corollaire au renforcement (voir Méthodologie de l'entraînement, Testa & Alanbagi, 2016). Pour les exercices dynamiques du tronc, l'épaulé (power-clean) permet aux personnes entraînées un travail plus complet. Il impose, cependant, un entraînement technique important sur les synergies (synchronisation) d'actions musculaires notamment pour les phases de contraction et de relâchement. Souvent mal exécuté, l'épaulé mobilise intempestivement le grand dorsal : les effets et les contraintes mécaniques générées sur les courbures (notamment lombaires) sont alors très dommageables.

L'action du bras exerce rarement des contraintes maximales sur le grand dorsal et grand rond excepté lors des contractions excentriques avec rotation latérale : c'est ce qui se passe lors d'un mouvement d'armer. Ainsi, les lésions grand dorsal et du teres major (grand rond) sont rares et statistiquement spécifiques aux lanceurs, aux golfeurs et aux joueurs de baseball aux USA (Spinner et al., 1998).

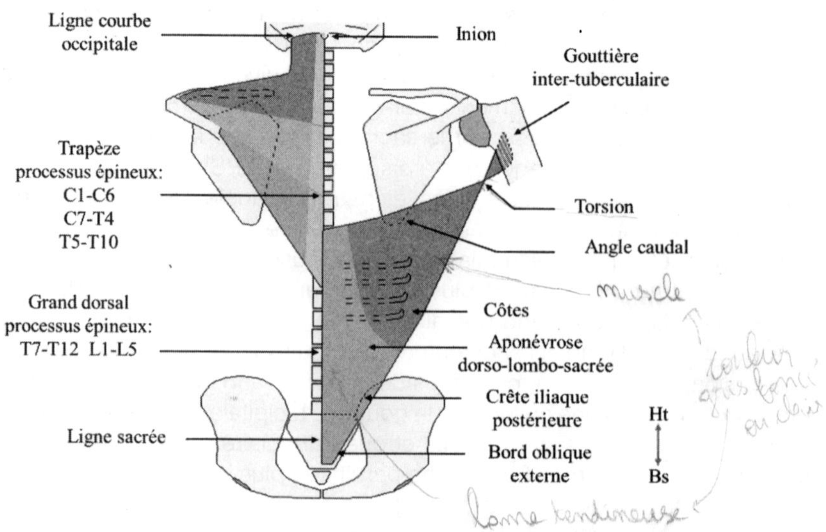

Figure 45 : Les muscles superficiels du dos

Le subscapulaire

Le subscapulaire (ou sous scapulaire) appartient au groupe de la coiffe des rotateurs; il stabilise activement l'épaule vers l'avant. C'est un muscle épais qui recouvre à son origine la face antérieure de la scapula (Fig. 46). Triangulaire et multi-penné, les fibres charnues (horizontales pour les fibres supérieures, obliques en haut et latéralement pour les fibres inférieures) convergent sur le tubercule mineur de l'humérus. Adducteur et rotateur médial (interne), il est mis en tension (travail excentrique) lors de l'abduction avec une rotation latérale (mouvement d'armer) renforçant ainsi son action concentrique dans le lancer. Comme tout exercice pliométrique, les contraintes exercées sont alors importantes. Fixateur, il abaisse la tête huméral à partir de 30° d'abduction du bras et contrôle ainsi l'action du deltoïde jusqu'à 90°; au-delà le ligament gléno-huméral inférieur stabilise l'articulation (Turkel et al., 1981). Des fibres du subscapulaire renforcent la capsule vers l'avant.

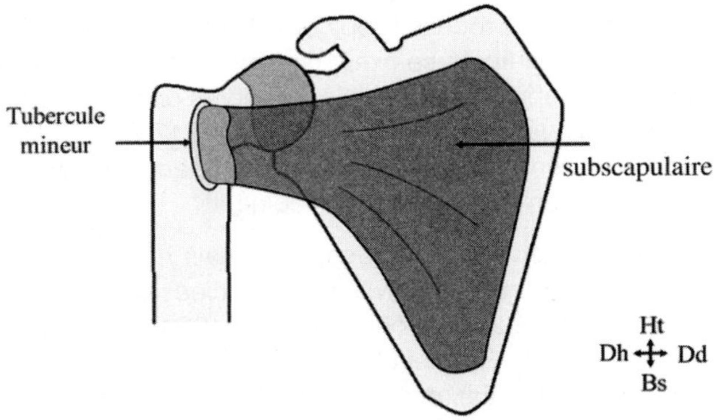

Figure 46 : le subscapulaire

QUESTIONS 9

1. Les muscles rhomboïdes sont antagonistes du muscle serratus.
2. La longueur portion du triceps se positionne en avant du teres major.
3. Le grand dorsal est un muscle rotateur médial.
4. Le sub-épineux est starter de l'abduction.
5. L'insertion caudale du grand dorsal est d'origine sacro-iliaque.

Les muscles du plan supérieur

Le trapèze

Le trapèze est un muscle superficiel du cou et du dos (soit du plan frontal postérieur et supérieur); il recouvre le muscle élévateur de la scapula et les rhomboïdes. C'est un muscle large, aplati de forme triangulaire (plus que trapézoïdal) à base interne. Il est composé de trois faisceaux (Fig. 45). La direction du faisceau supérieur ou claviculaire est oblique en bas en dehors. Le faisceau moyen ou acromial est horizontal, le faisceau inférieur ou spinal est oblique en bas en dehors. Les origines se font par de courtes fibres tendineuses en haut qui s'élargissent en éventail en bas.

Le faisceau supérieur s'insère transversalement à la base du crâne de la ligne courbe de l'os occipital à la protubérance médiale : l'inion. Il se prolonge verticalement et en continuité au niveau de l'axe médian sur le ligament cervical postérieur (ligament nuchal), sur les processus épineux de C1 à C6 et sur les ligaments inter-épineux. Le faisceau supérieur se termine au tiers latéral du bord postérieur de la clavicule, débordant plus ou moins sur la face dorsale. Le faisceau moyen s'insère à l'origine en prolongement du faisceau supérieur, soit sur les processus épineux de C7 à T4 et sur les ligaments inter-épineux correspondants. Les fibres se fixent en dehors sur l'acromion et sur la partie latérale du « plancher » de l'épine de la scapula. Les fibres du faisceau inférieur s'insèrent sur les processus épineux de T5 à T10 (parfois jusqu'à T12, et sur les inter-épineux) et convergent par une lame tendineuse en continuité du plancher sur le tubercule trapézoïdien (épaississement interne et inférieur de l'épine).

Les trois faisceaux permettent de fixer la scapula mais mobilisent celle-ci de façon distincte. Les trois faisceaux ont des activités différenciées en fonction du degré d'élévation du bras (Ishigaki et al., 2015; Johnson et al., 1994) et du plan d'activation de l'épaule (Ludewig et al., 2009). Le chef claviculaire permet de hausser l'épaule (ou les épaules par contraction bilatérale), d'incliner la tête si la scapula est le point fixe (ou une hyper-extension par contraction bilatérale), de faire basculer l'angle crânial de la scapula (mouvement de sonnette externe). Le chef acromial fait glisser la scapula vers l'axe médian (ou une hyper-extension thoracique par contraction bilatérale : comme pour le garde à vous). Le chef inférieur abaisse l'épaule et fait basculer l'angle caudal de la scapula (mouvement de sonnette interne).

Le positionnement de la scapula influence la tension du fascia thoraco-lombaire et l'efficacité du muscle grand dorsal pour les exercices de gainage notamment de la sangle abdominale lors des maintiens en planche (Corto et al., 2016). Ainsi, quand la scapula est positionnée en « adduction », la tension du fascia est moindre, l'action du grand dorsal est alors limitée, les abdominaux sont alors plus sollicités (le positionnement du bassin en rétroversion a le même impact). Tous les mouvements d'élévation des épaules (shrug), ou de tirage (rowing) ou plus complet de pompes (puh-up), burpees sollicitent les muscles trapèzes. La variation de l'angle (bras-tronc) pour des exercices de pompes ne modifie pas significativement l'intensité et les ratios d'activités des différents faisceaux (de Mey et al., 2014). Cependant, en position instable (avec TRX® ou sangles de maintien), la mobilisation du trapèze (et des abdominaux) est significativement plus importante (Calatayud et al., 2014).

Le deltoïde

Triangulaire ou plus précisément en forme de demi-cône, le deltoïde est un muscle épais. Il forme le moignon de l'épaule en lui donnant son galbe : le deltoïde s'enroule donc autour de la tête humérale. C'est le muscle principal de la ceinture scapulaire. L'évolution a permis un renforcement de la fixation sur l'acromion et un éloignement de son point d'insertion humérale, augmentant ainsi son bras de levier et son efficacité. Le deltoïde forme avec grand pectoral un plan de recouvrement continu. Il se caractérise par trois faisceaux selon les points d'insertions proximaux : en avant le faisceau claviculaire, latéralement le faisceau acromial, en arrière le faisceau spinal. Pour une analyse biomécanique et scientifique, les trois faisceaux sont subdivisés en sept segments pour caractériser de façon précise les propriétés du muscle dans les différents plans de l'espace (Sakoma et al., 2011). Les différentes portions du deltoïde convergent sur le V deltoïdien (ou tubérosité deltoïdienne) au niveau du tiers moyen de la face latérale de l'humérus. La portion claviculaire du deltoïde se fixe sur la branche antérieure du V, la portion spinale sur la branche postérieure et la portion acromiale sur la pointe (Fig. 47). Ainsi chacun des faisceaux possède une direction et des actions différentes. Le faisceau antérieur est oblique latéralement en bas et légèrement postérieur, le faisceau postérieur est oblique latéralement en bas et antérieur, enfin le faisceau acromial est globalement vertical descendant.

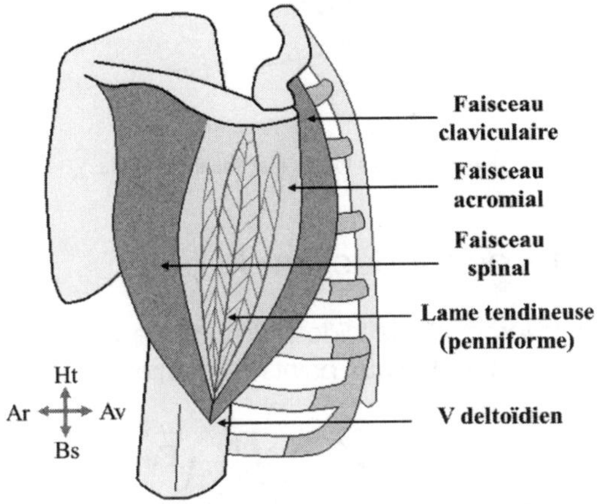

Figure 47 : Le deltoïde

Le faisceau acromial est multi-penné ; cette structure lui conférant plus de puissance pour l'abduction du bras. Les faisceaux antérieur et postérieur sont fusiformes. L'action concentrique conjointe des trois faisceaux permet l'abduction du bras. La décomposition des forces exercées selon les faisceaux musculaires (Fig. 48) montre la force d'antépulsion F(an) du chef claviculaire s'opposant à la force de rétropulsion F(re) du chef spinal, et les résultantes d'abduction Fa, Fc(ab) et Fs(ab).

Howell (1986) a défini la contribution du deltoïde et du supra-épineux dans l'abduction du bras. En excentrique, le deltoïde contrôle la chute (adduction) du bras. C'est ainsi qu'il agit dans les mouvements de reverse fly en musculation. En fonction de l'orientation du déplacement segmentaire par rapport au tronc, l'action se portera plus ou moins sur les différents faisceaux. L'action du supra-épineux est indispensable à l'initiation du mouvement d'abduction (voir la biomécanique des forces, Fig. 49). Le ligament acromio-coracoïdien joue le rôle de butée élastique (élément passif) s'adaptant aux mouvements de la tête humérale dans tous les plans de l'espace. De façon plus spécifique, le faisceau antérieur du deltoïde est antépulseur et rotateur médial, le faisceau postérieur (antagoniste) est rétropulseur et rotateur latéral. Enfin, il ne faut pas oublier le rôle essentiel de ligament actif joué par le deltoïde

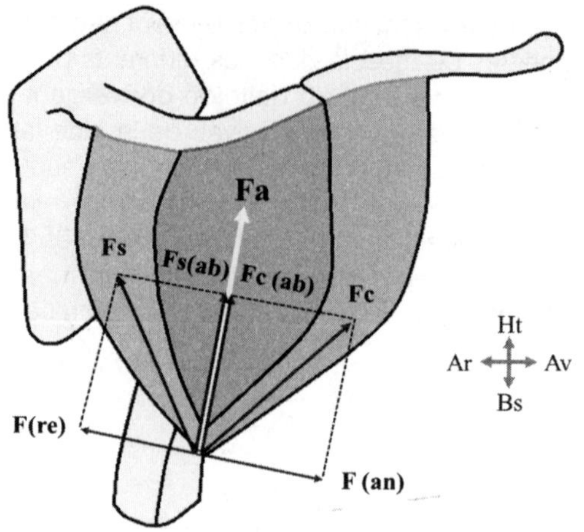

Figure 48 : Les forces d'action du deltoïde

Les forces d'actions de l'abduction du bras

L'analyse mécanique des forces du deltoïde et du supra-épineux permet de visualiser les forces d'action musculaires (Fd, Fs) aux points d'insertion dans le plan frontal (Fig. 49).

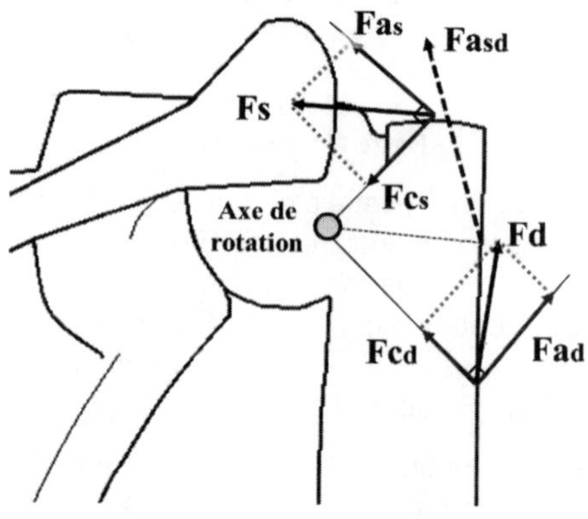

Figure 49 : Les forces d'action de l'abduction du bras

À partir des axes de référence définis par l'axe de rotation, on peut caractériser les composantes Fcs et Fcd : forces centripètes de coaptation qui maintiennent la tête humérale au contact de la glène. La composante Fad du deltoïde ne permet pas l'abduction ; le couple de rotation est possible grâce à la composante Fas du supra-épineux. La somme Fad + Fas donne la force résultante Fasd d'abduction qui génère le mouvement. Un ratio des forces coaptatrices / élévatrices peut être calculé, quantifiant l'action du deltoïde en fonction de l'élévation du bras (Hereter, 2012).

Tous les mouvements d'élévation du bras et de fixation de l'épaule mobilisent à divers degrés les différents faisceaux du deltoïde. Il est donc souvent associé au développement d'autres groupes musculaires ; antérieur avec les pectoraux, postérieur avec le trapèze et le grand dorsal, enfin avec le triceps brachial. Les exercices de développé couché, militaire ou « Arnold », les dips, les butterfly, sont d'autant de mouvements poly-articulaires sollicitant le deltoïde. Nous pouvons noter que le développé incliné renforce davantage le deltoïde (Lauver et al., 2016) ; une prise élargie accentue la difficulté et son action (Barnett et al., 1995), les pompes en position instable sollicite favorablement le faisceau antérieur (Snarr & Esco, 2014). Le travail à barre libre, pour des novices comme des experts, mobilise plus le deltoïde qu'avec une machine guidée pour des exercices à 70-90 % d'intensité (Schick et al., 2010). L'instabilité avec barre flexible (Ostrowski et al. 2017) ou haltères (Saeterbakken et al., 2011) nécessite plus de maintien au niveau de l'épaule et augmente l'action de contrôle du deltoïde.

QUESTIONS 10

1. Pour générer plus de force, les faisceaux du deltoïde sont penniformes.
2. Lors de l'abduction du bras, le supra-épineux devient, avec l'élévation, progressivement moins efficace.
3. Le faisceau spinal du deltoïde est rotateur latéral, car le faisceau passe au-dessus de l'axe transverse de l'articulation.
4. Le muscle trapèze recouvre le muscle élévateur de la scapula. Les deux muscles inclinent la tête.
5. Le deltoïde forme le moignon de l'épaule. Il peut contrôler l'adduction du bras.

Les muscles du plan antérieur

Le grand pectoral

Le muscle grand pectoral est un muscle de recouvrement qui tapisse le gril costal antérieur et supérieur (Fig. 50). Il fait partie « des trois grands ». De forme triangulaire, disposé comme un éventail, il se compose de trois faisceaux. Le faisceau claviculaire (bord antérieur, 2/3 médian) se dirige obliquement en bas et latéralement et se termine par un tendon aplati sur la lèvre latérale du sillon inter-tuberculaire. Le faisceau moyen (ou manubrial) se fixe sur le bord latéral du manubrium et sur les cartilages costaux, se dirige horizontalement et se termine sous le faisceau claviculaire. Le faisceau inférieur (sterno-costal) s'insère sur le bord latéral du sternum et sur le cartilage costal de la 4° à la 6°côte, se dirige obliquement en haut et latéralement, en dessous et plus bas des deux autres faisceaux. À son extrémité distale, les fibres musculaires forment une torsion. Cette torsion disparaît quand le bras est en position haute. Enfin une extension (parfois considérée comme le faisceau abdominal), se prolonge sur l'aponévrose du muscle grand droit de l'abdomen. Le grand dorsal est plus épais latéralement car il y a recouvrement des faisceaux.

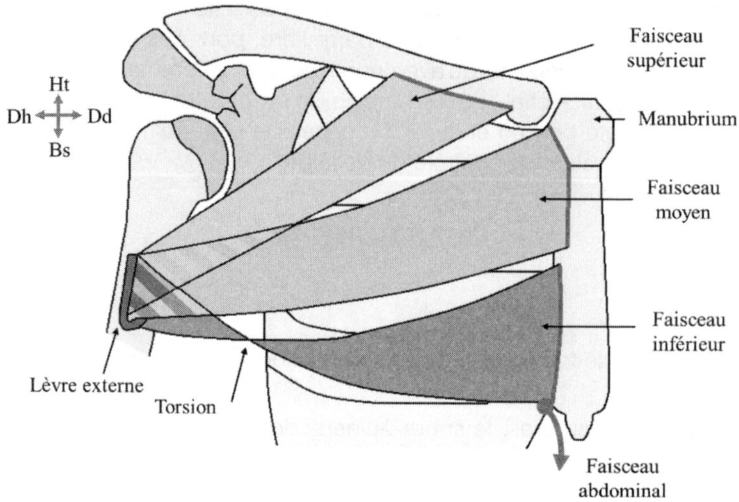

Figure 50 : Le grand pectoral

Le grand pectoral est principalement adducteur et rotateur médial. Son faisceau claviculaire permet l'antépulsion jusqu'à 60°. Au-dessus de 90°, le faisceau inférieur est décroisé. Le grand pectoral applique alors la tête humérale vers le bas. Si le point fixe est l'humérus, le grand pectoral soulève le thorax : il est inspirateur actif. Mais il joue aussi un rôle important lors du montée de corde (fermeture bras-tronc et élévation du thorax). Le développé couché (bench press) permet de développer sa puissance ou sa force selon les exercices. L'utilisation d'un banc horizontal inclinable permet alors d'activer plus ou moins favorablement le grand pectoral. À 30° et à 45° d'inclinaison, les faisceaux supérieur et inférieur sont plus sollicités (Lauver et al., 2016). L'écarté à la poulie vis-à-vis haute permet en fonction de l'inclinaison du tronc d'effectuer un travail plus ou moins spécifique des faisceaux. Comme pour le triceps et le deltoïde antérieur, les pompes en position instable sollicite favorablement le muscle grand pectoral (Snarr & Esco, 2014).

Le petit pectoral

Le petit pectoral est un muscle coracoïdien (origine : bord médial supérieur). Il est recouvert par le grand pectoral. Il se compose de trois faisceaux disposés en éventail (dirigés obliquement vers le bas et en interne), et se termine sur l'arc ventral des 3,°4° et 5°côtes. Il abaisse faiblement la scapula, lui conférant accessoirement une rotation médiale ; il agit de façon accessoire dans l'antépulsion. Il stabilise la scapula vers l'avant. Si la scapula est fixe, sa contraction attire les côtes vers le haut : c'est un muscle inspirateur (Fig. 51).

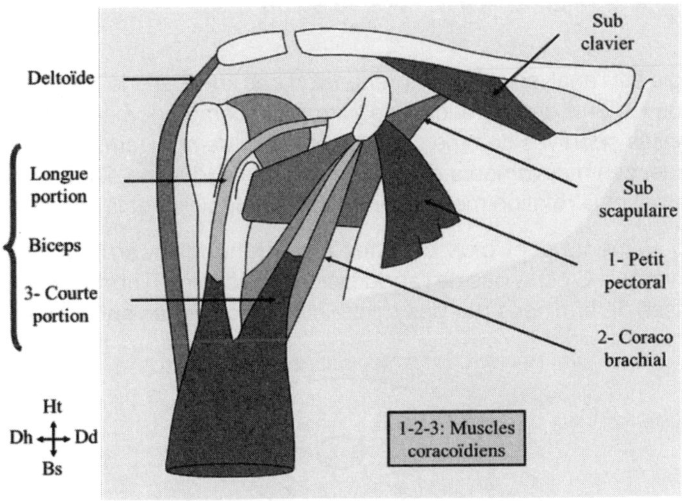

Figure 51 : Les muscles coracoïdiens

Un résumé de l'ensemble des caractéristiques d'insertions musculaires de la ceinture scapulaire est présenté ci-dessous (Tab. 5).

Tableau 5 : Les insertions des muscles de la ceinture scapulaire

muscle		origine	Terminaison
Deltoïde	antérieur	1/3 lat. de la face sup. et du bord ant. de la clavicule	Branche médiale du V (tubérosité) deltoïdien
	moyen	Bord lat. de l'acromion	Pointe du V deltoïdien (tubérosité deltoïdienne)
	postérieur	Bord inf. de l'épine dorsale de la scapula	Branche latérale du V (tubérosité) deltoïdien
Supra-épineux		Fosse supra épineuse	Tubercule majeur facette sup., capsule.
Infra-épineux		Fosse infra épineuse	Tubercule majeur facette moy., capsule.
Teres minor		Face post.de la scapula 2/3 sup. bord médial	Tubercule majeur facette post., capsule.
Teres major		Face post.de la scapula 1/3 inf. bord médial	Sillon intertuberculaire lèvre médiale
Subscapulaire		Fosse sous scapulaire	Tubercule mineur Capsule
Trapèze	supérieur	Courbe occipitale, ilion, C1-C7	1/3 lat. de la clavicule
	moyen	Processus épineux T1 à T5	Bord médial de la scapula
	inférieur	Processus épineux T7 à T12	Bord spinal de la scapula
Elévateur de la scapula		Processus transverse C1 à C4	Angle sup. de la scapula
Petit rhomboïde		Processus épineux T1 à T7	Bord médial 1/4 sup. en dessus de l'épine
Grand rhomboïde		Processus épineux T2 à T5	Bord médial 3/4 inf. en dessous de l'épine
Grand dorsal		T6 à T12, sacrum, aponévrose lombo-sacée, côtes, angle inf. scapula	Sillon intertuberculaire lèvre médiale
Serratus		Bord lat. et sup. des huit premières côtes	Face ant. de la scapula bord médial

Cinésiologie de l'épaule

La cinésiologie est l'analyse et la compréhension des implications articulaires et musculaires des mouvements de référence. Elle permet de comprendre la technique gestuelle dans les activités sportives comme une combinaison de mouvements de référence. Au niveau du bras, ces mouvements de référence sont l'abduction, l'adduction, la rotation latérale (externe) et la rotation médiale (interne), l'antépulsion et la rétropulsion.

Certains mouvements sont plus difficiles à appréhender car ils sont sujets à des contraintes internes. C'est le cas de l'abduction du bras. Ainsi, l'abduction du bras passe par trois phases déterminées par des contraintes mécaniques spécifiques (Fig. 52).

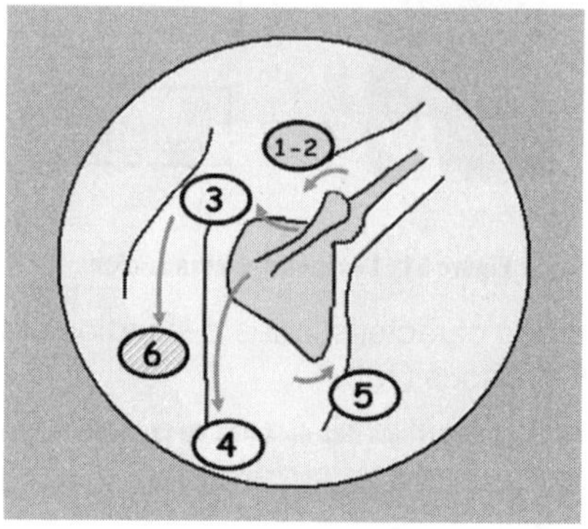

Figure 52 : L'abduction du bras

L'abduction

La première phase de 0 à 90° initie le mouvement grâce aux muscles supra-épineux et deltoïde (1 et 2). Il faut noter le rôle des muscles sous-scapulaires et sous-épineux qui stabilisent l'articulation. À 90°, le tubercule majeur vient buter contre le bord supérieur de la cavité glénoïde (blocage osseux). L'ouverture de l'angle scapulo-huméral demeure fixe à partir de 90° et jusqu'à 180° grâce à une contraction isométrique du deltoïde et du supra-épineux. De 90 à 150°, l'élévation du bras s'effectue par un glissement latéral de la scapula dans le plan frontal postérieur puis par un mouvement de sonnette latérale (de 60°). Ce mouvement est généré par différents faisceau du muscle trapèze (3 et 4). Le muscle serratus (5) intervient aussi dans ce mouvement mais, longeant le bord médial de la face antérieure, il maintient la scapula sur le gril costal. La scapula est stabilisée en synergie par des muscles courts : l'élévateur de la scapula et les rhomboïdes en arrière, le petit pectoral en avant. La bascule est limitée par les muscles grand pectoral et grand dorsal qui sont progressivement mis en tension (blocage musculaire). La troisième phase de 150 à 180° se réalise grâce à la mobilité des articulations acromio-claviculaire et sterno-costo-claviculaire. Pour atteindre la verticale, le rachis participe au mouvement d'inclinaison grâce à la contraction des muscles spinaux du coté ipsilatéral (opposé). L'élévation des deux bras nécessite une hyperlordose lombaire pour dégager les scapulas en arrière.

L'adduction

Les muscles les plus actifs pour la contraction concentrique sont le teres minor, le grand dorsal et le grand pectoral (Reed et al., 2010) dont l'activité varie conjointement en fonction de l'angle et de l'intensité. Le grand dorsal demeure le muscle principal dans l'adduction. Il faut noter le rôle mineur des muscles stabilisateurs quel que soit l'angle ou l'intensité de l'exercice (Fig. 53).

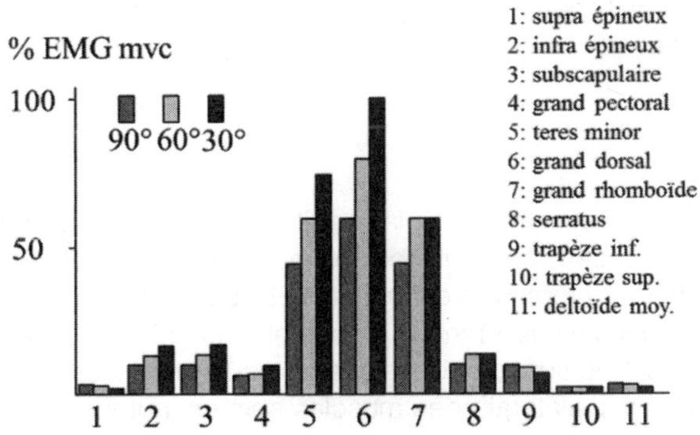

Figure 53 : L'action des muscles de l'épaule

L'adduction présente des contraintes musculaires particulières. Des synergies d'action sont nécessaires pour exécuter l'adduction. Le premier couple d'action concerne les muscles rhomboïdes et teres majeur. La contraction du rhomboïde fixe la scapula empêchant le mouvement de sonnette généré par la contraction du grand rond. Le second couple d'action concerne le long triceps et le grand dorsal. La contraction du long triceps s'oppose à l'action du grand dorsal qui oriente la tête humérale vers le bas.

Les rotations médiale et latérale

Les rotations du bras s'étudient en position de référence, avec le coude fléchi à 90° pour neutraliser tout déplacement de l'avant-bras autour de son axe longitudinal. Le rôle du supra-épineux est supérieur à celui du deltoïde dans la rotation latérale du bras (Dark et al., 2007 ; Tab. 6). Cependant, la force absolue du deltoïde est supérieure (la littérature ne rend pas compte de cet aspect). L'action de l'infra-épineux est dominante dans la rotation latérale. Pour les rotations médiales, le subscapulaire et le grand pectoral évoluent conjointement ; l'action du grand dorsal est moindre.

Tableau 6 : Activité EMG des muscles dans la rotation du bras

	Rotation latérale			**Rotation médiale**		
Intensité/ exercice	Infra-épineux	Supra épineux	Deltoïde post.	Sub scapulaire	Grand pectoral	Grand dorsal
faible	40	15	6	16	23	10
moyen	57	35	15	35	39	23
fort	70	51	31	51	51	28

% de la force isométrique maximale

Les muscles rotateurs médiaux sont plus nombreux : ils ont une action plus puissante que les rotateurs latéraux. Les mouvements de rotations génèrent des translations latérales de la scapula. La rotation médiale s'accompagne d'un glissement latéral ou abduction de la scapula (action du trapèze et du rhomboïde). La rotation latérale s'accompagne d'un glissement médial ou adduction de la scapula (action du serratus et du petit pectoral). En musculation, le développé cubain (dumbbell cuban press) fait travailler les muscles rotateurs et fixateurs de l'épaule en complément au développé Arnold qui sollicite préférablement le deltoïde.

L'antépulsion

L'antépulsion est une élévation dans le plan sagittal. L'élévation initiale du bras s'effectue grâce à l'action des faisceaux claviculaires des muscles deltoïde et grand pectoral, enfin par le coraco-brachial. L'antépulsion est limitée à 60° par la résistance des muscles teres major et minor et le muscle sub-épineux (contrainte musculaire). L'élévation se poursuit grâce à un mouvement de sonnette de la scapula qui glisse plus latéralement que lors de l'abduction. L'action ipsilatérale des muscles spinaux autorise l'extension complète comme pour l'abduction.

La rétropulsion

L'amplitude du mouvement est limitée (50°) en rétropulsion car la tête humérale s'oriente vers l'avant et met en tension la partie antérieure de la capsule. Le tubercule mineur met aussi en tension le ligament coraco-huméral antérieur qui résiste à l'étirement vers l'arrière. L'élévation du bras (30°) s'effectue grâce à l'action des muscles deltoïde postérieur et triceps brachial (teres major accessoirement). Le glissement médial de la scapula par l'action des muscles grand dorsal et trapèze permet de gagner 20° d'élévation.

La stabilisation de l'épaule : la coiffe des rotateurs

La coiffe des rotateurs dénomme un ensemble composé de quatre tendons (subscapulaire, supra-épineux, infra-épineux, teres mineur). Ils évitent l'ascension de la tête de l'humérale contre l'auvent constitué de l'acromion et du ligament coraco-acromial (Fig. 54).

L'action des muscles permet de centrer la tête humérale par compression dans la glène. Les contraintes exercées au niveau du système musculo-tendineuse de la coiffe des rotateurs, chez le sportif de haut niveau, expliquent les accidents et les pathologies induites et typiques d'un surentraînement (voir conflit sous acromial). Les sports les plus concernés sont les activités de lancer (disque, javelot, hand-ball) ou nécessitant également une amplitude importante de l'épaule (natation, tennis, volley), enfin les sports de force en appui (cheval d'arçons, gymnastique au sol). L'étude d'Escamilla et Andrews (2009) met en évidence le rôle de la coiffe des rotateurs dans les activités de lancer (au base-ball et au football américain) et de frappe (au volley, au tennis ou au golf) ; les contraintes les plus extrêmes étant relevées au baseball et au volley. Des critères objectifs permettent de caractériser les risques de l'instabilité de l'épaule par des indexes « ISIS » (Index of Shouder Instability Severity), et selon les activités sportives « SRI » (Sport Related Instability : Fontes & Meyer, 2010, Tab.7).

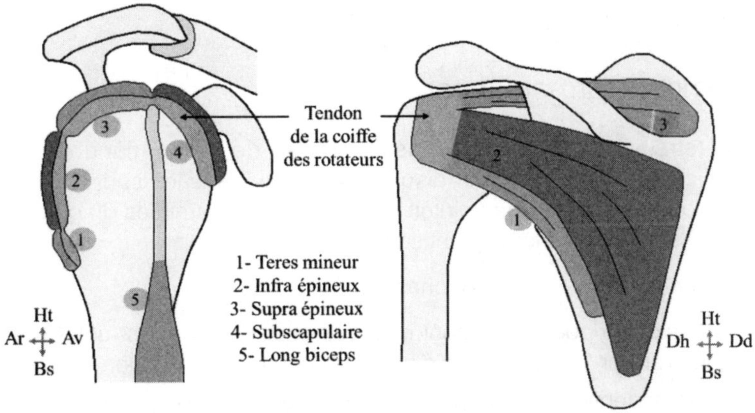

Figure 54 : La coiffe des rotateurs

Tableau 7 : Les risques d'instabilité de l'épaule en fonction de l'activité sportive

Niveau 1 : sans risque	Athlétisme, aviron, cyclisme, escrime, gymnastique volontaire, ski de fond, voile.
Niveau 2 : avec contact	Equitation, football, parachutisme, rugby, ski nautique, ski de piste, vtt.
Niveau 3 : avec armer	Baseball, canoë, crawl, escalade, golf, haltérophilie, hockey sur gazon, lancers de poids, papillon, perche, tennis.
Niveau 4 : armer contré	Basketball, danse acrobatique, goal, gymnastique, handball, hockey sur glace, judo, karaté, lutte, plongeon, talonneur, volley-ball, waterpolo.

QUESTIONS 11

1. Pour l'abduction du bras, le deltoïde et le supra-épineux sont actifs de 0 à 90°.
2. Il existe des mouvements de sonnette interne (médiale) et de sonnette externe (latérale) de la scapula.
3. Selon la cinésiologie musculaire de la rotation du bras, le coup droit est, *a priori*, plus puissant que le revers.
4. Le subscapulaire fait partie de la coiffe des rotateurs, il est coaptateur et rotateur.
5. Les différents faisceaux du deltoïde ont parfois des actions agonistes.

Actions et renforcements au niveau de l'épaule

En complément des mouvements anatomiques de références nous pouvons désormais nous appuyer sur des gestes sportifs de références.

Le mouvement d'armer-lancer

Ce geste se retrouve dans de nombreuses activités de ballon (handball, volley-ball, water-polo...) comme en athlétisme (disque, javelot...), dans les sports de percussion (boxe, karaté) ou de raquette (badminton, tennis) ou les contraintes du geste au niveau de l'articulation scapulo-humérale sont semblables.

En effet, le lancer s'effectue en deux phases :

- une phase excentrique d'étirement maximal pour mettre les structures élastiques en tension : l'armer (accompagné d'une abduction et une rotation latérale du bras);
- une phase concentrique de contraction maximale : le projeter ou frapper (accompagné d'une adduction forcée et rotation interne du bras)

L'armer nécessite la contraction concentrique des muscles infra-épineux et teres minor pour générer la rotation latérale, une contraction excentrique des rotateurs internes en fin d'amplitude pour freiner le mouvement (subscapulaire, grand pectoral et grand dorsal), une contraction concentrique des muscles deltoïde et supra-épineux pour « élever » le bras.

Le lancer nécessite la contraction concentrique du sous scapulaire, du grand pectoral et grand dorsal (contractions pliométriques) pour générer la rotation médiale, une contraction excentrique des muscles infra supra-épineux et du teres minor pour freiner le mouvement.

L'entraînement sportif dans les activités d'armer-lancer provoque des adaptations neuro-musculaires. Ainsi, le travail pliométrique permet d'inhiber le réflexe myotatique, d'augmenter la raideur musculaire... favorise la synchronisation intra et intermusculaire (voir « méthodologie de l'entraînement », Testa & Alanbagi, 2016). Il peut modifier l'équilibre de l'articulation scapulo-humérale en renforçant un groupe musculaire au détriment du groupe antagoniste : ainsi des rotateurs médiaux plus puissants que les rotateurs latéraux. Un ratio d'activité entre agoniste-antagoniste peut âtre calculé (Chevallay et al., 2014). L'activité de haut niveau peut modifier ce ratio (Olivier et al. 2008). Une corrélation a été établie entre le ratio calculé et le risque de blessure ou épaule lésée (Lehance et al., 2009; Wang & Cochrane, 2001 ; Forthomme et al., 2013). La sur-sollicitation de l'épaule est la principale cause d'arrêt de l'activité sportive chez cette population. Les recherches recommandent un renforcement excentrique des rotateurs médiaux et latéraux chez les sportifs d'armer-lancer.

Le mouvement de traction

Les mouvements de traction à la barre fixe (pull-up) ou de tirage vertical nuque (lat-pull down) sont des mouvements essentiels pour asseoir un renforcement musculaire de la ceinture scapulaire. Les deux exercices assignent les muscles des bras et du tronc de façon complémentaire. Pour la phase concentrique, les muscles biceps brachial et para-vertébraux sont significativement plus actifs pour l'exercice de traction que pour l'exercice de tirage nuque (Doma et al., 2013). La monter de la tête au-dessus de la barre (chin-ups) nécessite une activation significativement plus importante du biceps, des para-vertébraux et du grand dorsal dans la phase concentrique et excentrique. Pour les exercices de tirage nuque dans la phase concentrique, le biceps et le grand dorsal s'activent plus significativement que le droit de l'abdomen, le triceps et les para-vertébraux. Seul le grand dorsal paraît plus actif dans la phase excentrique. Le chin-ups apparaît donc comme un exercice sollicitant de façon plus complète l'ensemble des chaînes musculaires. La difficulté de l'exercice et les contraintes étant plus importantes, il s'adresse à des sujets déjà entraînés.

QUESTIONS 12

1. Les muscles rhomboïdes et serratus sont antagonistes.

2. Le triceps fixe la tête humérale en s'opposant au grand dorsal.

3. Le brachio-radial est un muscle pronateur.

4. Le biceps brachial est coaptateur de l'épaule.

5. Le grand pectoral permet une meilleure ampliation thoracique.

CHAPITRE 2

LE MEMBRE SUPÉRIEUR

Dans ce chapitre nous étudierons les composants osseux et musculo-tendineux constitutifs du membre inférieur et les systèmes articulaires permettant le mouvement des différentes structures entre elles.

Le bras

Le bras est compris entre l'épaule et le coude. Il présente une structure osseuse, l'humérus et deux loges musculaires (antérieure et postérieure) séparées par les septa intermusculaires médial et latéral.

L'humérus

L'humérus est un os long qui forme le squelette du bras. Il s'articule avec la scapula en haut, l'ulna et le radius en bas. Les muscles de l'épaule s'insèrent en sa moitié proximale, les muscles du coude s'insèrent en sa moitié distale.

Le tiers médial (supérieur) peut se décomposer en plusieurs parties. Le capitulum ou tête humérale (un 1/3 de sphère) qui permet des mouvements dans tous les plans de l'espace. Il est recouvert de cartilage articulaire et regarde en haut, en arrière et en dedans. La tête humérale forme un angle ouvert en dedans de 130° avec l'axe diaphysaire qui, déjeté latéralement, confère au bras plus de mobilité. Le col anatomique est une ligne (rainure circulaire) plus mince où s'insère la capsule articulaire. Deux tubercules permettent la fixation de muscles stabilisateurs (court bras de levier). Le tubercule majeur est situé en dehors de la tête humérale et en prolongement du bord latéral de la diaphyse. Il est constitué de trois facettes où s'insèrent les muscles supra, infra-épineux et teres mineur. Le tubercule mineur (en forme de raquette) est situé au-dessous et en avant de la tête humérale où s'insère le muscle subscapulaire. Entre les tubercules, le sillon inter-tuberculaire (ou gouttière bicipitale) guide la longue portion du biceps. Le sillon est légèrement oblique en bas et en dedans. Sur la lèvre latérale se fixe le grand pectoral, au fond de la lèvre médiale le grand dorsal et sur ce bord le teres majeur. Entre la zone diaphysaire et épiphysaire se trouve le col chirurgical : c'est une ligne de faiblesse par l'organisation trabéculaire (ogivale) à ce niveau. Le corps diaphysaire est globalement droit. Triangulaire à la coupe au tiers moyen de sa diaphyse, il présente trois faces (latérale, médiale et postérieure) et donc trois bords (médial, latéral et antérieur). Cependant dans sa moitié inférieure, le corps de l'os semble se vriller légèrement en dedans avec une face qui devient antéro-médiale.

La loge antérieure est limitée en haut par le grand pectoral, en bas par le pli du coude. La loge antérieure fait apparaître deux plans :

- un premier plan latéral occupé par le muscle deltoïde ;
- un second plan antérieur et médial occupé par le muscle biceps et avant et superficiel ; et le muscle coraco-brachial plus profond et médial.

Le muscle biceps transite dans la loge antérieure mais ne s'insère pas sur l'humérus (Fig. 55).

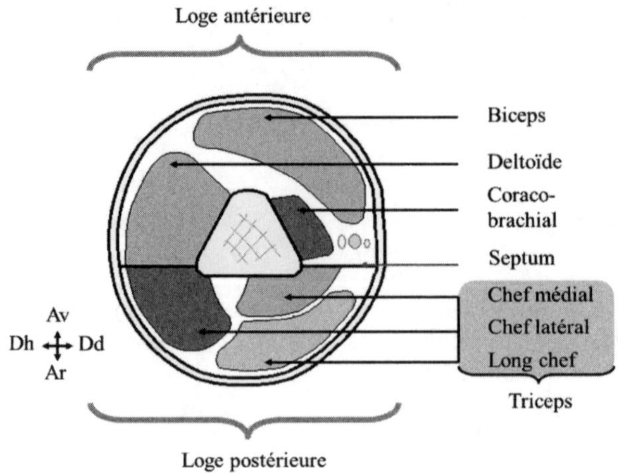

Figure 55 : Coupe transversale de l'humérus, 1/3 proximal

La loge postérieure est occupée par un seul muscle : le triceps brachial. Constitué de trois faisceaux musculaires ; la longue portion transite dans la loge mais ne s'insère pas sur l'humérus.

La face latérale est orientée latéralement et en avant. Elle présente en son tiers supérieur une rugosité en forme de V : la tubérosité deltoïdienne. Les muscles brachio-radial (ou long supinateur en haut) et le long extenseur radial du carpe (en bas) se fixent le long de la moitié inférieure du bord latéral. Le tiers supérieur de la face médiale se caractérise par le tubercule mineur et le sillon intertuberculaire. Au regard du V deltoïdien et en dessous du sillon, se positionne le muscle coraco-brachial. Concernant la moitié distale, les faces antérieure et médiale sont recouvertes par le muscle brachial (Fig. 56).

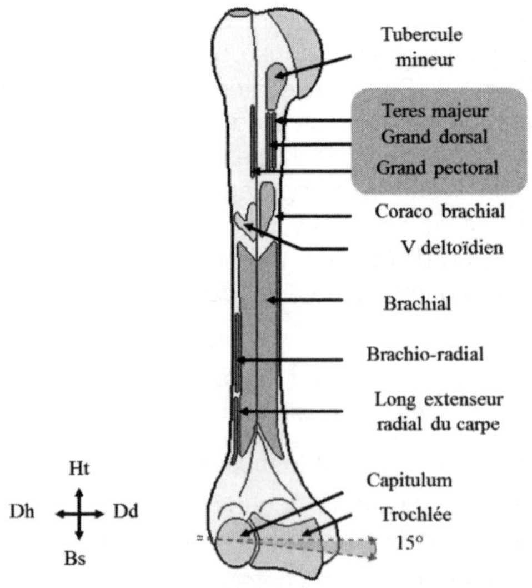

Figure 56 : Vue antérieure de l'humérus.

La face postérieure, enfin, est traversée à sa partie moyenne par la gouttière radiale, qui se dirige très obliquement en bas et en dehors. Dans la moitié supérieure s'insère le chef latéral du triceps qui, dans son extrémité distale, enjambe le sillon par une arcade fibreuse. Dans la moitié inférieure s'insère le chef médian du triceps brachial (Fig. 57).

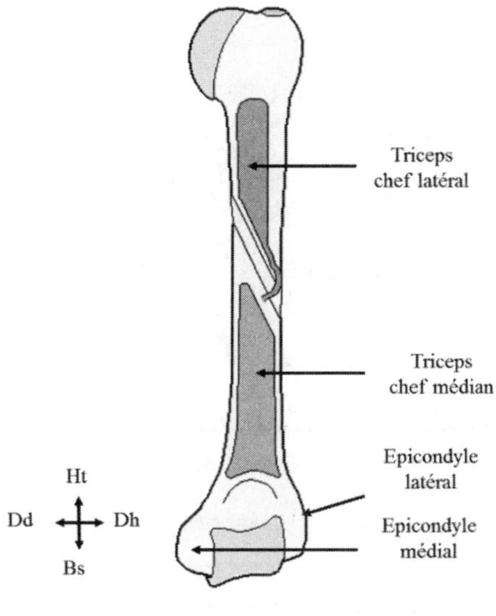

Figure 57 : Vue postérieure de l'humérus

L'épiphyse proximale ou palette humérale est déjetée en avant (de 45°). Elle se caractérise dans sa partie moyenne par deux surfaces articulaires bien distinctes :

- le capitulum (latéral) et la trochlée (médiale);

et, en ses côtés par deux saillies osseuses :

- l'épicondyle latéral et médial (ou épithrochlée dans l'ancienne nomenclature).

Latéralement, le capitulum (portion de sphère ou condyle) s'oriente en avant et ne se retrouve que sur la face antérieure. Le capitulum est séparé de la trochlée par la gouttière condylo-trochléenne. Le capitulum se trouve en contact avec la cupule de la tête radiale ; ils forment les surfaces de l'articulation radio-ulnaire. Au-dessus du capitulum, une petite dépression constitue la fosse radiale : elle évite un blocage osseux en permettant une plus grande amplitude de mouvement.

La trochlée est un segment de poulie (oblique en bas et latéralement) qui répond parfaitement à l'incisure de l'ulna (forte congruence de l'articulation huméro-ulnaire). La joue médiale est plus développée. Au-dessus de la trochlée, la fossette choroïdienne (de forme de triangulaire) permet à l'apophyse coronoïde (bec) de l'ulna de remonter lors de la flexion. La trochlée déborde sur la face postérieure de l'humérus.

L'épicondyle latéral est plus épais (Fig. 58). À son niveau se fixent les muscles extenseurs et supinateurs et les ligaments collatéraux radiaux (antérieur, moyen et postérieur) ou ligament latéraux externes (LLE). Ces ligaments sont en partie confondus en avant et latéralement avec le ligament annulaire. Les ligaments postérieur et moyen fixent l'humérus à l'ulna, l'antérieur se fixe en avant sur le ligament annulaire et se dirige obliquement vers le processus coronoïde de l'ulna. Un muscle puissant de forme triangulaire recouvre les ligaments : le muscle anconé. Il s'insère sur la face postérieure de l'épicondyle latéral et se termine sur la face latérale de l'olécrane et sur le bord dorsal de l'ulna. Essentiellement stabilisateur du coude, l'anconé est un muscle synergique du triceps dans l'extension de l'avant-bras.

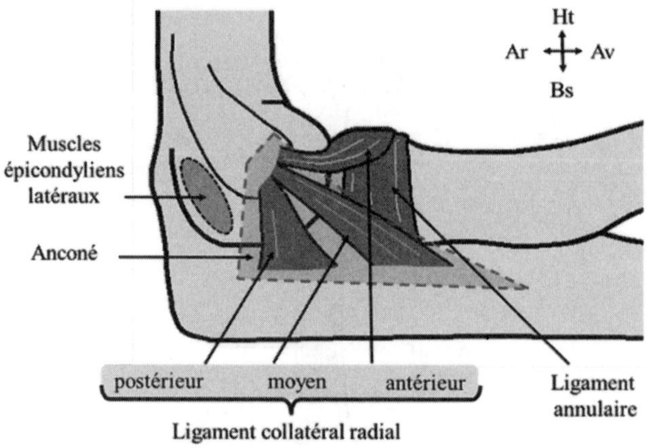

Figure 58 : L'épicondyle latéral

L'épicondyle médial est plus saillant (Fig. 59). À son niveau se fixent les muscles fléchisseurs du carpe et les trois ligaments collatéraux ulnaires (antérieur, moyen et postérieur) ou ligaments latéraux internes (ou LLI). Trois ligaments renforcent la fixation du coude au niveau postérieur (deux obliques un transverse). Le ligament carré (de Dénucé) renforce la capsule en avant et stabilise l'articulation radio-ulnaire. De nombreuses bourses séreuses autorisent les glissements entre les tissus (bourses intra tendineuse et sous cutanée de l'olécrane, bourse sous tendineuse du triceps, bourse bicipito-radiale).

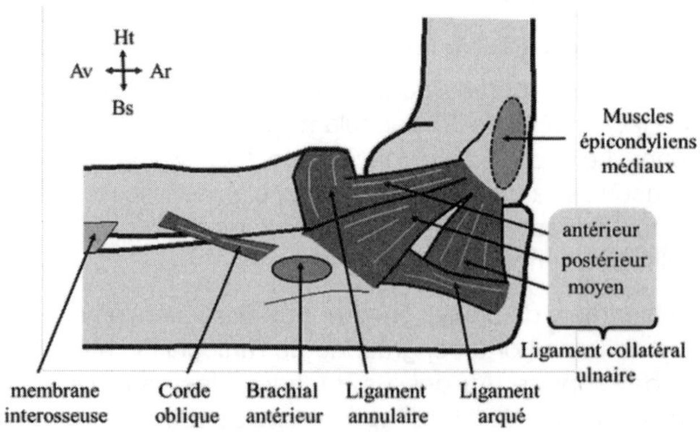

Figure 59 : L'épicondyle médial

QUESTIONS 13

1. L'expansion aponévrotique du biceps recouvre les muscles épicondyliens latéraux.
2. Les épicondyliens médiaux se composent des muscles fléchisseurs du carpe.
3. L'anconé recouvre les épicondyliens médiaux.
4. Le faisceau latéral du triceps s'insère sur la tête radiale.
5. La face postérieure de l'humérus est embarrée à sa partie moyenne par la crête radiale.

Le coraco-brachial

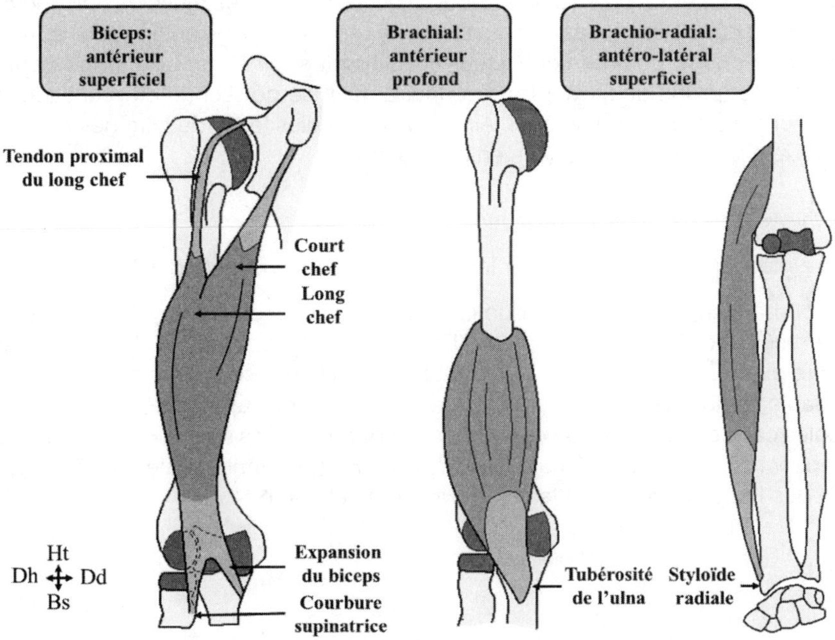

Figure 60 : Les muscles fléchisseurs du coude

C'est un des trois muscles de la loge antérieure du bras (avec le biceps et le brachial), situé dans un pan profond. Bifide car « perforé » par le nerf musculo-cutané, il suit parallèlement la courte portion du biceps brachial, tout en demeurant séparé de celui-ci. Il s'insère au sommet de l'apophyse (processus) coracoïde par un tendon conjoint au court biceps, pour se diriger en bas, latéralement et en arrière et se fixer au tiers supérieur de la face antéro-médiale de l'humérus (en regard du V deltoïdien). Sa contraction permet une antépulsion du bras et une légère adduction. C'est un muscle accessoire du grand pectoral, car beaucoup moins puissant. Le coraco-brachial lutte contre la « luxation » de la tête humérale lors du port de charges lourdes en fixant l'humérus contre la cavité glénoïde : il est donc actif lors des shrugs.

Le biceps brachial

Le biceps brachial fait partie de la loge antérieure du bras. Il forme le galbe du bras que l'hypertrophie développe. C'est un muscle superficiel composé de deux faisceaux (Fig. 60). Biarticulaire par sa longue portion, il agit sur les articulations de l'épaule et du coude. Le muscle biceps brachial possède deux points d'insertion différents. La longue portion s'insère sur le tubercule supra glénoïdien, la courte portion conjointement au coraco-brachial à l'extrémité de l'apophyse coracoïde. Le court biceps est légèrement oblique en dehors. Les deux faisceaux se réunissent à la hauteur du V deltoïdien pour former un corps unique. Le tendon du long biceps (intracapsulaire) se dirige horizontalement puis s'infléchit verticalement dans le sillon intertuberculaire (occlus par le ligament transverse). Le corps musculaire se termine par un long tendon (plus de 5 cm mais pas entouré d'une synoviale) qui croise le muscle brachial en avant du coude. Le tendon s'insère sur la courbe supinatrice (tubérosité radiale) du radius et par une expansion médiale (fascia antébrachial) sur la tubérosité ulnaire et vers les muscles épicondyliens médiaux. Biarticulaire, le biceps agit au niveau de l'épaule comme antépulseur et fixateur, au niveau du coude comme fléchisseur et puissant supinateur. Le biceps participe faiblement à la flexion de l'avant-bras quand la main se positionne en pronation car il agit alors comme muscle supinateur. Ainsi, il est bien plus facile de faire des tractions à la barre fixe avec les mains placées en supination.

Les forces d'action du biceps brachial

L'analyse mécanique doit considérer les deux chefs du muscle (Fig. 61).

Sur la courbure supinatrice s'applique la force musculaire de la longue portion (Flp) et la force résultante de la courte portion (Fcp). Frl est la résultante du long chef, Frc la résultante du court chef sur l'axe Y. Fct définit la résultante centripète du long chef, Fcf la résultante centrifuge du court chef sur l'axe X. Les forces appliquées sur l'axe X sont très faibles car les deux faisceaux sont quasi perpendiculaires à cet axe ; elles s'annulent car de directions opposées. Finalement, la force Frt (résultante totale) de flexion est la somme des forces Frl et Frc : elle est maximale à cet angle.

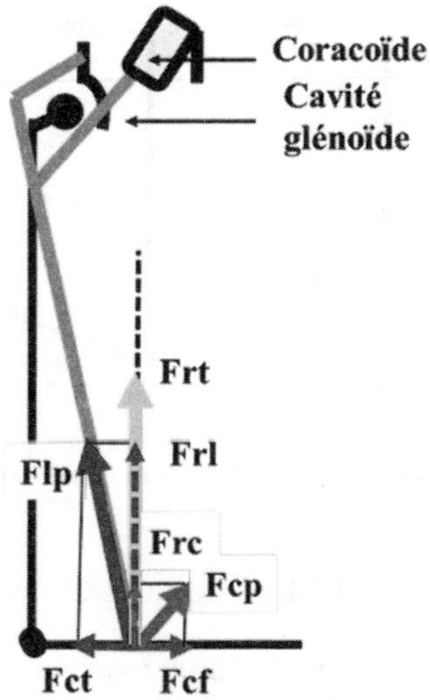

Figure 61 : Les forces d'action du muscle biceps brachial

Le brachial

Le muscle brachial est le muscle profond de la loge antérieure du bras (Fig. 60). C'est un muscle mono articulaire, volumineux et puissant. Il s'insère au niveau de la moitié distale de la face médiale et latérale de l'humérus et sur les septa intermusculaires. Il se dirige verticalement pour se fixer par un tendon épais sur la tubérosité (sous choroïdienne) de l'ulna. Le brachial est le fléchisseur le plus puissant de l'avant-bras. Contrairement au muscle biceps brachial, la position de la main n'influence pas la force du muscle brachial.

De par son positionnement, peu de recherches se sont centrées sur l'activité du muscle brachial. La technique du « supersonic shear imaging » (à partir du module d'élasticité de cisaillement) peut permettre d'estimer le niveau d'activité musculaire de muscles même profonds (Nordez et al., 2012). Cependant, des données récentes montrent que l'EMG de surface peut être retenue comme fiable pour analyser le brachial (Staudenmannet et Taube, 2015). De nouvelles recherches devraient donc être initiées pour caractériser son action en fonction des contraintes.

Les forces d'action du brachial

L'analyse mécanique des forces appliquées par le muscle brachial montre qu'il est le plus efficace à 120° : la force musculaire développée par le muscle (F) est égale à la force efficace de flexion (Fe). Au-delà de 120°, une partie de la force musculaire se dissipe en force centrifuge, en deçà en force centripète. À partir de 90°, quand la force efficace de flexion du biceps brachial diminue, le brachial prend le relais car sa force efficace continue d'augmenter jusqu'à 120° (Fig. 62).

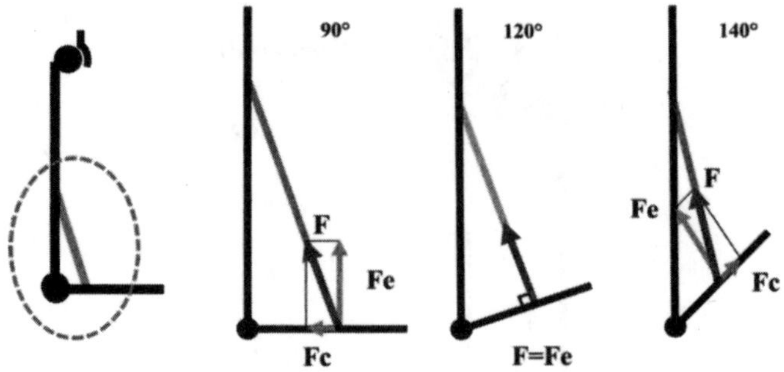

Figure 62 : Les forces d'action du muscle brachial

Actions et renforcement dans la flexion du coude

La relation force-longueur du biceps donne un maximum d'efficacité à 90°, répondant ainsi aux contraintes mécaniques externes qui sont maximales à cet angle (Langenderfer et al., 2005). L'activité EMG du biceps pour des exercices de flexion en position droite (Dumbbell Biceps Curl) ou inclinée (Incline Dumbbell Curl) varie plus ou moins conjointement quel que soit le type de contraction (concentrique ou excentrique) et l'angle de flexion (Oliviera et al., 2009). Par contre, les exercices de flexions du coude sur pupitre (Dumbbell Preacher Curl) sollicitent significativement moins le muscle. Cela s'explique très facilement par l'utilisation d'un point d'appui et d'une charge qui se trouve généralement plus proche de la verticale de l'axe de rotation. Ce type d'exercice est favorable aux novices ou en rééducation (moindre contrainte) car le membre supérieur est, de plus, stabilisé. Lors de la flexion, une synergie d'activité non linéaire montre une contribution relative entre le biceps et le muscle brachial (Nordez et al., 2012). Des mécanismes de compensation apparaissent pour initier le mouvement afin d'utiliser les tensions passives (Hansen et al., 2003). Cela est d'autant accentué avec l'extension de l'avant-bras (car l'efficacité de la contraction diminue au regard du couple de force interne). Cette caractéristique se retrouve très souvent en salle lors d'exercices trop intenses et mal exécutés : les sujets produisent une hyperlordose lombaire et une flexion-extension du tronc pour « lancer » la flexion de l'avant-bras.

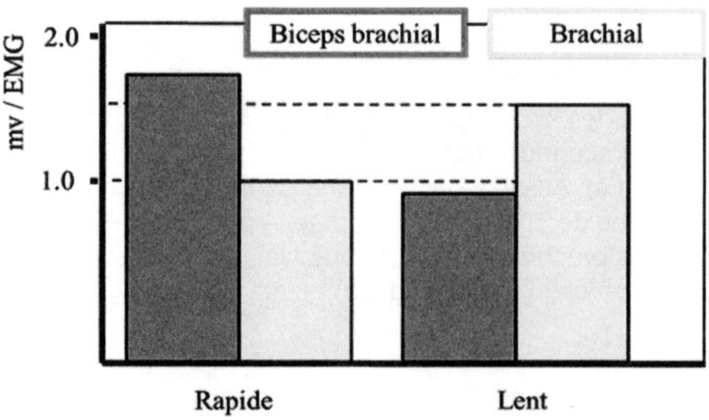

Figure 63 : Effet de la vitesse sur le recrutement musculaire des fléchisseurs

La synergie musculaire entre le biceps et le muscle brachial varie selon la vitesse angulaire du mouvement (Fig. 63). Les mouvements de flexions rapides sollicitent favorablement le biceps brachial (Kulig et al., 2001).

QUESTIONS 14

1. Le muscle grand pectoral et un muscle adducteur du bras.
2. Les deux chefs du biceps se réunissent à la partie moyenne de l'avant-bras.
3. La longue portion du biceps participe à l'antépulsion du bras.
4. Le muscle brachial est le plus puissant des muscles fléchisseurs du bras.
5. Le brachial se termine sur le processus coracoïde de l'ulna.

Le triceps brachial

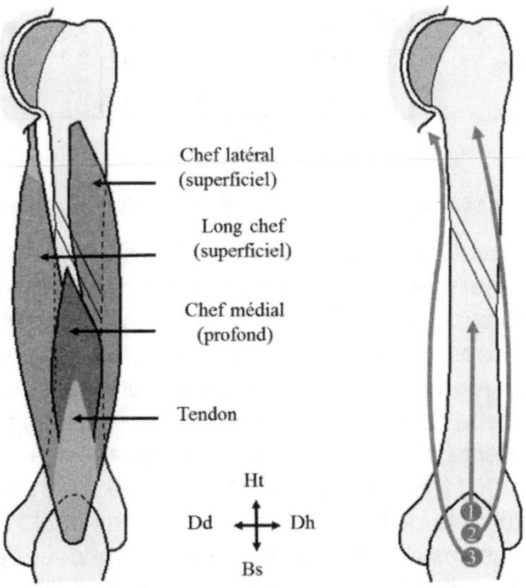

Figure 64 : Le muscle triceps brachial

Le triceps est le muscle de la loge postérieure du bras. Il est composé de trois chefs penniformes (Fig. 64). Le long chef, biarticulaire, mobilise l'articulation de l'épaule et du coude. Le chef médial et le chef latéral, monoarticlaire, agissent sur le coude. Les trois faisceaux fusionnent au sommet de l'olécrâne par un large tendon. Une bourse séreuse sépare le tendon de la capsule. La longue portion prend son origine sur le tubercule infraglénoïdien, descend verticalement, et se termine sur la facette postérieure de l'olécrâne (formant la partie postérieure du tendon -3-). La longue portion sort du creux axillaire en transitant en avant du teres minor et en arrière du teres major. Le faisceau latéral (ou vaste externe) naît de la face postérieure au-dessus (ou côté proximal) du sillon du nerf radial, descend verticalement et latéralement et se termine sur la facette crânial de l'olécrâne (entre la longue portion et le chef médial -2-). La longue portion et le chef latéral sont superficiels, le chef médial est profond. Le chef médial (ou vaste interne) prend son origine au-dessous (ou côté distal) du sillon du nerf radial, descend verticalement et se termine sur la facette proximal (formant la partie antérieure du tendon -1-).

Actions et renforcements du triceps brachial

La contraction du triceps génère une extension de l'avant-bras, une adduction et une rétropulsion du bras par la longue portion. L'angle de pennation étant différent selon les faisceaux (Kawakami et al., 1993), les caractéristiques de force et de vitesse varient selon les chefs considérés. Pour un effort isométrique maximal de dix secondes, la force développée est plus importante au niveau de la longue portion dans les cinq premières secondes. Cependant, la force enregistrée au niveau du chef médian est beaucoup plus stable (résistant à la fatigue) et son action devient prédominante lors des cinq dernières secondes (Asraf et al., 2014).

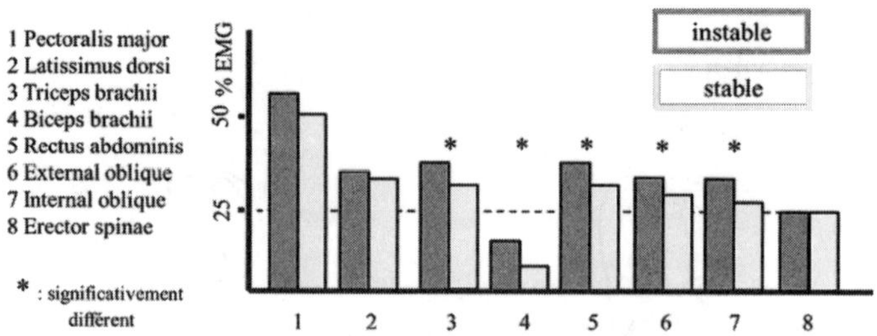

Figure 65 : Influences des appuis lors d'exercices de « pompes »

Les exercices de kick back avec poulie mobilisent le triceps. Avec une prise en pronation, le chef latéral sera plus sollicité. En supination, l'exercice se centre plus sur le chef interne, mais à charge égale, il sera plus difficile à réaliser. Les exercices de pull-over sollicitent la longue portion du triceps. En complément, le développé couché prise serrées (largeur des épaules pour générer moins de contraintes articulaires) favorise le développement des triceps tout comme le pullover press. Les exercices de pompes (Fig. 65) montrent une activité plus importante du triceps, du biceps et des muscles abdominaux sur appuis instables (Maeo et al., 2014, Snarr & Esco, 2014). Une base d'appui plus étroite sollicite plus le triceps brachial et le deltoïde postérieur (Youdas et al., 2010a). Une étude très complète de douze muscles du tronc et du membre supérieur de Marcolin et al. (2015) confirme qu'une position d'appui mains serrées sollicite plus particulièrement le triceps mais aussi le grand pectoral, et que les mains positionnées en arrière mobilisent plus les muscles supérieurs de la ceinture scapulaire.

Les dips, buste droit pour réduire l'action des pectoraux, ne peuvent s'envisager que pour des personnes déjà entraînées avec des deltoïdes et pectoraux puissants.

Les forces d'action du triceps brachial

L'analyse mécanique des forces du triceps demande de caractériser la force F, force musculaire résultante des trois chefs au point d'insertion (Fig. 66). Les axes de référence se définissent à partir de l'axe de rotation et du point d'origine où s'applique F. À partir de ce point, se déterminent les composantes Fe et Fc. Fc apparaît comme une force centrifuge car orientée en direction opposée à l'axe de rotation (dirigée en dehors). Cette force tente à disjoindre l'articulation. La force Fe est la force efficace qui permet l'extension de l'avant-bras. À 25° d'un point de vue mécanique, le triceps est à son maximum d'efficacité. Au-delà, son module diminue mais l'étude de la relation force-longueur du muscle donne un optimum d'efficacité autour de 80° (Doheny et al., 2008; Folio et al., 2009). De même, le positionnement de l'épaule influence la longueur du muscle et la tension passive des tissus et modifie le couple de force musculaire (Landin & Thompson, 2011). Ainsi, l'efficacité du long triceps est améliorée quand l'épaule se trouve en antépulsion. À 25°, les conditions mécaniques favorisent donc la réalisation du geste là, où le muscle est intrinsèquement moins efficace.

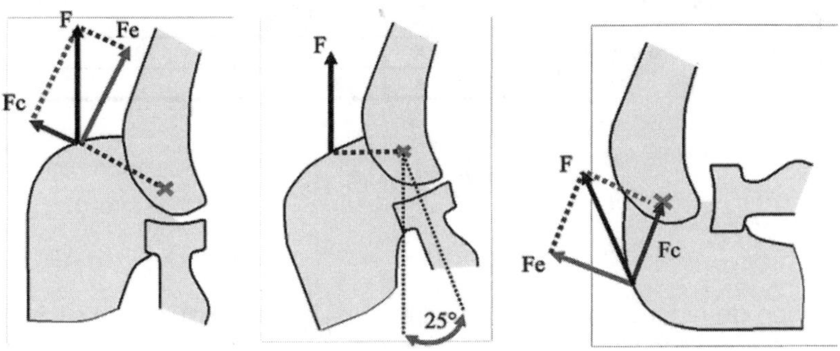

Figure 66 : Les forces d'action du triceps brachial

Un résumé des insertions des muscles du bras est présenté ci-dessous :

Biceps brachial	**long**	Tubercule supra-glénoïdien	Tubérosité radiale (courbure supinatrice)
	court	Apex de la coracoïde	
Coraco brachial		Apex de la coracoïde	Face médiale humérus, 1/3 sup. (au regard du V deltoïdien)
Triceps brachial	**long**	Tubercule infra-glénoïdien	Olécrâne
	médial	Face post de l'humérus 1/2 inf.	
	latéral	Face post de l'humérus 1/2 sup.	
Grand pectoral		Clavicule 1/2 médiale bord ant., manubrium, 1 à 6 cartilage costal.	Sillon intertuberculaire lèvre latérale

Un résumé de l'ensemble des activités musculaires des muscles de la ceinture scapulaire et du bras est présenté ci-dessous (Tab. 8).

Tableau 8 : La cinésiologie de l'épaule

		Abd.	Add.	Rétro.	Anté.	Rot. int.	Rot. ext.
Deltoïde	spinal	(X)		X			X
	acromial	X					
	claviculaire	(X)			X	X	
Grand pectoral	inf.		X			X	
	moy.		X			X	
	sup.		X		X	X	
Grand dorsal			X	X		X	
Teres major			X	X		X	
Supra-épineux		X					
Infra-épineux		(X)					X
Teres minor		(X)	(X)				X
Subscapulaire			X			X	
Biceps	long	X					
	court		X		X		
Coraco-brachial			X		X		
Triceps			X	X			

QUESTIONS 15

1. Le tendon de la longue portion du triceps est extra-capsulaire, il s'insère sur le tubercule sus-glénoïdien.
2. Le triceps brachial est un muscle biarticulaire.
3. Le trapèze a une origine occipitale.
4. Le biceps est un muscle supinateur.
5. Teres majeur et mineur ont une même terminaison.

Le coude

Le coude définit un système articulaire qui relie le bras à l'avant-bras. L'avant-bras est constitué de deux segments osseux parallèles : le radius est latéral, l'ulna plus médial. Le radius est plus court que l'ulna. En pivotant autour de l'ulna, le radius permet des mouvements de prono-supination, le coude fléchi tout en ayant une certaine stabilité grâce à l'ulna.

Le coude est donc un système complexe composé au niveau du squelette par :

- l'humérus en haut en jonction par le capitulum et la trochlée ;
- l'ulna du côté médian en jonction par l'incisure radiale et l'incisure trochléaire ;
- le radius du côté latéral en jonction par la cupule (ou fovéa) et son pourtour ;

et de trois articulations :

- l'articulation huméro-ulnaire : de type trochléenne (avec un degré de liberté) ;
- l'articulation radio-humérale : de type condylienne (avec deux degré de liberté) ;
- l'articulation radio-ulnaire : trochoïde (avec un degré de liberté).

Les articulations huméro-ulnaire et radio-humérale permettent la flexion-extension de l'avant-bras. Les articulations radio-ulnaire et radio-humérale permettent la prono-supination de la main. La combinaison des mouvements autorise un déplacement de la main dans tous les plans de l'espace.

Une capsule relâchée en arrière, enveloppe la poche synoviale. La synoviale est unique pour les différentes articulations. La capsule s'insère sur le col du radius : elle est renforcée par une expansion de fibres musculaires du biceps. Elle se fixe aussi sur le ligament annulaire et se renforce par les ligaments collatéraux.

En extension complète, selon l'axe vertical, l'avant-bras n'est pas aligné avec le bras : c'est le valgus physiologique (±15°). Selon l'axe transverse au niveau postérieur, les épicondyles et l'olécrane sont par contre alignés.

L'avant-bras

L'ulna

L'ulna est un os long, triangulaire, légèrement convexe en dedans. En position de référence, l'ulna définit le bord médial de l'avant-bras. Le corps de l'ulna présente trois faces : antérieure, postérieure et médiale. L'extrémité proximale présente deux processus saillants : l'olécrane au niveau proximal, la coronoïde au niveau distal et antérieur (Fig. 67). L'olécrane présente en avant un bec qui, en extension, se place dans la fosse olécranienne. La face postérieure de l'olécrane caractérise la pointe du coude. En flexion, le processus coronoïde se place dans la fosse choroïdienne. Les fosses évitent ainsi les blocages osseux. L'olécrâne et la coronoïde forment les parois articulaires de l'incisure trochléaire (ou grande cavité sigmoïde). Cette incisure s'emboîte parfaitement avec la trochlée humérale. L'ulna procure donc toute la stabilité à l'articulation mais ne permet que des mouvements de flexion-extension.

Latéralement, se trouve l'incisure radiale (petite cavité sigmoïde) en forme de quadrilatère concave. Recouvert de cartilage, il s'ajuste avec la circonférence radiale ou tête sigmoïde du radius. Sous cette incisure radiale se trouve la fosse supinatrice où s'insère le faisceau ulnaire (profond) du muscle supinateur. Entre la fosse et l'incisure, le ligament carré de Dénucé permet de fixer (coaptation) l'articulation radio-ulnaire. En avant, la tubérosité ulnaire répond à l'insertion du muscle brachial. L'extrémité proximale de l'ulna est plus épaisse. Le corps plus ou moins triangulaire de la diaphyse s'affine progressivement au niveau distal. La face antérieure est large en haut puis se rétrécit jusqu'à la partie inférieure. Cette face est légèrement excavée dans ses trois quarts supérieurs : zone d'insertion du muscle fléchisseur commun profond des doigts. La face postérieure est légèrement convexe, divisée par une crête longitudinale. La surface latérale présente des crêtes obliques en bas et en dehors délimitant les zones d'insertion des muscles long abducteur, court et long extenseur du pouce, enfin l'extenseur propre du deuxième doigt (muscles profonds). La surface médiale présente en sa partie proximale une crête oblique en bas et en dedans. Au-dessus de cette crête se trouve la zone d'insertion triangulaire de l'anconé. Au-dessous, s'insère le muscle extenseur ulnaire du carpe. La face médiale est lisse et donne insertion dans ses deux tiers supérieurs au muscle fléchisseur commun profond des doigts. L'extrémité postérieure donne forme à la styloïde ulnaire qui, bien que l'ulna soit plus long que le radius, se positionne plus haut que la styloïde radiale (5 à 8 mm).

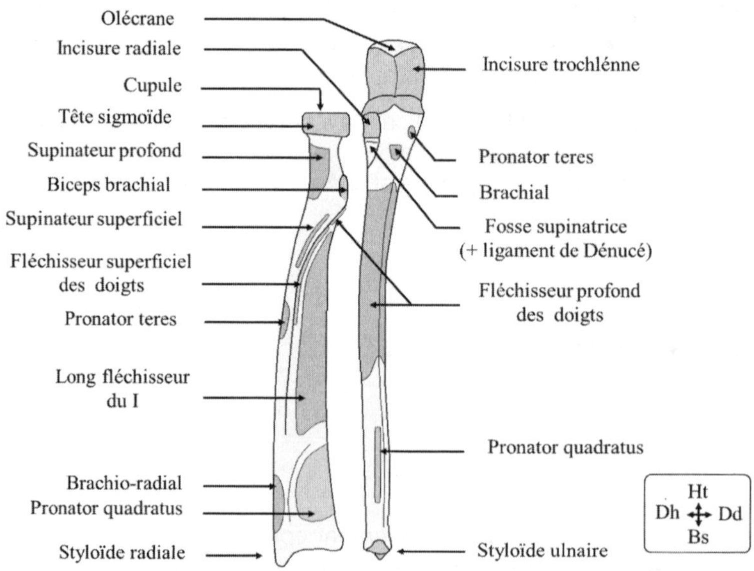

Figure 67 : Radius face antérieure

Le radius

En position de référence, le radius définit le bord latéral de l'avant-bras. Le corps du radius présente trois faces : antérieure, postérieure et latérale. Le radius présente une double courbure : une courbure supérieure supinatrice, une courbure moyenne pronatrice. C'est pourquoi le radius est souvent apparenté à une manivelle.

L'extrémité proximale se caractérise par une portion de cylindre, la tête sigmoïde, un col et une tubérosité (Fig. 67). La tête sigmoïde est légèrement ovoïde (en forme de came) pour écarter les segments osseux et permettre le passage de la tubérosité bicipitale d'arrière en avant lors de la supination. La tête sigmoïde est maintenue par le ligament annulaire qui s'apparente à un prolongement de la capsule. Le ligament annulaire entoure la cupule radiale; sa face médiale encroûtée de cartilage fait office de surface articulaire : c'est une articulation de type trochoïde. La face supérieure de la tête présente une surface articulaire concave en relation avec le capitulum huméral. Le pourtour de la tête sigmoïde s'articule avec l'incisure radiale. La tubérosité bicipitale du radius correspond au sommet de la courbure supinatrice du radius. Le radius est moins épais en son extrémité proximale. Le corps diaphysaire s'élargit donc progressivement au niveau distal. Le processus styloïde du radius est beaucoup plus volumineux que le processus styloïde de l'ulna et descend plus bas. La diaphyse radiale présente une double courbure permettant de pivoter autour de son axe longitudinale en obviant le corps de l'ulna. Les courbures dégagent un espace entre les segments où transitent les muscles fléchisseurs au niveau antérieur, les muscles extenseurs au niveau postérieur. Les deux os sont réunis par la membrane interosseuse antébrachiale qui stabilise les deux segments osseux. La membrane interosseuse est très résistante en sa partie supérieure et se tend lors de la supination.

Muscles de la face antérieure

La face antérieure se compose de deux loges : la loge antérieure à proprement dite et la loge latérale. La loge antérieure s'organise sur trois plans musculaires (superficiel, moyen, profond). La loge latérale s'organise seulement sur deux plans (superficiel et profond).

La face antérieure est plane, légèrement concave en sa portion moyenne. C'est à ce niveau, sous la courbure supinatrice, que l'empreinte du long fléchisseur du pouce excave la structure osseuse La surface s'élargit progressivement de la tubérosité bicipitale pour concéder à l'extrémité carpienne une surface d'insertion pour le carré pronateur (pronator quadratus).

Le plan profond de la loge antérieure

Elle se compose de trois muscles : le carré pronateur (pronator quadratus), le fléchisseur commun profond et le long fléchisseur du 1 (Fig. 68).

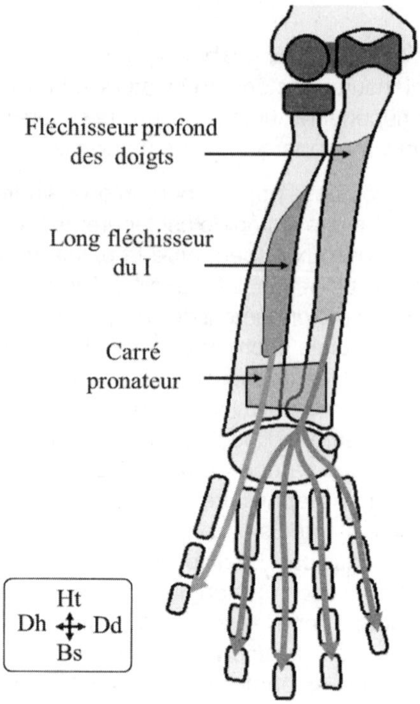

Figure 68 : Le plan profond face antérieure de l'avant-bras

Le carré pronateur (pronator quadratus)

C'est un muscle rectangulaire tendu du radius à l'ulna (en s'élargissant légèrement) ; ses fibres musculaires se dirigent transversalement (Fig. 67). Il occupe le quart distal des faces antérieures du radius et de l'ulna (sous les crêtes obliques). En avant, transitent les tendons du long fléchisseur du pouce et du fléchisseur des doigts. Le carré pronateur stabilise en isométrie l'articulation radio-ulnaire ; sa contraction concentrique permet la pronation.

Les deux tiers proximaux sont occupés par les muscles fléchisseurs des doigts : le long fléchisseur du pouce latéralement et le fléchisseur commun profond médialement.

Le fléchisseur commun profond des doigts

Il se positionne au-dessus du pronator quadratus et sous son homonyme superficiel. C'est un muscle plat et large. Il s'insère à l'origine sur :

- les 2/3 supérieurs de la face antérieure de l'ulna en débordant sur la face médiale ;
- le radius sous la courbure supinatrice du radius (et sur la membrane interosseuse).

Il se dirige verticalement et, à mi-hauteur de l'avant-bras se partage en quatre faisceaux qui passent en avant du pronator quadratus. Les tendons s'engagent dans le canal carpien puis se dirigent vers les doigts correspondants entre les bandelettes tendineuses du fléchisseur superficiel et se fixent à la base de la troisième phalange des doigts. Sa contraction permet de fléchir les phalanges et accessoirement le poignet.

Le long fléchisseur du 1

Il se positionne latéralement au fléchisseur commun des doigts. Il s'insère sur la face antérieure du radius jusqu'à la crête oblique distale et sur la membrane interosseuse correspondante. Il se dirige verticalement sur la base de la deuxième phalange. Le long fléchisseur du pouce fléchit les phalanges et participe à la flexion et l'inclinaison radiale du poignet.

Le plan moyen de la loge antérieure

Le fléchisseur commun superficiel des doigts

C'est le muscle du plan moyen. Il est épais et s'étend partiellement à la surface de l'avant-bras et recouvre le fléchisseur profond des doigts (Fig. 68). Il s'insère à l'origine obliquement sur :

- l'humérus au niveau des muscles épicondyliens médiaux
- l'ulna sur le processus coronoïde au-dessus (et en dedans) du pronator teres
- et le radius sous la ligne oblique du bord antérieur (et sur la membrane interosseuse)

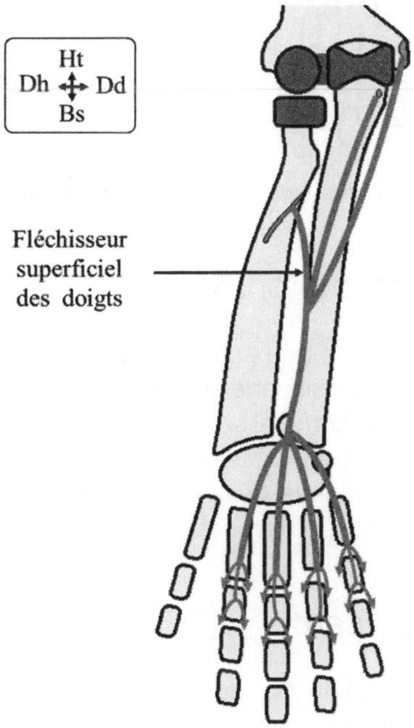

Figure 68b : Plan moyen, face antérieure de l'avant-bras

L'insertion fait une arcade tendineuse concave au niveau proximal et latéral. Il se termine à la base de la deuxième phalange (des doigts 2, 3, 4, 5 excepté du 1) du côté palmaire, sur les côtés par deux bandelettes tendineuses pour laisser place au tendon du fléchisseur profond. Le fléchisseur superficiel des doigts permet la flexion de la deuxième phalange sur la première mais aussi la flexion du poignet (et une flexion accessoire du coude).

Les muscles superficiels de la loge antérieure

Ils se composent du pronator teres (rond pronateur), des muscles fléchisseurs radial et ulnaire du carpe et du muscle long palmaire (Fig. 69). Le plan superficiel correspond aux muscles épicondyliens médiaux (avec le fléchisseur qui compose le plan moyen).

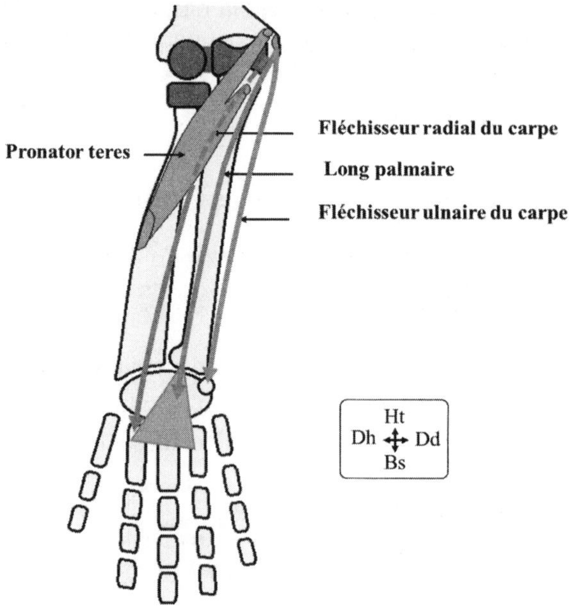

Figure 69 : Plan superficiel, face antérieure de l'avant-bras

Le pronator teres (ou rond pronateur)

Le rond pronateur est constitué de deux chefs : un chef huméral et un chef ulnaire. Le chef ulnaire est plus court et se positionne sur la coronoïde au-dessus de l'insertion du muscle brachial. L'origine du chef huméral se situe sur épicondyle médial (face antérieure). Le muscle se dirige obliquement en bas et latéralement sur la courbure pronatrice du radius (partie moyenne antéro-latérale de la diaphyse). Son action principale demeure la pronation mais il participe accessoirement à la flexion du coude.

Le fléchisseur radial du carpe

Le fléchisseur radial du carpe est un muscle filiforme qui prend son origine au niveau de l'épicondyle médial (face antérieure, sous le pronator teres). Il passe sous le pronator teres et descend légèrement obliquement (en latéral) pour se fixer à la base (face palmaire) du deuxième métacarpien. Des expansions tendineuses se prolongent sur le premier et le troisième métacarpien. Sa contraction conduit à une flexion du poignet ; il est abducteur de la main (ou inclinaison radiale).

Le fléchisseur ulnaire du carpe

Le fléchisseur radial du carpe est le plus médial des muscles épicondyliens. Il est composé de deux chefs. Le chef huméral s'insère au niveau du bord inférieur de l'épicondyle et le chef ulnaire sur l'olécrâne (face médiale). Une arcade fibreuse relie les deux faisceaux qui s'assemblent pour descendre verticalement (le long puis en avant de l'ulna). Le muscle envoie des expansions sur le retinaculum (cela renforcant son action) et se fixe en terminaison sur la base supérieure du pisiforme. Sa contraction conduit à une flexion du poignet ; il est adducteur de la main (ou inclinaison ulnaire).

Le long palmaire

C'est un muscle inconstant qui s'immisce entre le fléchisseur radial et le fléchisseur ulnaire du carpe. Il prend son origine entre les fléchisseurs du carpe au niveau de l'épicondyle médiale. Peu épais, il se dirige verticalement et se prolonge en se ramifiant sur le retinaculum des fléchisseurs et sur l'aponévrose palmaire. Par la mise en tension de l'aponévrose palmaire, il est fléchisseur de la main.

Muscle de la loge latérale

La face latérale est arrondie, convexe en dehors. Elle présente en sa partie moyenne une surface rugueuse marquant l'insertion du rond pronateur (pronateur teres).

La loge latérale est composée de quatre muscles organisés sur deux plans (Fig. 70). Dans le plan profond, le muscle supinateur se caractérise par deux faisceaux. Dans le plan superficiel, le brachio-radial s'ordonne au niveau antérieur, le long extenseur radial du carpe au niveau moyen et le court extenseur radial du carpe au niveau postérieur.

Le supinateur

Les deux faisceaux s'enroulent autour de la diaphyse et du col du radius. Le faisceau huméral est plus vertical et superficiel ; il s'insère sur l'épicondyle latéral. Le faisceau ulnaire est plus oblique et profond ; il s'insère sous l'incisure radiale du radius. Les faisceaux se terminent au-dessus du bord antérieur oblique du radius. Son action concentrique déclenche en synergie du biceps brachial la supination de l'avant-bras. En isométrie, sa contraction fixe la tête sigmoïde à l'incisure radiale de l'ulna.

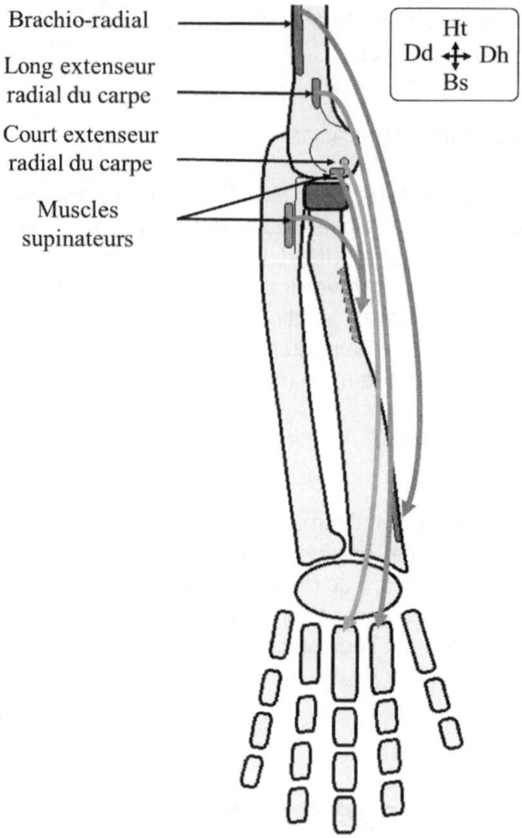

Figure 70 : Loge latérale de l'avant-bras

Le court extenseur radial du carpe

Le court extenseur radial du carpe est un muscle peu saillant qui se dirige verticalement de l'épicondyle latéral à la base du troisième métacarpien. Au niveau proximal, il longe la face latérale du radius puis s'oriente en arrière au niveau distal. Sa contraction permet l'extension du poignet.

Le long extenseur radial du carpe

Le long extenseur radial du carpe s'insère sur le bord latéral à l'extrémité distale entre le muscle brachio-radial (en dessus) et l'épicondyle latéral (en dessous). Il se dirige verticalement et latéralement pour se fixer à la base du deuxième métacarpien. Sa contraction permet l'extension du poignet. Latéral, il entraîne aussi l'abduction du poignet.

Le brachio-radial

Le muscle brachio-radial est un muscle charnu. C'est le muscle le plus superficiel et proximal de cette loge. Il prend son origine sur le bord latéral et distal (tiers inférieur) de l'humérus et sur la cloison intermusculaire (septum) correspondante. Il s'oriente verticalement et se termine au tiers distal et latéral de l'avant-bras par un tendon s'insérant sur la styloïde radiale (Fig. 60). Lors de la prono-supination, il ramène le bras en position neutre car dans cet arrangement, il demeure parallèle au bord latéral. C'est donc un muscle supinateur et pronateur selon la position initiale de la main. C'est un muscle fléchisseur de l'avant-bras (Fig. 71). Cependant, l'analyse biomécanique des forces montre un module de force de flexion (Fe) de faible intensité. Son action dans la flexion paraît limitée si l'on considère la force développée ; elle est compensée en partie par un grand bras de levier. La composante centripète (FC) montre une résultante de force significative. Le brachio-radial fixe donc le coude et renforce la coaptation comme ligament actif.

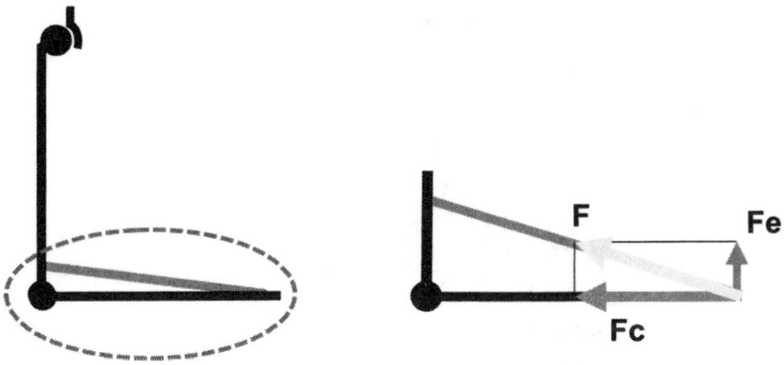

Figure 71 : Forces d'action du brachio-radial

Muscles de la face postérieure

La face postérieure est arrondie en son tiers supérieur, creusée en sa partie moyenne avec deux crêtes obliques (en bas et en dehors) limitant les surfaces d'insertion des muscles long abducteur et court extenseur du pouce.

Les muscles de la loge postérieure sont organisés en deux plans. Un plan profond, où les muscles sont affectés essentiellement à la mobilité du pouce avec : le long abducteur du pouce, le court extenseur du pouce, le long extenseur du pouce, et l'extenseur du deuxième doigt. Un plan superficiel où les muscles sont affectés essentiellement à l'extension des doigts avec : l'extenseur commun des doigts, l'extenseur du cinquième doigt, l'extenseur ulnaire du carpe, et l'anconé affecté à la fixation du coude.

Les quatre muscles profonds sont juxtaposés l'un au-dessus de l'autre et se dirigent obliquement en bas et latéralement (Fig. 72). Ce groupe se compose des muscles suivants : le long abducteur du I (pouce), du court et long extenseur du I et de l'extenseur du II.

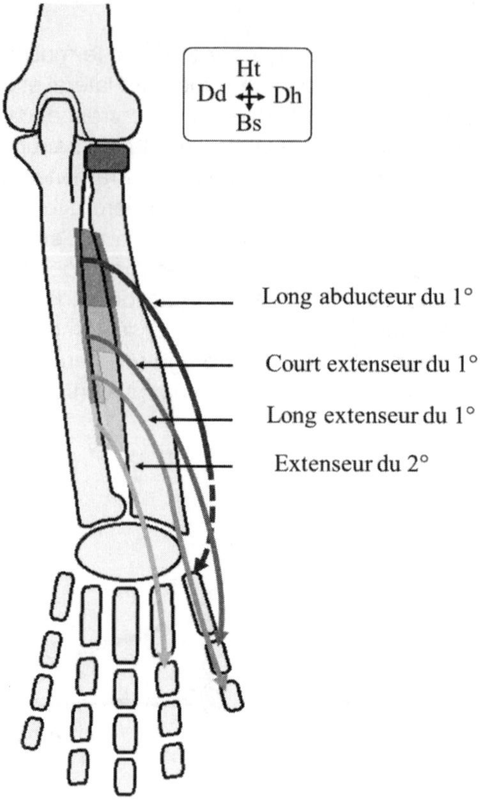

Figure 72 : Face postérieure, muscles profonds

Le long abducteur du pouce

Le long abducteur du pouce est le muscle le plus proximal, plus long et plus charnu. Il s'insère sur les faces postérieures de l'ulna (en dessous de l'anconé en sa partie haute) et du radius (en sa partie basse) en se prolongeant sur le septum au niveau de l'espace interosseux. Il se termine par un long tendon à la base du premier métacarpien. Sa contraction génère une abduction du pouce.

Le court extenseur du pouce

Le court extenseur du pouce est un muscle filiforme et sous-jacent au long abducteur pour son origine et sa direction. Il se termine par un long tendon à la base de la première phalange du pouce. Il permet l'extension du pouce et l'inclinaison radiale du poignet.

Le long extenseur du pouce

Le long extenseur du pouce est un muscle plus court et plus charnu que le court extenseur. Il ne s'insère que sur la partie moyenne de la face postérieure de l'ulna et sur le septum. Il se termine par un très long tendon (comparé au ventre musculaire) sur la base de la deuxième phalange du pouce. Il permet une extension des phalanges et une abduction du pouce.

L'extenseur du deuxième doigt

L'extenseur du deuxième doigt s'organise en continuité du long extenseur. Il prend son origine au tiers distal de la face postérieure de l'ulna. Il se termine à la base de la première phalange du deuxième doigt et fusionne avec le tendon de l'extenseur commun. Sa contraction permet l'extension des phalanges du deuxième doigt.

Les trois muscles postérieurs, superficiels et extenseurs sont juxtaposés parallèlement et verticalement (Fig. 73). Ils ont une origine commune au niveau de l'épicondyle latérale de l'humérus. Ce groupe se compose des muscles extenseurs : l'extenseur commun des doigts, l'extenseur du 5° et de l'extenseur du carpe.

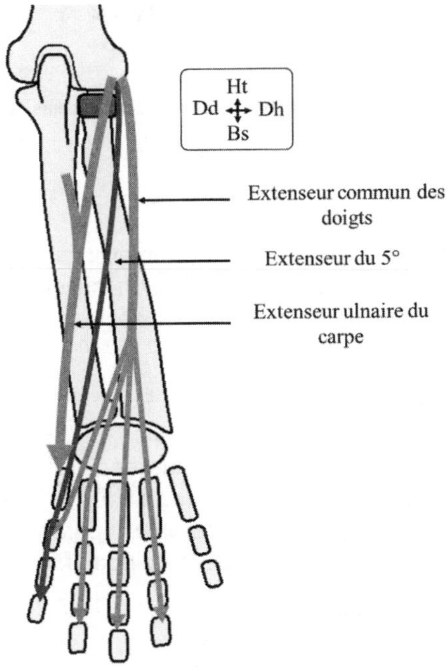

Figure 73 : Face postérieure, muscles superficiels

L'extenseur commun des doigts

L'extenseur commun des doigts est le muscle le plus latéral. C'est un muscle large, tendu verticalement qui se ramifie dans sa moitié distale en quatre tendons (contenus dans une gaine commune). Les tendons s'orientent vers chacun des doigts correspondants mais demeurent maintenus entre-eux par les bandelettes inter-tendineuses. Au niveau de la première phalange, le tendon se divise en trois unités (Fig. 74). Un tendon médian plus profond se fixe sur la base dorsale de la deuxième phalange. Deux tendons latéraux (radial et ulnaire) plus superficiels se fixent et convergent sur la base dorsale de la troisième phalange. Les tendons du deuxième et du cinquième doigt fusionnent avec l'extenseur propre de chacun des deux doigts. La contraction du muscle génère une extension des articulations inter-phalangiennes.

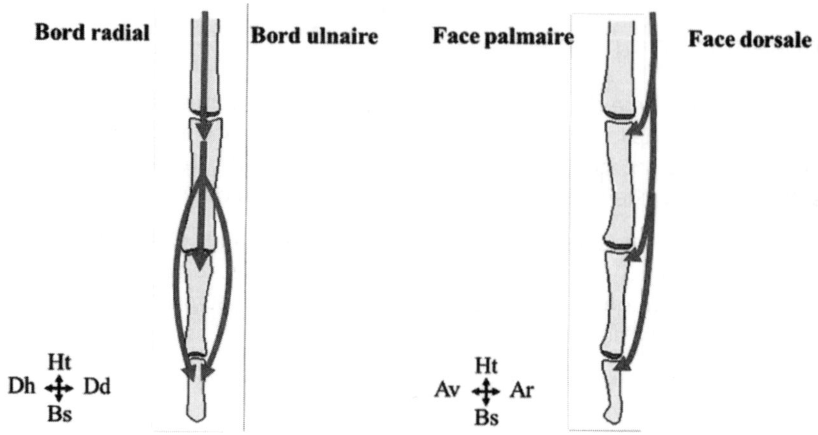

Figure 74 : Terminaisons de l'extenseur commun des doigts

L'extenseur du cinquième doigt

L'extenseur du cinquième doigt est filiforme s'interposant entre l'extenseur commun et l'extenseur ulnaire beaucoup plus charnu. C'est un muscle inconstant. Il se fixe à la base dorsale du cinquième doigt en fusionnant avec l'extenseur commun.

L'extenseur ulnaire du carpe

L'extenseur ulnaire du carpe est le muscle le plus médial. Il possède une double insertion : se fixant sur l'épicondyle latéral de l'humérus et sur les deux tiers supérieurs la face posto-latérale de l'ulna, le long du bord postérieur (parallèlement au fléchisseur ulnaire du carpe). Il se termine à la base dorsale du cinquième métacarpien. Sa contraction permet l'extension et l'adduction de la main.

L'anconé

L'anconé joue le rôle de ligament actif au niveau de l'articulation radio-ulnaire (voir l'épicondyle latérale de l'humérus, Fig. 58).

QUESTIONS 16

1. Le rond pronateur (pronateur teres) est supérieur et profond ; le carré pronateur (pronator quadratus) est inférieur et superficiel

2. Le fléchisseur commun superficiel possède une triple origine.

3. Le pisiforme est libre d'insertion.

4. Le long abducteur du I est un muscle de la loge latérale.

5. Les extenseurs et fléchisseurs communs ne concernent pas le I.

Actions et renforcements au niveau du coude

Le coude est une articulation qui sert de charnière pour transmettre les forces d'actions et positionner la main dans l'espace. L'action de couplage articulaire de l'épaule et du coude permet de moduler la force-vitesse à partir de deux synergies inverses : une extension de l'épaule et une flexion du coude (par le biceps et brachial) dans les mouvements d'armer ou de tirer, une extension du coude (par le triceps) et une flexion de l'épaule dans les mouvements de lancer ou de pousser. L'action de couplage articulaire de la main et du coude permet de moduler le pointage de la main. Soit une ouverture de la main, grâce à une extension-inclinaison radiale du poignet induisant une extension-supination du coude (sous l'action des épicondyliens latéraux). Soit une fermeture de la main, grâce à une flexion-inclinaison ulnaire du poignet induisant une flexion-pronation du coude (sous l'action des épicondyliens latéraux).

Dans les exercices de positionnement comme en gymnastique (chaîne cinétique fermée) ou dans les exercices d'opposition comme le combat (chaîne cinétique semi-fermée), les activités nécessitent une grande puissance musculaire et fixation au niveau du coude. Pour les lancers, la vitesse impose une stabilisation dynamique. Les exercices balistiques (chaîne cinétique ouverte) comme le tennis de table, favorisent un relâchement et inhibition des réflexes pour relever les conflits force-vitesse-précision. En musculation, le renforcement s'effectue généralement en chaîne cinétique fermée où le segment distal est fixe contre une résistance stationnaire ou mobile. Le travail en chaîne cinétique ouverte, où le segement distal est libre, c'est-à-dire mobile contre une résistance est spécifique à certaines activités comme le renforcement de la frappe en boxe.

La force développée au niveau du coude montre, à partir de tests isométriques, que les muscles fléchisseurs sont 40 à 50 % plus puissants que les muscles extenseurs (Askew et al., 1987). Le membre du coté dominant est 5 à 10 % plus fort que le côté non dominant. Pour un entraînement isométrique, le gain est spécifique à l'angle d'entraînement mais plus homogène pour une valeur moyenne de fermeture de l'angle (Testa & Thépaut-Mathieu, 1985). L'étude du service au tennis (Kibler, 1995), du lancer (pitching) au baseball (Davis et al., 2009; Solomito et al., 2015) ou du swing au golf (Nesbit & McGinni, 2014; Smith et al., 2017) sont des thématiques d'analyse très « prisées » car facilement contrôlables et reproductibles en laboratoire. La phase d'armenent terminal ou « late cocking » montre une rotation latérale maximale de l'épaule et un valgus forcé du coude au tennis comme au baseball. Les contraintes en valgus sont significativement augmentées (plus 20 %) quand la flexion des genoux est en deçà de 10° au tennis.

Les TMS au niveau du coude

Les traumatismes générés par la pratique sportive sont donc récurrents aux activités de lancers mais se retrouvent aussi en gymnastique, en escalade ou en canoë-kayak. Ils peuvent ainsi être classifiés selon leur impact (Frostick et al., 1999). Le « tennis-elbow » et le « golf elbow » sont les traumatismes les plus fréquents. Ce sont des douleurs (et des pathologies) qui affectent les athlètes effectuant des mouvements puissants et répétitifs d'extension-flexion liés à une pronation-supination de l'avant-bras. C'est une épicondylite c'est-à-dire une inflammation des tendons au niveau des épicondyles. Le tennis-elbow concerne l'épicondyle latéral et les mouvements de supination et d'extension du poignet. À l'inverse, le golf elbow touche l'épicondyle médial et les mouvements de pronation et de flexion du poignet. Le symptôme du tennis-elbow est récurrent chez les joueurs favorisant le revers. Mais la répétition des impacts d'une balle mal centrée, des cordes trop tendues, une faiblesse des muscles de la coiffe des rotateurs augmentent les tensions musculaires au niveau de l'épicondylite médiale comme latérale (Mohandhas et al., 2016). En conséquence, les services liftés peuvent favoriser le golf elbow. De même, des conséquences sur la latéralité ont été enregistrées. Ainsi, l'intensité de la saisie et de l'activité du pronator teres (rond pronateur) varie entre les golfeurs amateurs qui sollicitent l'avant-bras dominant et les professionnels qui sollicitent l'avant-bras non dominant (Farber et al., 2009). Singulièrement, le diamètre du grip n'influence pas l'activité EMG des muscles en golf (Sorbie et al., 2016) comme au tennis (Hatch et al., 2006), mais influence l'efficacité du geste. Si, un petit diamètre améliore la cinétique de la frappe au golf, au tennis un plus gros diamètre est requis (Ohguni et al., 2009). Des patterns différents en fonction du style ou de l'expertise génèrent donc des contraintes musculo-tendineuses variées qu'il est nécessaire de savoir appréhender (de même pour l'incidence du matériel sur la performance) pour prévenir les traumatismes.

La luxation du coude est souvent la conséquence d'une chute que l'on veut éviter en tendant les bras en hyperextension : c'est la luxation postérieure. Les luxations postérieures sont favorisées quand une compression violente et subite sur la cupule de l'ulna s'associe à un mouvement de supination. Les épihyses radiale et ulnaire se décalent vers le haut et l'arrière, la palette humérale est apparente vers l'avant. Les luxations complexes sont associées à une fracture osseuse (environ 1/4 des cas). La luxation antérieure est plus rare et se produit généralement le coude fléchi par un coup assené sur l'arrière. Le « nursemaid's elbow » (ou pronation douloureuse) est très fréquent chez l'enfant avant cinq ans. Cette subluxation de la tête du radial se provoque par une traction brusque dans l'axe longitudinale de l'avant-bras en pronation (enfant que l'on retient lorsqu'il tombe).

La prono-supination

La prono-supination est un mouvement de rotation de l'avant-bras autour de son axe longitudinal. Son amplitude est de 180°. Le mouvement de référence s'effectue l'avant-bras fléchi à 90° pour fixer l'axe huméral. C'est un mouvement indispensable pour pouvoir orienter avec précision la main dans tous les plans de l'espace. Elle mobilise les articulations radio-ulnaire proximale et radio-ulnaire distale. La supination est la position anatomique de référence : les deux segments osseux sont alors parallèles. La pronation déplace l'axe diaphysaire du radius qui surcroise antérieurement l'ulna grâce à sa courbure pronatrice. La pronation est une rotation médiale. Le mouvement s'effectue par une rotation du radius autour de l'ulna qui demeure fixe. Le mouvement est oblique en bas, en dedans et en avant.

L'articulation trochoïde est congruente à 60 % en position neutre mais faiblement (moins de 10 %) en position extrême de pronation ou de supination. Au niveau des éléments passifs, les ligaments radio-ulnaires antérieur et postérieur stabilisent la tête de l'ulna lors de la prono-supination. Le ligament triangulaire (Triangular Fibro-Cartilage Complex : TFCC) permet de résister aux contraintes de compression verticale et de cisaillement latéral ; il freine fortement la supination en position finale (le ligament carré de Dénucé freine de façon accessoire). La membrane interosseuse maintient conjointement les structures osseuses. Elle est suffisamment souple pour permettre le mouvement de rotation mais demeure un élément de contention important en position finale de supination (elle est plus épaisse et donc moins souple dans la moitié supérieure). La pronation provoque une légère ascension de l'ulna (ce qui abaisse les contraintes mécaniques) qui reste globalement fixe. Bien que concave, c'est l'extrémité distale du radius qui tourne autour de la surface convexe de l'ulna.

D'un point de vue mécanique, deux modes de fonctionnement permettent aux muscles de générer une rotation du radius autour de son axe longitudinal (Fig. 75). Les muscles dont les points d'insertions se fixent proche de l'axe de rotation s'enroulent perpendiculairement à cet axe : leur trajet est globalement horizontal. Les muscles dont les points d'insertions se fixent sur les courbures (éloigné de l'axe de rotation) agissent par traction : leur trajet est globalement vertical. La traction (mouvement rectiligne) provoque une rotation selon le principe d'une manivelle. Le carré pronateur est enroulé à l'extrémité distale (inférieure), les muscles supinateurs à l'extrémité proximale (supérieure) des deux os : ils agissent par enroulement. Le biceps brachial s'insère sur la courbure supinatrice, le carré pronateur sur la courbure pronatrice : ils agissent principalement par traction. Cependant, lors de la pronation, le biceps brachial s'enroule légèrement autour du radius : il agit donc aussi et partiellement par déroulement. Le brachio-radial est un muscle supinateur accessoire (le long extenseur radial du carpe dans une moindre mesure) depuis la position de pronation complète jusqu'à la position neutre. À partir de la position neutre et jusqu'à la pronation complète, le brachio-radial s'enroule autour de l'axe diaphyse tout en s'écartant de l'axe de rotation : son action supinatrice s'effectue donc par traction et par déroulement. Inversement, en supination complète et jusqu'à la position de référence, le brachio-radial et, à un moindre degré, le long extenseur radial du carpe deviennent pronateurs. Accessoirement, le fléchisseur radial du carpe est légèrement pronateur.

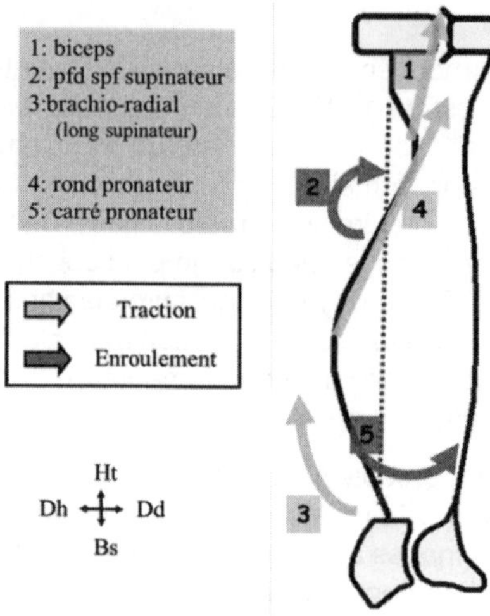

Figure 75 : Organisation des muscles de la prono-supination

Effet de la saisie sur le renforcement

La prono-supination s'associe naturellement à un mouvement de rotation de l'épaule, lorsque le coude n'est pas fixé. Pour gagner en amplitude ou en force, la pronation complète se prolonge généralement par une abduction significative de l'épaule. Inversement, l'abduction de l'épaule anticipe le mouvement de supination pour acquérir plus de puissance. Dans les mouvements de précision (finesse) de flexion- extension et de prono-supination de la main, les muscles de l'épaule sont peu actifs et agissent en isométrie. Dans les mouvements de puissance, une synergie musculaire dynamique des muscles du coude et de l'épaule apparaît alors que la main se fixe en isométrie. Cela est caractéristique dans les atemis (coups de poing) des karatékas.

La force développée lors de la supination est supérieure à celle de la pronation et du côté dominant sur le côté non dominant (Rey et al., 2013). Il existe une forte corrélation des forces développées entre le côté dominant et le côté non dominant. La prise de main pour les tractions à la barre fixe (chin-ups) sollicite favorablement le biceps et le grand pectoral en supination, le trapèze inférieur en pronation (Youdas et al., 2010a, b; Fig. 76).

Pour les tractions, le déplacement des coudes lors de la flexion ne s'effectue pas dans le même plan. La pronation impose de relever les coudes plus latéralement, la supination provoque un déplacement plus antérieur. La direction des fibres musculaires varie et la relation force-longueur des muscles se modifie (cela décalant d'autant les ponts d'actine-myosine au niveau interne) rendant les muscles plus ou moins efficaces. Ainsi, la pronation provoque une montée des scapulas et un étirement du trapèze : son recrutement lors de la traction est alors significativement supérieur.

L'utilisation de prises libres (twisting handles) ne sollicite pas plus favorablement les groupes musculaires (Youdas el al., 2010b).

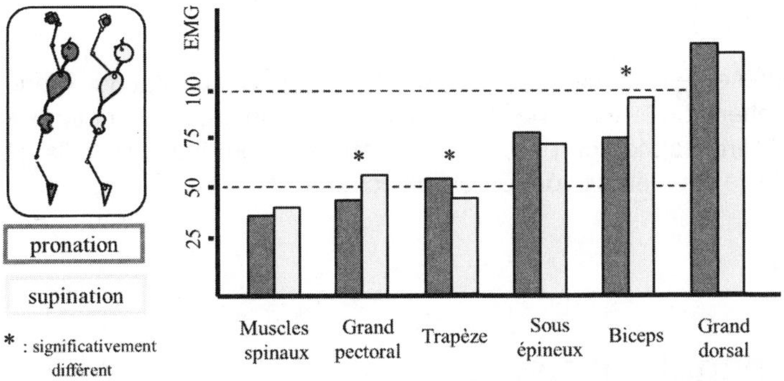

Figure 76 : Action des muscles dans les tractions en pronation et en supination

De même, l'écartement des prises n'influence pas significativement l'activation du grand dorsal, du trapèze, du biceps brachial et de l'infra-épineux pour un mouvement de « dorsi nuque » (Andersen et al., 2014). L'amplitude du mouvement étant plus grande en prise serrées ou moyennes, le recrutement et la synchronisation des ponts en série sont favorisés. Le travail en amplitude est déterminant pour les qualités de vitesse (ex : le tir en hand-ball). La prise élargie favorise plutôt un recrutement en parallèle et la force développée. La prise élargie génère une augmentation des contraintes tendino-articulaires pouvant mener à des tendinites (ténosites) locales. Sur le plan fonctionnel, des entraînements récurrents à petites amplitudes mènent à une perte de la souplesse articulaire et musculaire.

L'analyse EMG d'un exercice isométrique sous maximal (à 80 %) du biceps brachial montre, selon les sujets, trois stratégies de co-activation différentes du triceps brachial (activité contante, croissante ou décroissante) pouvant affecter la résultante du couple de force de flexion (Solnik et al., 2010). La capacité à maintenir seule active l'action des muscles agonistes, détermine donc significativement la résistance à la fatigue.

QUESTIONS 17

1. En supination les segments osseux sont parallèles.
2. Le coude se compose de deux articulations.
3. L'articulation radio-ulnaire distale présente une portion de sphère mobile.
4. Les muscles supinateurs sont plus puissants que les muscles pronateurs.
5. La prono-supination s'associe naturellement à un mouvement de rotation de l'épaule.

La main

La main représente l'organe effecteur du membre supérieur et a deux fonctions principales : la préhension et le toucher. La main se compose de trois structures anatomiques osseuses distinctes : les carpes, les métacarpes et les phalanges. Ils permettent sa grande mobilité avec amplitude, précision, force et vitesse.

Le canal carpien

Le carpe est un ensemble poly-articulé constitué de huit structures osseuses (os courts) ordonnées en deux rangées (Fig. 77). Sur le plan mécanique, le carpe est articulé en haut avec le radius par l'articulation radio-carpienne.

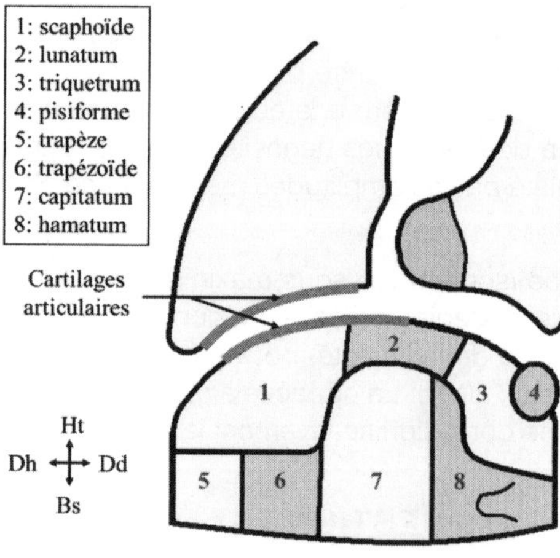

Figure 77 : Les carpes

L'articulation radio-carpienne est une condylienne. Le carpe forme un tunnel à concavité ventrale ou canal carpien. À partir des deux berges du canal carpien et tendu en avant, le ligament annulaire occlus l'espace. Par ce tunnel transitent tendons fléchisseurs de la main. Une bourse séreuse facilite le glissement de ces tendons (Fig. 78). Au niveau postérieur, le ligament postérieur du carpe protège les tendons des muscles extenseurs.

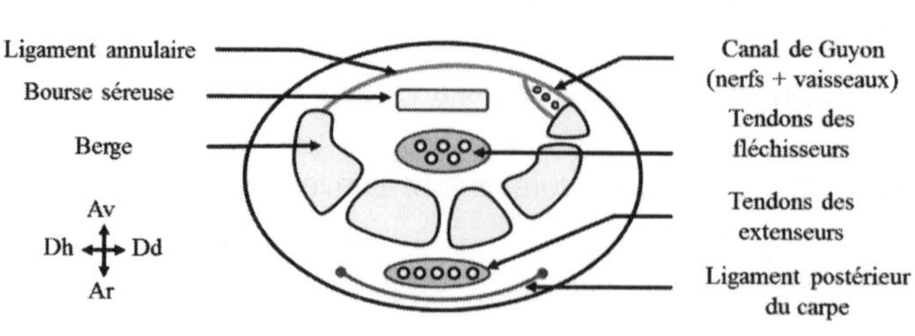

Figure 78 : Le canal carpien

Les structures osseuses du carpe sont peu emboîtées et animées de mouvements faibles amplitudes (arthrodie). De nombreux ligaments maintiennent ces structures entre elles : d'os à os à l'exception de la jonction du capitatum (grand os) avec le lunatum (car le lunatum est très mobile). Le ligament le plus important est le scapho-lunaire qui maintient conjointement les deux structures osseuses pour répondre aux contraintes mécaniques (les fractures du carpe sont ici récurrentes). Le triquetrum n'est pas articulé avec le capitatum. Une capsule tapissée d'une poche synoviale s'insère autour des cartilages. Cette capsule est plus résistance et épaisse en avant qu'en arrière (et renforcée par le ligament annulaire).

La rangée supérieure (antébrachiale) se compose de dehors en dedans du scaphoïde, du semi-lunaire (lunatum), du pyramidal (triquetum) et du pisiforme. La rangée inférieure (carpienne) se compose de dehors en dedans du trapèze, du trapézoïde, du capitatum (grand os) et du hamatum (os crochu). Le déplacement conjoint de chacune de ces unités osseuses permet des mouvements d'inclinaisons radiale et ulnaire et de flexions palmaire et dorsale. La combinaison de ces mouvements autorise une circumduction de faible amplitude.

Le scaphoïde

Le scaphoïde est l'os le plus volumineux et le plus latéral de la première rangée des carpes. Il s'incline obliquement en bas et en dehors. Ses faces supérieure et inférieure sont recouvertes de cartilage pour s'articuler avec le radius en haut et au trapèze et trapézoïde en bas. Pour le passage des ligaments, la face postérieure est excavée alors que la face antérieure (concave) présente une crête. Sur la face latérale s'insère le ligament latéral de l'articulation radio-carpienne. La face médiale montre deux facettes articulaires concaves et cartilagineuses en rapport avec le lunatum en haut et le capitatum en bas.

Le lunatum

Le semi-lunaire s'enclave entre le scaphoïde et le triquetrum. Les faces supérieures (convexe) et inférieure (concave) s'articulent avec le radius en haut, le capitatum et l'hamatum en bas.

Le triquetrum

Le triquetrum a la forme d'une pyramide (d'où son appellation éponyme dans l'ancienne nomenclature). Sa face supérieure s'articule au ligament triangulaire (et non pas à l'ulna); sa face inférieure est concave et s'ajuste avec l'hamatum. Sa face postérieure présente une crête où s'insèrent les ligaments internes. La face antérieure montre une surface arrondie (convexe) au contact du pisiforme.

Le pisiforme

Le pisiforme est un petit os arrondi (en forme de pois) dont la face postérieure concave s'ajuste à la facette bombée du triquetrum. Sur sa face antérieure s'insèrent le fléchisseur ulnaire du carpe et l'abducteur du cinquième doigt.

Le trapèze

Le trapèze est l'os le plus latéral des structures de la seconde rangée. La face antérieure est excavée pour le passage du tendon du fléchisseur radial du carpe. La face supérieure se rapporte au scaphoïde et la face inférieure au premier métacarpien. La face médiale se recouvre de deux facettes en rapport avec le trapézoïde en haut, avec le deuxième métacarpien en bas.

Le trapézoïde

Le trapézoïde s'interpose entre le capitatum et le trapèze. Il s'articule avec le scaphoïde en haut et avec le deuxième métacarpien par une facette concave en bas.

Le capitatum

Le capitatum est l'os du carpe le plus volumineux. Son axe central correspond à celui de la paume de la main. Son extrémité proximale est plus épaisse. Sa face postérieure montre une apophyse. Sa face supérieure s'arrange avec le scaphoïde et le lunatum. Sa face inférieure se caractérise par trois facettes pour les articulations des deuxièmes, troisième et quatrième métacarpiens. Sa face médiale présente une surface articulaire au contact de l'hamatum.

L'hamatum

L'hamatum s'arbore d'une apophyse en forme de crochet sur la face antérieure. À son niveau s'insèrent l'opposant et le court fléchisseur du cinquième doigt. Sa face inférieure se compose de deux facettes en rapport avec le quatrième et cinquième métacarpien.

L'articulation médio-carpienne joint les deux rangées osseuses du carpe. En forme de « S », elle s'articule grâce à une arthrodie au niveau radial (entre trapèze-trapézoïde et scaphoïde), et une condylienne au niveau ulnaire (entre lunatum-triquetrum et capitatum-hamatum). Au premier métacarpien, l'articulation carpo-métacarpienne s'effectue par un emboîtement réciproque (articulation en forme de selle) favorisant ainsi la mobilité du premier doigt et par une arthrodie pour les autres métacarpiens.

Les TMS au niveau du canal carpien

Les tendons qui transitent au niveau du poignet sont nombreux, longs, minces et coulissent dans les canaux ostéo-fibreux grâce aux gaines synoviales. Cependant l'hyper-sollicitation et le confinement des éléments constitutifs de l'articulation, peuvent léser les tendons, les gaines ou les bourses séreuses provoquant des tendinites ou des téno-synovites. De plus, toute inflammation risque de provoquer une compression du nerf médian : c'est le syndrome du canal carpien. Ces symptômes se retrouvent plus particulièrement dans les sports de raquettes. Ainsi, l'inflammation des tendons extenseurs (les extenseurs ulnaires du carpe) est une pathologie générée par la répétition de microtraumatismes (ténosynovite de De Quervain). Cela est caractéristique des coups en boxe, des réceptions au sol en gymnastique ou des frappes occasionnées en golf, tennis et hockey. En gymnastique, le syndrome du canal carpien est d'autant accentué par l'hyper-extension du poignet lors des phases d'appuis ou d'équilibres sur les mains. L'hyper-extension réduit l'espace de glissement au niveau du canal car les os du carpe se déplacent vers l'avant alors que le ligament annulaire (en tension) limite le déplacement des tendons dans cette même direction. Les fléchisseurs sont aussi concernés au volley ou au water-polo (Brink et al., 2015). Les rotations accentuent d'autant les lésions notamment au niveau du fibrocartilage, mais aussi du tendon de l'extenseur ulnaire du carpe plus spécialement quand elle est combinée à une flexion (Campbell et al., 2013). L'article d'Avery (2016) propose une revue de synthèse des différentes pathologies.

La fracture du scaphoïde est la plus commune des os du carpe, soit près de 70 % des fractures du poignet (Fufa et al., 2013). Elle se produit souvent lors d'une chute sur le talon de la main, le poignet en extension (cyclisme, roller, judo, handball...). La fracture est plus systématique lors d'une chute arrière car le coude est bloqué en extension avec la main en opposition. Le scaphoïde est peu vascularisé et soumis à des contraintes ligamentaires freinant le remaniement osseux ; la ligne de fracture se cicatrise lentement (2 à 3 mois d'arrêt) et peut susciter une perte d'amplitude et des séquelles avec une évolution arthrosique. L'algodystrophie (ou Syndrome Douloureux Régional Complexe : SDRC) se caractérise par une douleur continue et aigüe (hyperalgésie) ; c'est une complication récurrente post-traumatique du canal carpien.

Les métacarpiens

Les cinq métacarpiens sont des os long de section triangulaire. Ils s'articulent en haut avec la deuxième rangée du carpe et en bas avec les premières phalanges. Les muscles interosseux s'interposent dans les espaces libérés entre les métacarpes. Ces muscles sont dits intrinsèques car leurs origines et terminaisons se situent dans la main contrairement aux tendons des muscles extrinsèques (des fléchisseurs et extenseurs) dont l'origine se situe au niveau de l'avant-bras. Deux groupes se caractérisent : les interosseux palmaires et les interosseux dorsaux. Les muscles interosseux palmaires (au nombre de quatre) longent le bord ulnaire du premier et deuxième métacarpien et le bord radial du quatrième et cinquième métacarpien des extrémités supérieures du métacarpien et de la phalange correspondante. Ces muscles rapprochent les doigts (adducteurs) de l'axe médian de la main (Fig. 79).

Chacun des muscles interosseux dorsaux (au nombre de quatre) se composent de deux faisceaux s'insérant conjointement sur les extrémités ulnaire et radiale des métacarpiens correspondants. Les deux interosseux latéraux se terminent sur l'extrémité radiale de la première phalange du deuxième et du troisième doigt. Les deux interosseux médiaux se terminent sur l'extrémité ulnaire de la première phalange du troisième et quatrième doigt. Ces muscles écartent les doigts (abducteurs) de l'axe médian de la main.

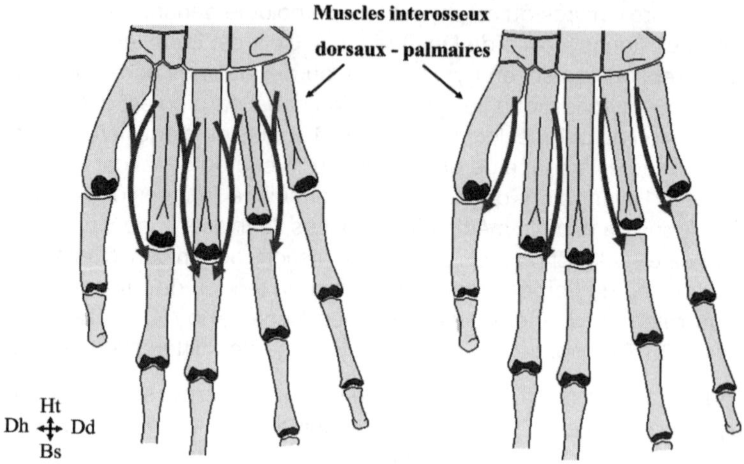

Figure 79 : Les muscles interosseux

Un groupe de quatre muscles affectés au premier doigt (pouce) constitue au niveau palmaire et latéral une saillie musculaire : l'éminence thénar (Fig. 80). Un second groupe de quatre muscles affectés au cinquième doigt compose au niveau palmaire et médial l'éminence hypothénar.

L'éminence thénar

L'éminence thénar se compose du court abducteur et court fléchisseur, de l'opposant et de l'adducteur. Le court abducteur est un muscle plat et triangulaire qui occupe le plan superficiel. Il s'insère au niveau du tubercule du scaphoïde et sur le ligament annulaire du carpe. Le court abducteur se termine sur le tubercule latéral de la première phalange. Son action provoque une adduction et flexion de première phalange.

L'opposant du 1 est un muscle plat quadrangulaire qui compose le plan moyen : il se trouve au-dessus et latéralement au court fléchisseur. Il se dirige obliquement de la crête du trapèze à la face latérale du premier métacarpien. Sa contraction provoque une adduction (et légère rotation) du métacarpe.

Le court fléchisseur compose le plan moyen : il se trouve sous l'opposant du 1. Il est constitué de deux faisceaux s'insérant sur le trapèze, le trapézoïde et le capitatum. Les deux faisceaux fusionnent et convergent sur le sésamoïde latéral de la première phalange. Son action est la flexion.

L'adducteur du 1 est constitué de deux faisceaux et compose le plan profond. C'est le muscle le plus puissant de l'éminence. Un faisceau supérieur carpien s'insère sur le trapézoïde, le capitatum et sur la base du deuxième et troisième métacarpien. Un faisceau inférieur s'insère sur la crête palmaire du deuxième et du troisième métacarpien. Les faisceaux se terminent sur le bord médial de la première phalange (et sur le sésamoïde médial) et génèrent une adduction et flexion du pouce.

L'éminence hypothénar

L'éminence hypothénar se compose de l'opposant, du court fléchisseur, de l'abducteur et du court palmaire (Fig. 80).

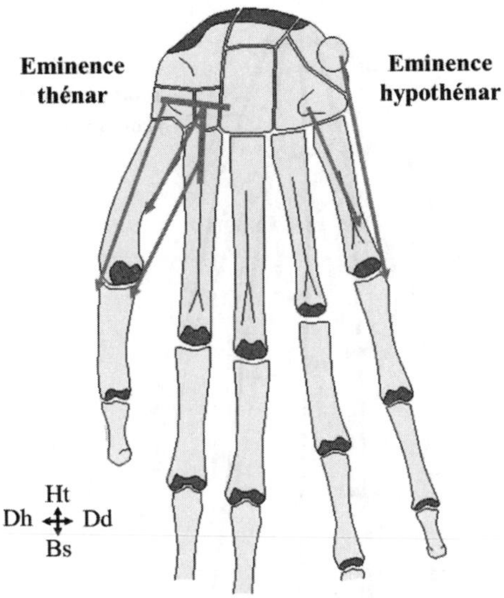

Figure 80 : Les éminences thénar et hypothénar

L'opposant et le court fléchisseur du 5 s'orientent obliquement en bas et en dedans à partir de l'hamatum (os crochu). L'opposant se termine au bord médial du cinquième métacarpien, le court fléchisseur à la base de la phalange proximale.

L'abducteur du 5 se dirige le long du bord médial du cinquième métacarpien à partir du pisiforme. Le muscle se termine sur la base de la phalange proximale : il écarte le cinquième doigt.

Le muscle palmaire est tendu transversalement dans le tissu cellulaire. C'est un muscle peaucier (sans attache osseuse).

Les phalanges

Les phalanges constituent la charpente osseuse des doigts. Au nombre de 14, ils s'articulent entre les métacarpiens et la première phalange par l'articulation métacarpo-phalangienne et entre chaque phalange par l'articulation inter-phalangienne.

Les muscles lombricaux émanent au niveau des métacarpiens de chacun des tendons des fléchisseurs profonds des doigts et se terminent sur le tendon extenseur du même doigt (Fig. 81). Le premier et le deuxième lombricaux longent le bord radial. Le troisième et quatrième lombricaux sont bipennés car ils possèdent une double insertion tendineuse soit les bords ulnaire et radial des deux tendons conjoints. La contraction provoque une flexion de la première phalange sur le métacarpien et une extension de la deuxième et de la troisième phalange (car passant en arrière des articulations inter-phalangienne).

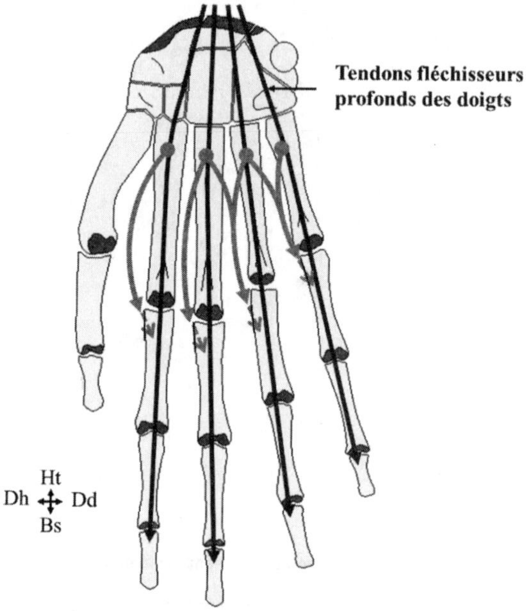

Figure 81 : Terminaisons des muscles fléchisseurs profonds des doigts

L'extension des doigts se réalise à partir d'une aponévrose dorsale, extension du tendon extenseur sur lequel se fixent les interosseux et/ou les lombricaux en fonction des doigts.

Les TMS au niveau de la main

Les lésions les plus fréquentes au niveau de la paume de la main sont les fractures par compression lors d'un choc (Nakashian at al., 2012). Elles se positionnent généralement au niveau du col du premier (fracture de Benett : Capo et al., 2009) ou du deuxième métacarpien. C'est souvent le cas des boxeurs ou des karatékas.

Au niveau des doigts, des tendinopathies nodulaires des fléchisseurs au niveau de la poulie métacarpo-phalangienne apparaissent de façon récursive en escalade (Schöffl & Schöffl, 2006). Le nodule enraye le glissement du tendon dans la gaine fibreuse : c'est le doigt à ressaut.

Le rugby finger (ou jersey finger) révèle une rupture partielle ou totale, au niveau de la deuxième phalange, de la bandelette tendineuse du fléchisseur profond (Bachoura et al., 2017). Il concerne plus particulièrement le quatrième doigt dont l'extension se fait difficilement en indépendance de la flexion du troisième et du cinquième doigt. Cela intervient souvent au rugby lors de la saisie d'un maillot adverse.

Une contusion sur la face dorsale de la main peut générer une rupture du tendon distal des extenseurs des doigts (Chauban et al., 2014). Cela peut être le cas au hockey par un coup de crosse mais aussi au handball ou au basket-ball. C'est le doigt en maillet ou le « baseball finger » pour les anglo-saxons.

Enfin, les entorses ou disjonctions des segments des doigts sont très fréquentes lors des activités sportives (Chen & Kalainov, 2017). Généralement bégnines et après une immobilisation partielle, le sportif peut reprendre rapidement l'activité.

QUESTIONS 18

1. Le radius et l'ulna s'articulent avec la première rangée des carpes.
2. Les muscles interosseux écartent les doigts de la main.
3. Quatre muscles composent l'éminence thénar.
4. Le scaphoïde s'articule avec le capitatum.
5. L'articulation carpo-métacarpienne s'effectue par une arthrodie.

CHAPITRE 3
LE RACHIS

La colonne vertébrale s'appelle le rachis. C'est l'axe de référence topographique et structurelle. Le rachis supporte la tête et permet de constituer un support axial en s'appuyant sur le bassin. C'est un ensemble de 33 structures osseuses irrégulières (dont 24 vertèbres mobiles) qui se décomptent en cinq groupes (Fig. 82) : 7 vertèbres cervicales, 12 vertèbres thoraciques, 5 vertèbres lombaires, le sacrum (5 vertèbres fusionnées), le coccyx (4 vertèbres fusionnées).

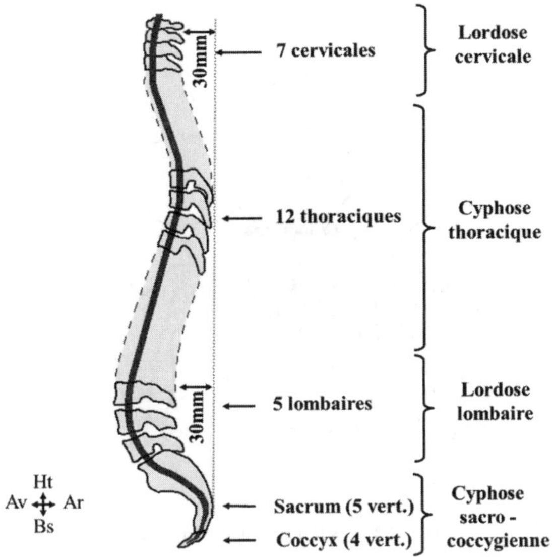

Figure 82 : Les courbures du rachis

Le rachis s'érige comme un axe de soutien de la tête, des côtes et des membres supérieurs mais aussi des nombreuses structures molles du tronc. Le rachis constitue en son centre un canal de protection de la moelle épinière (ou moelle spinale). Les fonctions biomécaniques se caractérisent en un rôle dynamique dans le mouvement volontaire et un rôle statique dans le maintien de l'équilibre. Il joue donc un rôle important dans la coordination posturo-cinétique et le positionnement des ceintures.

Les courbures du rachis

Le rachis n'est pas un ensemble rigide mais une structure souple présentant des courbures agissant par compression et flexion comme un ressort pour mieux amortir. Les courbures vertébrales assurent une posture stable et énergétiquement peu couteuse en équilibrant les forces gravitaires et les forces de réactions musculaires pour stabiliser et maintenir l'équilibre. Elles permettent de distribuer les forces de contraintes de façon homogène tout en dissipant un minimum d'énergie. Ces courbures (flambage) permettent de mieux résister aux contraintes internes et externes notamment aux forces de pressions (Dufour & Pillu, 2006). En effet, pour une poutre solide, la résistance aux contraintes (Rc) se multiplie proportionnellement au nombre (N) de courbures (Rc = N^2+1, selon la loi d'Euler). Cependant, cette loi n'est que relative pour un système poly-articulé comme le rachis (Seyres & Huchon, 2000). Chez l'adulte, le rachis présente quatre courbures : cervicale, thoracique, lombaire et sacrale (ou sacro-coccygienne). Ces courbures favorisent une mobilité caudale lombo-sacrée tout en permettant une diffusion des forces pour l'équilibre lombo-pelvi-fémoral selon le modèle de Kapandji (2011, Fig. 83).

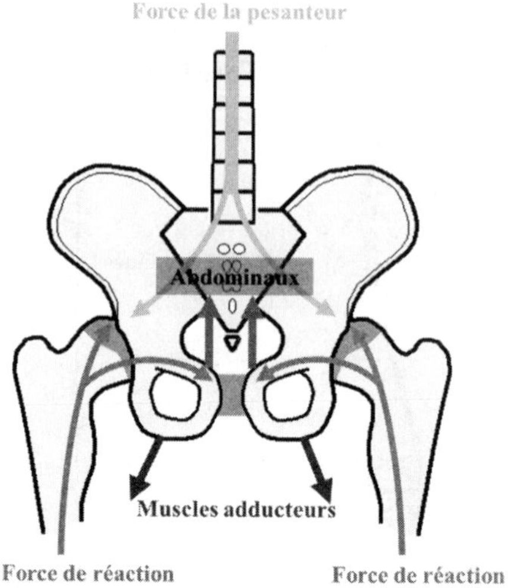

Figure 83 : Les forces d'action sur le bassin

Les courbures thoracique et sacrale sont convexes postérieurement (cyphoses) tandis que les courbures cervicale et lombaire (lordoses) sont concaves postérieurement. Les courbures thoracique et saccro-coccygienne sont dites des courbures primaires car présentes à la naissance. La courbure cervicale apparaît quand l'enfant maintient et relève sa tête. La stabilisation de la tête favorise l'élaboration d'un cadre de référence pour le contrôle de la posture et de l'équilibre. De nombreuses expériences (dont celle de Nashner et al. 1989) ont montré l'importance de cette stabilisation dans le plan sagittal c'est-à-dire dans le plan du canal semi circulaire horizontal (soit le plan de Francfort). Elle permet la mise en place de l'intermodalité sensorielle entre les récepteurs kinesthésiques toniques du cou (proprioception musculo-tendineuse), les récepteurs cinématiques de l'oreille interne (proprioception vestibulaire) et la fixation du regard sur un point de référence externe. La courbure lombaire apparaît vers l'âge de 12 mois quand l'enfant commence à marcher. Elle est généralement plus prononcée chez la femme et stabilisée vers l'âge de dix ans. Les courbures cervicale et lombaire sont dites secondaires car elles sont soumises à la maturation. La lordose cervicale permet le maintien et la stabilisation de la tête vers l'âge de deux ou trois mois. Les courbures primaires sont présentes dès la naissance (courbures thoracique et sacro-coccygienne).

Les courbures du rachis subissent parfois des déformations invalidantes. Ces déformations peuvent être d'ordre congénitale, traumatique, comportementale (mauvaises postures), ou pathologique.

L'analyse par goniomètre définit des mesures d'angles et des normes quantifiant et qualifiant les pathologies. Cependant, cette démarche ne permet pas de montrer les causalités et s'avère peu probante dans la résolution des conflits. Ainsi, le calcul de l'angle de Cobb caractérise les scolioses (structurale à partir de 10°). Il se mesure depuis les vertèbres limites supérieure et inférieure présentant le plus d'inclinaison. Dans le cadre d'une scoliose, la colonne vertébrale prend la forme d'un C qui caractérise une simple déviation, ou d'un S pour une double déviation (Fig. 84). L'attitude scoliotique correspond essentiellement à une inflexion latérale du rachis dans le plan frontal sans véritable torsion vertébrale et sans déformation asymétrique du tronc. Cette inflexion disparaît quand le sujet se penche en avant.

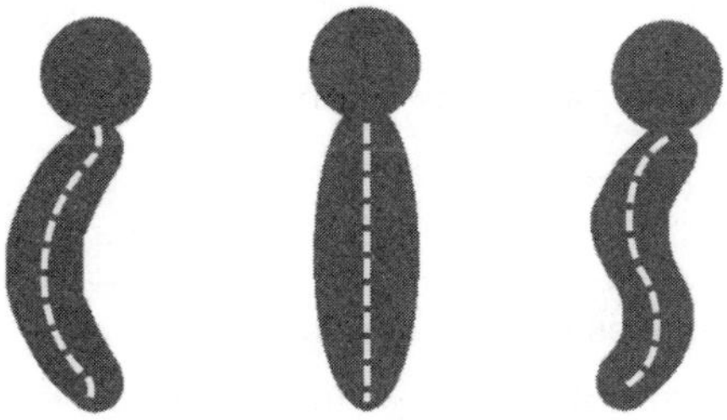

Figure 84 : Les attitudes scoliotiques

Les déviations du rachis

D'un point de vue pathologique, la cyphose dénote une déformation ou voussure exagérée du rachis : elle est caractéristique au niveau du thorax (dos bossu). Trop accentuée, la cyphose établit des déséquilibres au niveau des courbures cervicales et lombaires : soit une cambrure accentuée pour rétablir l'équilibre (mais la tête reste souvent en position trop avancée). Des douleurs nucales et de la charnière dorsolombaire apparaissent. Quand la cyphose s'enraidit, l'ampliation thoracique diminue tout comme les capacités respiratoires. L'attitude cyphotique est caractéristique d'une mauvaise posture fortement déterminée par l'éducation et le mode de vie.

Une lordose est une voussure caractéristique au niveau lombaire (dos creux). Les lombalgies résultent bien souvent d'un mauvais positionnement du bassin et se remarque particulièrement lors de la position assise. La pression exercée sur les disques intervertébraux au niveau lombaire peut tripler entre la position assise en lordose tonique et en cyphose relachée. Le test de Sorensen permet d'évaluer l'endurance des muscles profonds paravertébraux (Moreau et al., 2001). Ces muscles sont moins sollicités lors d'une attitude cyphotique mais renforcés en position d'antéversion. Un résultat faible à ce test signifie une prédisposition à un risque de lombalgie. Les sujets pratiquant une activité physique régulière montre un meilleur score que les sédentaires (Moffroid et al., 1994), prouvant une meilleure tonicité des muscles extenseurs. L'exercice de « superman » à plat ventre (bras, jambes et corps tendus) renforce particulièrement les muscles profonds.

La gibbosité est une difformité du rachis qui se caractérise une proéminence en forme de bosse. Elle traduit la déviation d'une ou plusieurs vertèbres sur l'axe verticale.

QUESTIONS 19

1. Les huit vertèbres cervicales permettent le maintien et la rotation de la tête.

2. Selon la loi d'Euler, les courbures affaiblissent le rachis.

3. La cyphose se détermine par un dos cambré.

4. Le rachis présente trois courbures.

5. Les courbures secondaires sont accessoires.

La vertèbre type

La vertèbre peut pour son corps s'apparenter à un os court ; globalement la vertèbre est un os irrégulier. Toutes les vertèbres sont différentes de par leurs positionnements et leurs morphologies. Cependant, chaque vertèbre répond à des caractéristiques fonctionnelles communes. Ces caractéristiques permettent de définir et de décrire de façon cohérente la vertèbre type. La vertèbre type est une modélisation énonçant les propriétés constitutives et permettant d'appréhender au mieux son organisation.

La vertèbre type se compose de deux parties :

- un corps vertébral antérieur ou spondyle ;
- un arc neural postérieur composé de lames osseuses et de pédicules.

L'ensemble de ces deux parties libère un espace : le foramen vertébral permettant le transit de la moelle spinale ou (moelle épinière) et de ses enveloppes (les méninges). La moelle épinière s'arrête en L2. Les racines lombaires et sacrées descendent en queue de cheval jusqu'à S2. La juxtaposition des foramens vertébraux depuis le « trou » occipital jusqu'au hiatus sacré forme le canal rachidien. Sa forme varie (canal triangulaire au niveau cervical, cylindrique au niveau dorsal) et son diamètre s'élargit au niveau cervical et lombaire car la mobilité est plus grande.

Le spondyle est une portion de cylindre de trame d'os spongieux dont l'action est de répondre aux contraintes de la pesanteur. Les plateaux inférieurs et supérieurs sont légèrement concaves répondant à la convexité des disques intervertébraux. Le spondyle s'élargit et s'épaissit progressivement des vertèbres cervicales jusqu'aux vertèbres lombaires car les forces de pression augmentent graduellement de haut en bas. Les forces de compression qui s'exercent sur le tissu spongieux associées à une relative fragilité explique les traumatismes fréquents et récurrents par tassement. Les travées osseuses montrent des lignes de résistances plus nombreuses en arrière. La fragilité du système et les tassements s'expriment surtout au niveau antérieur.

La face antérieure est convexe, la face postérieure concave. Le corps vertébral présente deux surfaces relativement plates, les plateaux vertébraux (supérieur et inférieur) en congruence aux vertèbres sus et sous-jacentes. Ce corps est constitué d'un noyau de tissu spongieux entouré d'une mince couche d'os compact. Le tissu spongieux est très vascularisé jouant un rôle hématopoïétique important (plus de 50 % des globules y sont synthétisés). En arrière du spondyle, la vertèbre présente l'arc neural. L'arc neural est constitué par deux pédicules (ou lames osseuses échancrées) antérieurs et deux lames postérieures. Les pédicules et les lames sont joints par les apophyses (processus) articulaires (Fig. 85).

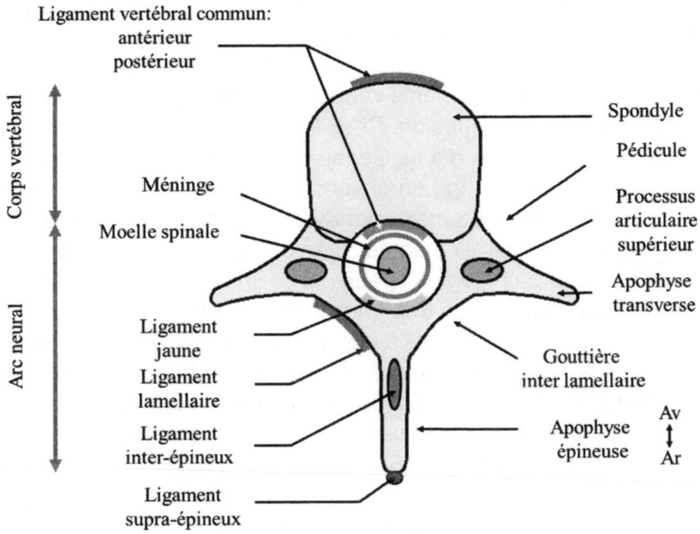

Figure 85 : La vertèbre type

Les processus articulaires sont des saillies osseuses (épaississements ou nœuds osseux) recouvertes de cartilage au-dessus et au-dessous de la base des processus transverses. La facette articulaire de l'apophyse supérieure s'oriente en haut en arrière et légèrement en dehors, à l'inverse de l'orientation de la facette de l'apophyse inférieure de la vertèbre sus-jacente pour permettre le contact. L'ensemble des apophyses articulaires génèrent latéralement deux colonnettes articulaires ou points d'appuis postérieurs. Ainsi, d'un point de vue mécanique, les vertèbres s'équilibrent entre elles par trois appuis (le disque en avant et les deux apophyses articulaires) en arrière ou trépied. Ce trépied, avec les ligaments intervertébraux inter-apophysaires et inter-épineux, réalisent et forment dans la fonction articulaire un tout indissociable. L'atteinte d'un élément constitutif entraîne le déséquilibre global du système. C'est le concept du « segment mobile de Junghans ».

Les processus sont des structures osseuses saillantes formant des points de fixation pour les muscles et les ligaments. De nombreux ligaments engainent les vertèbres et le rachis dans toute sa hauteur : le ligament vertébral commun (ou ligament longitudinal) antérieur et postérieur au niveau du corps vertébral, le ligament jaune, inter-lamellaire et supraépineux au niveau de l'arc vertébral. Le ligament commun postérieur et le ligament jaune sont en tension lors de la flexion et le ligament commun antérieur en extension. Les ligaments inter-épineux montrent une faible résistance en flexion et les ligaments supraépineux (relativement détendus) contribuent peu à la stabilisation du rachis (Rannou et al., 2004).

Les disques intervertébraux

Les vertèbres sont séparées par les disques intervertébraux (ou disques intercorporéaux). Compressible, le disque intervertébral se compose de fibrocartilage permettant d'absorber les forces de pressions notamment les chocs répétés lors des prises d'appuis et de favoriser une mobilité mutidirectionnelle. De forme biconvexe, il s'interpose au contact des cartilages et des ligaments vertébraux antérieur et postérieur. Avasculaire, les échanges s'effectuent par diffusion. Chez le jeune adulte, les disques sont souples car ils contiennent environ 90 % d'eau. Ce taux diminue progressivement avec l'âge et la consistance des disques change en devenant de moins en moins extensibles. Chez l'enfant, par contre, le corps vertébral (spondyle) est moins résistant. Le sport de haut niveau précoce et particulièrement les activités de contact (rugby, judo...) provoquent des traumatismes et des pathologies spécifiques. En effet, la préadolescence est une période critique où des contraintes trop importantes sur les disques et les corps vertébraux génèrent des risques significatifs à long terme. Selon la loi d'Hueter-Volkmann, des forces asymétriques ou excessives dues aux charges d'entraînement sur les plaques de croissance altèrent le développement du rachis par une cunéiformisation des vertèbres. Ces contraintes provoquent alors des malformations et des déviations pathologiques du rachis (Stokes et al. Spine 1996, Fig. 86).

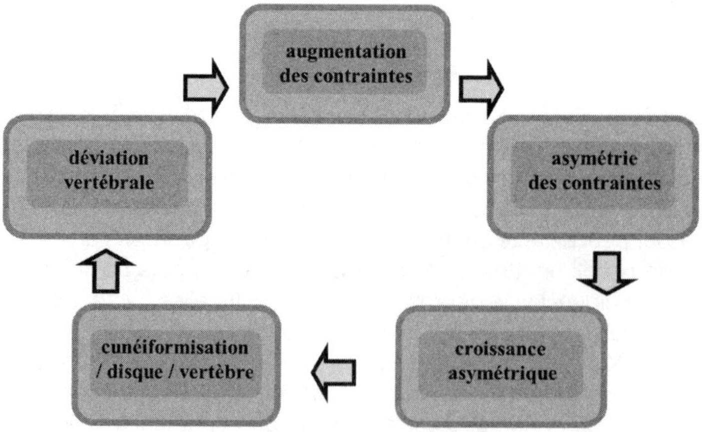

Figure 86 : La cunéiformation

La maladie de Scheüermann est une dystrophie de croissance (hypercyphose plus ou moins réductible) chez l'adolescent provoquée par une fragilité cartilagineuse associée à des contraintes statiques et dynamiques sur le rachis.

Le disque intervertébral se compose du nucleus pulposus (noyau) et de l'annulus fibrosus (anneau fibreux). Le nucleus est enserré de sept à quinze couches fibreuses concentriques, résistantes et élastiques. Chaque couche est constituée d'un faisceau de fibres parallèles orientées pour chaque niveau en des sens différents. Cette disposition forme un maillage extensible pouvant répondre aux forces de contraintes multidirectionnelles. Les fibres se déforment et se tendent car le nucleus se déplace (zone de migration du nucléus) pour répondre aux contraintes mécaniques. Le nucleus et l'annulus sont fortement intriqués. Le nucléus se positionne légèrement en arrière de l'axe central et occupe environ 50 % de la surface du disque intervertébral. Le nucleus protège l'anneau de l'écrasement sous les forces de pression et ou de cisaillement. Le nucleus est précontraint, cependant sous l'écrasement, il laisse échapper de l'eau par des pores (petites perforations). Des protéines hydrophiles permettent de récupérer l'eau. Ainsi en position debout, les nucléus sont écrasés : les sorties d'eau sont supérieures aux entrées. Les disques intervertébraux s'aplatissent ainsi tout au long de la journée (perte de 1 à 2 cm). Cela est encore plus important lors d'exercices d'appuis répétés au sol (course, saut, réception...) comme en athlétisme ou en gymnastique au sol. Il faut noter le rôle important des muscles paravertébraux postérieurs qui jouent un rôle actif en contrôlant l'écartement des disques intervertébraux. Ainsi, la tonicité des muscles paravertébraux permet de prévenir les pathologies du rachis lombaire (Caldwell et al., 2003). L'IRM révèle que la douleur du rachis lombaire chez le sportif est associée à une perte de la hauteur du disque intervertébral (Baranto et al., 2009).

Les TMS du rachis lombaire

Dès la fin de la croissance, le disque intervertébral est le siège de phénomènes dégénératifs correspondant à des fissures de la périphérie du disque et à une déshydratation de son centre. La hernie discale se situe fréquemment aux niveaux de L4-L5 et de L5-S1, mais plus habituellement sur L3-L4 pour les footballeurs (Gregory et al., 2004). Une hernie discale caractérise une migration du nucleus dans l'annulus. Dans un premier temps, c'est la protusion distale qui s'exprime par une compression partielle et ponctuelle des voies nerveuses générant des fourmillements (paresthésies), des lombalgies puis des douleurs aiguës voire des blocages (lumbago). Un recul trop prononcé du noyau génère une saillie à l'arrière du disque vertébral caractéristique d'une hernie (hernie sous ligamentaire). Le ligament postérieur peut se rompre et le noyau migre dans le canal rachidien (hernie extra-ligamentaire).

Les douleurs au niveau lombaire (low back pain) sont fréquentes chez les sportifs. Selon les études, plus des deux tiers (de 67 à 90 %) de jeunes sportifs attestent de ces symptômes (Baranto et al., 2006 ; 2009 ; Bergstrom et al., 2004). Les haltérophiles, les judokas, les rugbymen, les gymnastes sont particulièrement concernés mais les sportifs aux activités d'endurance aussi (Bahr et al., 2004).

La force gravitaire (F) appliquée à l'articulation lombo-sacrée est importante car elle supporte en grande partie le poids du sujet. Or cette articulation est hautement inclinée (à environ 40°). Le diagramme des forces exercées sur le disque intervertébral montre une contrainte de pression (Fco) et de cisaillement (Fci). Cette contrainte de cisaillement favorise le glissement de L5 vers l'avant (Fig. 87). Le glissement de la vertèbre risque de comprimer les racines nerveuses provoquant une névralgie : au niveau lombaire, c'est la sciatique (compression au niveau de L4, de L5 ou de S1). De plus, si les disques admettent des forces de compression considérables (plus de 17000 N en squat selon Cholewicki et al., 1991), la force limite de cisaillement se fixe à 1000 N et doit raisonnablement se circonscrire à 500 N (Gallagher & Marras, 2012). Par exemple, la force moyenne de compression enregistrée chez les rameurs s'établit à 3919 N pour les hommes et à 3330 N pour les femmes et respectivement à 848 N et 717 N pour les forces de cisaillement (Hosea & Hannafin, 2012). Ces résultats expliquent la récurrence et la corrélation entre les traumatismes lombaires et l'intensité de l'entraînement en aviron (Reid et McNair, 2000).

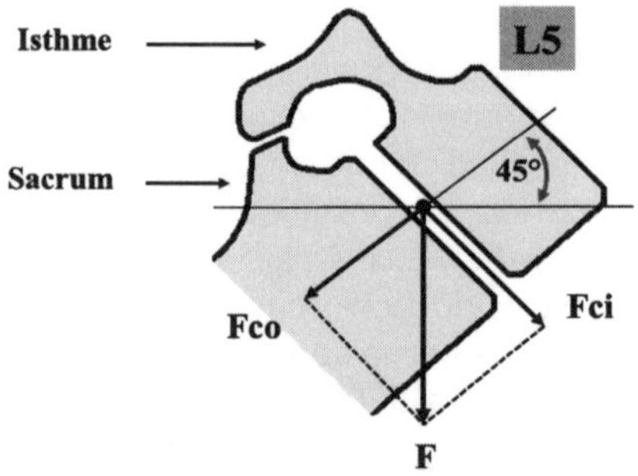

Figure 87 : Les forces d'action à L5

Le glissement vers l'avant de L5 (olisthésis) est « normalement » bloqué par une extension du processus épineux : l'isthme. Il joue le rôle de butée mécanique. L'activité sportive précoce et répétitive chez l'enfant ou l'adolescent engendre des contraintes pouvant conduire à une fracture (lyse) de fatigue au niveau de l'isthme (contrainte de martèlement) : c'est l'isthmolyse. Le disque intervertébral glisse et s'écrase : il provoque une discopathie associée de L5/S1. Selon l'amplitude du déplacement, quatre grades (classification de Meyerding) caractérisent de glissement antérieur. Très souvent, le spondylolisthésis demeure asymptomatique c'est-à-dire non douloureuse. L'activité physique n'est pas contre-indiquée dans la mesure d'une bonne musculature abdominale et lombaire mais, pour les sportifs, un suivi médical doit surveiller l'évolution du symptôme. Le port d'un sac à dos trop lourd (cartable) peut aussi conduire à ces pathologies. Les flexions répétées du tronc chez les rameurs (aviron) exposent ces sportifs aux lombalgies, aux hernies discales, spondylolyses et spondylolisthésis (Rumball et al., 2005). Chez les golfeurs, ces pathologies sont corrélées à l'amplitude de la rotation médiale et de l'extension du rachis lombaire (Vad et al., 2004). La récurrence de l'isthmolyse se retrouve dans les activités nécessitant des mouvements d'hyperextension ou d'hyperlordose lombaire (plongeon, gymnastique, saut en hauteur). Elle peut être conjointe à une rotation (tennis, baseball) ou à une compression axiale (lutte, haltérophilie). Une liste assez exhaustive des différentes activités sportives et de leurs impacts sur l'isthmolyse a été définie par Rossi (1995). Une musculation adaptée des muscles postérieurs permet de prévenir l'olisthésis.

En conclusion, de nombreuses études réalisées chez l'adolescent ou l'adulte corroborent et soulignent le fait que le sport de haut niveau occasionne des rachialgies lombaires et favorise une dégénérescence discale précoce. La mise en place de mesures préventives est désormais à considérer de façon spécifique dans les méthodes d'entraînement et le suivi des athlètes (Bard, 2006). Un protocole d'entraînement propose la mise en œuvre et démontre l'efficacité d'exercices appropriés (Vidalin et al., 2013).

Le sacrum et le coccyx

Le sacrum et le coccyx forment la cyphose sacro-coccygienne et la partie la plus caudale de l'axe vertébral. Le sacrum est composé de cinq vertèbres fusionnées. Il est constitué de tissu spongieux enveloppé par une couche mince d'os compact. C'est une structure symétrique, de forme triangulaire et à base crâniale dont la face antérieure est concave en avant et en bas. Enserré entre les deux ailes iliaques, c'est l'élément osseux postérieur constitutif de la ceinture pelvienne. La première vertèbre sacrée s'articule avec la cinquième vertèbre lombaire et forme une saillie osseuse : le promontoire (Fig. 88). En arrière de ce promontoire se dégagent deux processus articulaires s'articulant avec L5. Le promontoire et les processus constituent la face supérieure dont le plan s'incline de 40° avec l'horizontale (cf. § positionnement du bassin). Dans l'axe médian et postérieur, la crête sacrée avec des renflements (ou tubercules) permet la constitution du canal sacré en prolongement du canal vertébral. Les nerfs sacrés et coccygiens circulent dans ce canal. En effet, à partir de L2, la moelle épinière se scinde en un ensemble de ramifications nerveuses pour former la queue de cheval. Ce faisceau de nerfs se distribue au niveau latéral dans les quatre paires de foramens et au niveau caudal dans le hyatus sacré. À chaque foramen, les nerfs s'orientent pour former une branche antérieure et une branche postérieure. Ce complexe nerveux forme le plexus sacral.

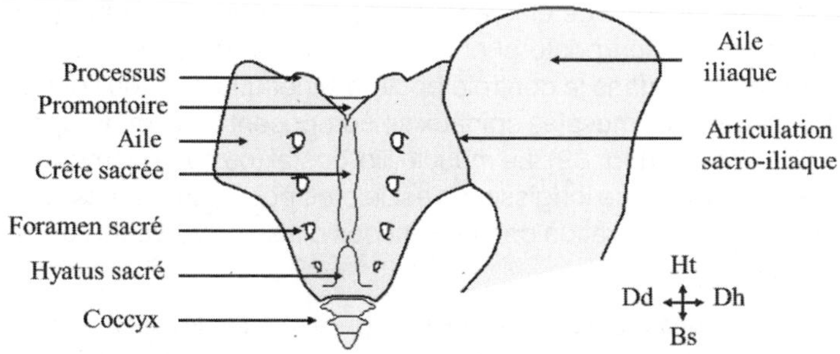

Figure 88 : Le sacrum

La face antérieure et latérale de l'aile sacrée est contiguë à l'aile iliaque où s'insère l'iliopsoas. L'extrémité caudale ou apex présente une facette articulée avec le coccyx. Une synostose conjugue parfois les deux structures osseuses.

Le coccyx est constitué de quatre ou cinq vertèbres atrophiques (parfois trois) qui s'articulent avec le coccyx. Le coccyx ne concourt pas comme les autres vertèbres au soutien de la masse corporelle mais seulement à l'insertion du muscle grand fessier. Le sommet du coccyx permet la fixation des muscles du plancher périnéal et d'une bandelette fibreuse ou s'insère le muscle sphincter latéral.

QUESTIONS 20

1. Le nucleus fibrosus répond à la contrainte gravitaire de pression.
2. Les vertèbres sont principalement formées d'un corps vertébral en avant et d'un arc postérieur en arrière.
3. Le trou de conjugaison est défini par les processus transverses.
4. La force de cisaillement au niveau de L5 est maximale.
5. Il existe une vertèbre type thoracique.

Les muscles spinaux

Les muscles spinaux ou paravertébraux s'ordonnent dans les gouttières du rachis situées entre les processus transverses et le processus épineux. Ils constituent la couche profonde des muscles du dos. Les muscles spinaux haubanent l'axe vertébral en maintenant de façon active la juxtaposition des éléments osseux. Leur action est principale en stato-dynamique dans le maintien postural et dans l'extension du dos : ces muscles jouent donc un rôle déterminant dans le contrôle posturo-cinétique de l'équilibre. Ce sont donc des muscles toniques. Les muscles spinaux se composent de trois groupes de muscles répartis en trois colonnes (Fig. 89). Le muscle ilio-costal (ou sacro-lombal) se positionne le plus latéralement, le muscle longissimus est le plus postérieur et l'inter-épineux le plus antérieur. Ces colonnes de fixation comportent des divisions verticales au niveau du cou du thorax et des lombes.

L'action concentrique bilatérale de ces muscles génère une élévation du tronc. Le centre de masse étant situé plus en avant, le relâchement musculaire provoque une flexion contrôlée par une action excentrique. Lors d'une flexion complète (les doigts au sol), seules les résistances passives ligamentaires opposent une résistance. Pour se relever, seuls les muscles de la loge postérieure de la cuisse et le grand fessier (gluteus maximus) permettent de produire la force d'extension nécessaire. Les contraintes internes au niveau des lombes sont importantes et les risques de traumatismes sérieux.

Le muscle ilio-costal

C'est la structure musculaire la plus latérale des muscles érecteurs du rachis. C'est un muscle large qui s'amincit au niveau supérieur (céphalique). Il s'étend grâce à trois faisceaux du bassin jusqu'au cou.

Le chef cervical s'insère à son origine sur les processus transverses des vertèbres cervicales C4-C5-C6 et se termine sur l'arc postérieur et médian des 5°-6°-7° côtes (K5 à 7).

Le chef thoracique (dorsal) s'insère à son origine sur l'arc postérieur médian de la première côte et se termine sur l'arc postérieur et médian des six dernières côtes par des digitations tendineuses (K7 à 12).

Le chef lombaire s'insère à son origine sur l'arc postérieur médian de la quatrième à la dernière côte (K4-K12) et se termine sur les processus transverses des vertèbres lombaires L3-L4-L5 et par un faisceau sur la crête du sacrum.

Le muscle longissimus (long-dorsal)

C'est un muscle qui se compose de quatre faisceaux de la base postérieure du crâne au sacrum. C'est le plus long des trois muscles spinaux.

Le chef céphalique prend son origine sur le bord postérieur de l'apophyse mastoïde et se termine sur les processus transverses des vertèbres C6-C7-T1-T2.

Le chef cervico-thoracique prend son origine sur le bord postérieur des apophyses transverses de C3 à C6 (C7 demeurant libre) et se termine sur le bord des processus transverses de T1-T4.

Le chef thoracique prend son origine sur les apophyses transverses de T1 à T12 et sur les arcs postérieurs de la troisième à la dernière côte. Il se termine sur les processus transverses des vertèbres lombaires L3-L4-L5 et par un faisceau sur la crête du sacrum.

Le chef lombaire prend son origine sur les processus transverses de L1 à L5 et se termine sur le bord postéro-supérieur du sacrum et sur la crête iliaque postéro-interne.

Les muscles inter-spinaux

Un premier groupe, constitué de deux muscles, se situe entre les apophyses épineuses. L'épi-épineux relie les apophyses épineuses de T3 à T9 (pas d'insertion à T10) et de T11 à L3. L'inter-épineux occupe l'espace des apophyses épineuses de part et d'autre le ligament inter-épineux. Il est généralement absent entre T5 et T8. Le second groupe relie les apophyses transverses entre elles. Deux faisceaux (antérieur et postérieur) se caractérisent au niveau cervical et deux faisceaux au niveau lombaire (médian et latéral). Un faisceau céphalique (grand complexus) s'insère à l'origine à mi-hauteur de l'os occipital et se termine sur les apophyses transverses de C4 à T4. Enfin quatre groupes de plusieurs faisceaux (de direction oblique) relient les apophyses épineuses aux apophyses transverses.

Au niveau de la couche moyenne supérieure, recouvrant les muscles des gouttières vertébrales et sous le muscle trapèze se positionnent les muscles splenius. Ce sont des muscles céphalogyres qui inclinent latéralement ou génèrent une rotation de la tête ou du cou par une contraction homolatérale. La contraction bilatérale provoque une hyperextension (lordose) du cou.

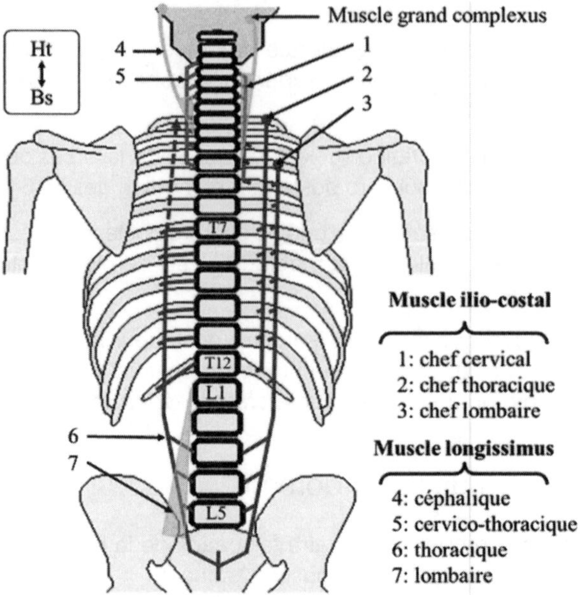

Figure 89 : Les muscles spinaux

Le splenius capitis est un muscle de la nuque tendu obliquement en haut et latéralement des processus épineux de C7 à D3 et du ligament nucal (au regard de C6-C7) au tiers latéral de la ligne courbe occipitale et débordant sur l'apophyse mastoïde.

Le splenius colli (ou cervicis) se trouve en dessous du splenius capitis. Il s'oriente des processus épineux de T3 à T6 aux processus transverses de C1 à C3.

Le muscle serratus postérieur

Il fait partie des muscles de la couche intermédiaire (recouvrant les muscles spinaux et recouvert principalement par le trapèze). C'est un muscle plat composé d'un faisceau crânial (supérieur) et d'un faisceau caudal (inférieur) réunis par une lame aponévrotique (Fig. 90).

L'origine du faisceau supérieur se dirige obliquement (en bas et latéralement) des processus épineux des vertèbres C7 à T4 et se termine par cinq digitations charnues sur l'angle costal supérieur des cinq premières côtes (K1 à K5). L'origine du faisceau inférieur se dirige obliquement (en haut et latéralement) des processus épineux des vertèbres T11 à L3 et se termine par quatre digitations charnues sur l'angle costal inférieur des quatre dernières côtes (K9 à K12). La contraction du faisceau supérieur élève les côtes (inspirateur accessoire), le faisceau inférieur les abaisse (expirateur accessoire). Le muscle assiste et favorise l'ampliation thoracique lors des exercices intensifs.

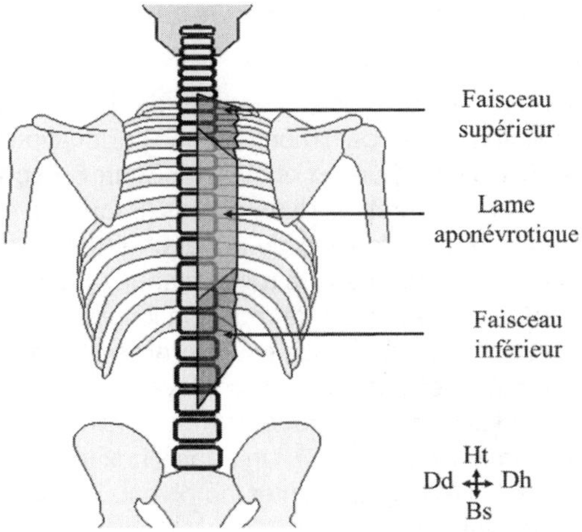

Figure 90 : Le muscle serratus postérieur

Actions et renforcement des muscles extenseurs du tronc

Concernant les muscles extenseurs du tronc, il est important de souligner leur rôle dominant dans le maintien postural. Cette fonction justifie d'une méthodologie d'entraînement propre et adaptée. Ainsi, la première étape vise à savoir aligner le rachis pour positionner et orienter les ceintures (sans accentuer et sans effacer les courbures). Cette étape se base sur un travail kinesthésique statique ; les exercices de renforcement peuvent commencer à être initiés à partir d'une bonne maîtrise proprioceptive. Cependant, le gainage ne doit pas se limiter à un alignement segmentaire où se développe conjointement un facteur d'endurance. Plus que du renforcement, le gainage doit s'intégrer par et à travers le contrôle d'un équilibre actif permettant l'expression des coordinations. L'ultime niveau s'oriente vers la maîtrise d'un « gainage dynamique ». Le degré de difficulté ordinaire consiste à générer des perturbations de type interne (intrinsèque ou endogène). Le sujet doit par exemple déplacer un segment sans provoquer un déplacement parasite des autres segments ou ceintures. Les perturbations de type externe (extrinsèque ou exogène) nécessitent un contrôle plus pointu et complexe. Le sujet doit par exemple, à partir d'une position gainée, toucher ou saisir un objet en déplacement tout en maintenant ses alignements (des contraintes de précision, de vitesse, de charge progressivement viennent se greffer et interférer l'organisation segmentaire). D'une stratégie initiale « en bloc », le sujet passe progressivement à une « dissociation » comme on peut le retrouver dans l'équilibre postural (Testa, 1998) ou dans l'organisation du mouvement (Keller et al., 2011). Dans une complexité enrichie les exercices s'effectueront en équilibre instable. Tout cet apprentissage conduit à un contrôle fin, varié et complexe du positionnement des ceintures (scapulaire et pelvienne) et des segments mobiles (membres, tête, tronc) impliquant maintien, dissociation et réajustement dynamique. Un meilleur contrôle de la coordination posturo-cinétique associé puis intégré à la pratique permet, en définitive une meilleure maîtrise du placement-déplacement lors du geste technique quelle que soit l'incertitude du contexte.

Concernant l'entraînement dissocié, les exercices de planche ventrale en situation stable (au sol) ou instable (sur Swiss ball) montrent une sollicitation plus importantes des muscles spinaux avec Swiss ball (Queiroz et al 2010, Snarr & Esco, 2017). Les muscles spinaux sont sollicités lors des exercices dynamiques (Escamilla et al., 2010) comme la montée des genoux (knee-up), l'extension de la hanche (donkey kick), les « pompes » (decline push-up) ou la montée des fessiers (pike pushup). La flexion du buste en avant (good morning, deadlift) est un exercice de musculation qui renforce significativement les muscles fixateurs du tronc. Cet exercice est favorablement adopté pour le développement de la force athlétique. Les exercices de soulevés (à 80 % du 1RM) sollicitent plus significativement les muscles spinaux supérieurs (mais moins au niveau inférieur) que le mouvement de squat (Hamlyn et al., 2007). Une barre hexagonale (trap bar) comparée à une barre traditionnelle limite les contraintes au niveau lombaire en sollicitant moins activement les muscles (Swinton et al., 2011). Une revue de questions (Steele et al., 2015) sur les différents types d'exercices analyse quatre types d'entraînements : sur bancs ou chaises romaines, sur machines guidées, à charges libres (deadlifts, squats, good mornings), au sol (en pontage, en quadrupédie). Les exercices sur machines guidées, où la ceinture pelvienne est fixée, permettent d'isoler le travail et d'optimiser au mieux les adaptations au niveau lombaire. Ainsi en rééducation, un entraînement hebdomadaire sur machine et sur une gamme limitée de mouvements mais à haute intensité réduit significativement l'incapacité fonctionnelle (Steele et al., 2015b).

L'analyse EMG intramusculaire des sujets atteints de maux de dos montre une moindre résistance à la fatigue des muscles profonds (Beneck et al., 2013). Un renforcement musculaire spécifique permet de résorber ce type de douleurs.

Enfin, l'exécution de mouvements « traditionnels » où le culte de la force est exacerbé à travers des travaux coutumiers basés sur le soulevé de terre (farmer's walk, yoke walk, tyre flip, log lift, stone lift…) sont autant d'exercices qui produisent un couple d'extension de la hanche (Escamilla, et al., 2000) et des forces de compression et de cisaillement au niveau lombaire très importants (Cholewicki, et al., 1991 ; Fortin & Falco, 1997). Ces contraintes sont aggravées par une flexion excessive au niveau vertébral, une pression intra-abdominale insuffisante et des déficits dans les patrons musculaires pour l'extension du tronc et l'émergence de coactivations antagonistes (Vera Garcia et al., 2006, Grenier & McGill, 2007). Ce type d'exercices est donc fortement déconseillé et ne concerne qu'une population de « sportifs » très entraînés.

Le muscle diaphragme

Le diaphragme forme une cloison qui sépare le thorax de l'abdomen. C'est le muscle principal de la respiration. C'est un muscle large et mince formé d'une portion postérieure verticale se fixant aux corps des vertèbres L1 et L2 par deux piliers (le pilier droit étant plus long que le gauche) de chaque côté de l'aorte abdominale. Les piliers se réunissent pour former le ligament arqué médian. Une portion horizontale (sterno-chondro-costale) constitue une double coupole (à hauteur de la cinquième côte). Les coupoles sont asymétriques car le myocarde (le cœur) se trouve au-dessus de la coupole gauche et le système hépatique (le foie) au-dessous de la coupole droite (Fig. 91). La coupole gauche est donc plus basse (de 2 à 3 cm) que la coupole droite. Le diaphragme présente un tendon central où centre phrénique. Les fibres musculaires rayonnent à partir de ce tendon central ; en avant sur le sternum, en arrière sur les vertèbres, et latéralement sur les côtes.

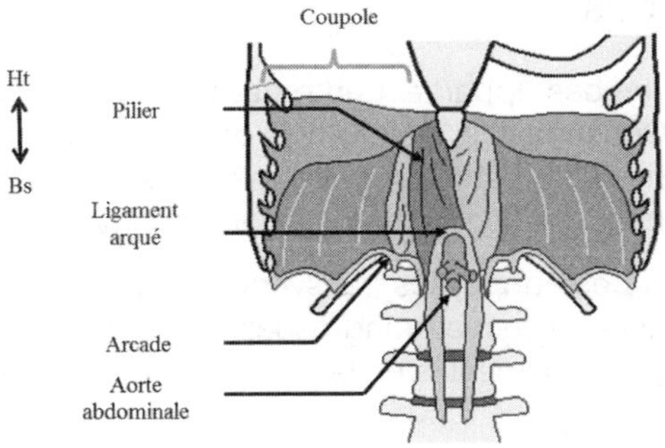

Figure 91 : Le diaphragme

Le diaphragme est étroitement associé aux muscles costaux pour permettre la respiration. Lors de l'inspiration, le diaphragme se contracte et met en tension ses fibres musculaires : le muscle s'aplatit et s'abaisse. La contraction des muscles costaux élève le gril costal et repousse le sternum vers l'avant. Cette action conjointe génère une ampliation (augmentation de volume) thoracique et une dépression interne. Cette dépression interne provoque un appel d'air ; l'inspiration rétablit mécaniquement l'équilibre des pressions. Pour l'expiration, le diaphragme et les muscles intercostaux se relâchent. Le diaphragme reprend sa position initiale en se relevant. Le gril costal se rabaisse et la pression interne diminue. Inversement, la diminution du volume thoracique provoque l'expiration.

L'inspiration suscite une descente des viscères abdominaux et une dilatation (gonflement) du ventre. Le diaphragme travaille en synergie avec les muscles de la ceinture abdominale (essentiellement le transverse). Les exercices respiratoires en yoga (pranayama par un contrôle conscient des « énergies ») combinent et permet la maîtrise d'une respiration abdominale, costale et claviculaire. Le blocage abdominal favorise la respiration costale, l'action du grand et petit pectoral (du scalène) favorise l'ampliation claviculaire. Cet entraînement développe une respiration plus profonde et puissante grâce à un contrôle actif des différentes phases. Ces exercices favorisent en outre le brassage des viscères (nauli en yoga), permettent une meilleure régulation du stress et des émotions (Zope & Zope, 2013). Une approche plus somatique définit le diaphragme comme le centre des synergies entre la posture, l'équilibre et le mouvement (Busquet, 2010). Son concept dynamique des chaînes musculaires s'inscrit alors dans la continuité de la méthode Mézières en proposant une méthode originale pour soulager les algies.

L'entraînement respiratoire réduit la fréquence cardiaque moyenne et la pression artérielle moyenne, augmente la pression maximale inspiratoire (Witt et al., 2007). Par l'exercice, des modifications structurales du diaphragme (le muscle pouvant s'épaissir) et fonctionnelles (d'ordre métabolique et immune) sont notables (Downey et al, 2006), permettant une augmentation de sa puissance et une réduction de sa fatigue à l'effort (Guenette et al., 2010). Les améliorations sont aussi d'ordre nerveux (St Croix et al., 2000). Le contrôle du diaphragme par des exercices respiratoires est une méthode dont les incidences psycho-physiologiques peuvent favoriser la performance (Romer & Polkey, 2008). Plus prosaïquement, l'hyperventilation est une stratégie autorisant une amélioration des performances (moindre déficit dans les répétitions) des exercices courts et intenses (Sakomoto et al., 2014). La durée optimale d'un exercice d'hyperventilation semble se fixer entre 15 et 30 secondes (Sakomoto et al., 2017).

Le carré des lombes

Le muscle carré des lombes appartient au groupe moyen des muscles de la région postérieure du tronc. Cependant, si les muscles de la ceinture abdominales se limitent bien souvent aux muscles de la paroi antéro-latérale de l'abdomen (voir chapitre suivant), le carré des lombes ensache et prolonge la sangle abdominale.

Il se situe dans le plan des apophyses transverses (Fig. 92). Le carré des lombes se trouve en rapport en arrière avec le grand psoas, en avant avec les muscles spinaux (longissimus lombaire), latéralement avec le muscle transverse de l'abdomen.

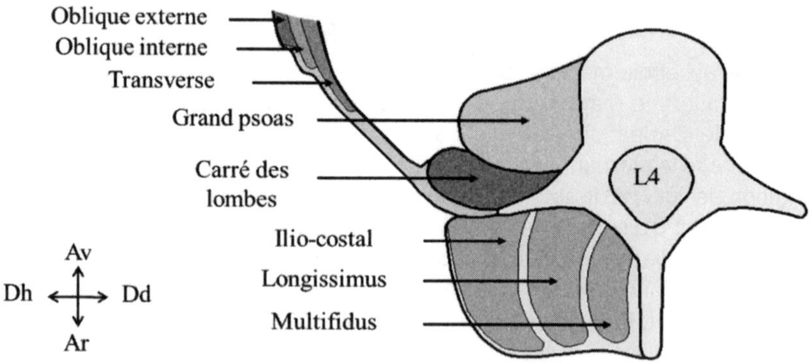

Figure 92 : Le carré des lombes, plan transverse

C'est un muscle aplati, entouré par une membrane fibreuse résistante. En forme de quadrilatère, il s'étend de la crête iliaque à la douzième côte et aux vertèbres lombaires. Il se compose de trois faisceaux : l'ilio-costal (antérieur), le costo-transversaire (moyen) et l'ilio-transversaire (postérieur).

Les faisceaux ilio-costal et ilio-transversaire s'insèrent sur la crête iliaque postérieure et sur le bord supérieur du ligament ilio-lombaire. Les deux faisceaux se dirigent en haut et en dedans. L'ilio-costal se termine sur le bord inférieur de la dernière côte, l'ilio-transversaire sur le sommet des apophyses transverses des quatre premières vertèbres lombaires. Le faisceau costo-transversaire se dirige en bas et en dedans, du bord inférieur de la douzième côte à la face antérieure des apophyses transverses lombaires. Le costo-transversaire est un muscle inconstant.

Le carré des lombes est un muscle fixateur important de la colonne lombaire et du bassin (Fig. 93). Quand le diaphragme se contracte lors de l'inspiration, le carré des lombes stabilise la douzième côte. Lors de l'expiration forcée, il déplace la dernière côte vers le bas. Si le point fixe est le thorax, la contraction homolatérale du carré des lombes permet élévation de l'hémibassin ; c'est son action lors de la marche ou de toute prise d'appui sur une jambe lors d'une impulsion par exemple. Son action au niveau lombaire est faible soit 10 % de l'activité des muscles spinaux (Philips et al., 2008). Son action pour l'inclinaison latérale du rachis reste donc modeste (contrairement aux citations souvent énoncées).

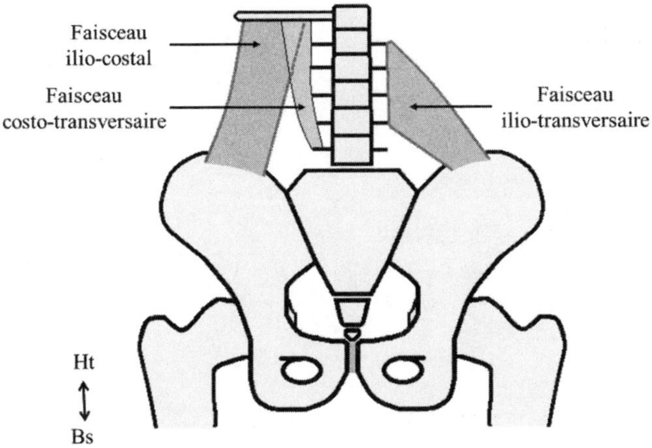

Figure 93 : Le carré des lombes, plan frontal

Les muscles paravertébraux dorsaux lombaires forment en apparence une masse musculaire unique mais constitués de trois colonnes musculaires adjacentes. De dedans en dehors s'arrangent le multifidus, le longissimus et l'iliocostal lombaire (Fig. 92).

QUESTIONS 21

1. Les muscles paravertébraux sont des muscles phasiques.
2. Le diaphragme forme une coupole symétrique séparant le thorax de l'abdomen.
3. Le longissimus est le plus long des muscles spinaux.
4. Les deux faisceaux du serratus postérieur ont une action antagoniste.
5. Le carré des lombes joue un rôle important dans la stabilisation latérale du rachis.

CHAPITRE 4

LES MUSCLES DE LA PAROI ABDOMINALE

Ce sont des muscles larges et épais enroulés en segment de cylindre. L'organisation structurelle permet de développer quatre fonctions complémentaires : la protection des viscères, la respiration, le contrôle postural, le mouvement.

Ces muscles sont constitués de larges structures aponévrotiques de recouvrement (d'autant plus importante que le muscle est profond) qui se juxtaposent et de structures musculaires contractiles orientées dans les différentes directions (Fig. 94). Cette disposition permet de mailler la surface abdominale en lui conférant plasticité et résistances aux contraintes. Les muscles abdominaux protègent et maintiennent les structures « molles » : ils forment la sangle abdominale. Leurs contractions augmentent la pression interne (agissant en synergie avec le diaphragme) comme lors de la miction, de la défécation ou lors de l'expiration forcée. Les exercices d'apnées ou les blocages respiratoires consécutifs à des efforts isométriques sollicitent les muscles de la sangle abdominale. Ces muscles jouent un rôle important au niveau postural dans l'équilibre et le positionnement du bassin et la stabilisation du rachis (action tonique). Ils permettent l'inclinaison et la rotation du torse dans les différents plans de l'espace (action phasique).

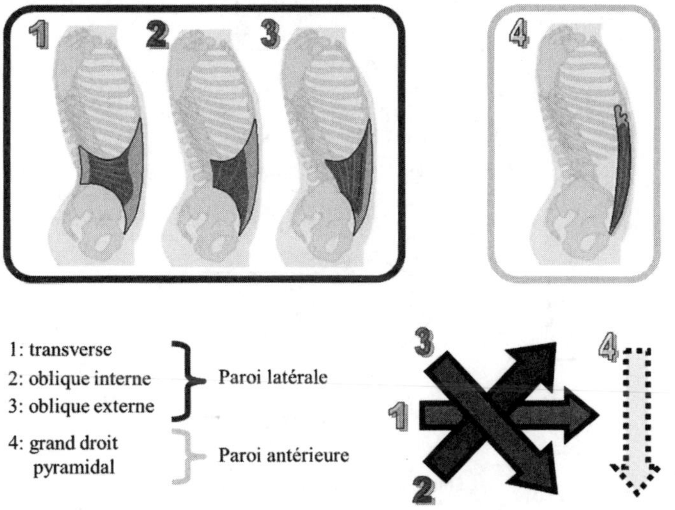

Figure 94 : L'orientation des muscles de la ceinture abdominale

Le muscle transverse de l'abdomen

Le muscle transverse est appelé ainsi en raison de la direction horizontale de ses fibres musculaires (Fig. 95). C'est le muscle le plus profond des muscles abdominaux. Le transverse recouvre le péritoine (membrane séreuse qui enveloppe l'abdomen). Il est antérieur, latéral et postérieur. Il se compose de deux lames tendineuses de recouvrement : la lame antérieure et la lame postérieure. Seule la partie moyenne latérale est musculaire. C'est la portion active dont les fibres horizontales peuvent se contracter. L'origine la plus inférieure et antérieure se fixe sur le tiers latéral de l'arcade crural (sur le ligament inguinal) et se prolonge sur l'épine iliaque antéro-supérieure (EIAS) et les deux tiers antérieurs de la lèvre interne de la crête iliaque. Au niveau postérieur, via la lame tendineuse postérieure dorso-lombaire, le muscle se positionne sur les apophyses transverses des vertèbres lombaires de L1 à L4. En haut, une ligne d'insertion costale se dirige obliquement d'arrière en avant, de bas en haut et en avant, sur la face médiale des cartilages des cinq dernières côtes (soit de K12 à K7 parfois jusqu'à K6). La lame tendineuse antérieure constitue la portion terminale ; elle passe en arrière du droit abdominal. Elle se fixe sur la ligne blanche. La ligne blanche est une lame tendineuse tendue (générant une dépression entre les muscles droits) du processus xiphoïde (extrémité caudale en forme de pointe où la synchondrose xipho-sternale joint l'appendice au sternum) au bord supérieur et postérieur de la symphyse pubienne. Cette lame se compose d'un entrelacement des aponévroses tendineuses des muscles obliques et transverses. Elle se situe et détermine la ligne médiane antérieure. La ligne blanche présente une zone de faiblesse au niveau de la cicatrice ombilicale (nombril). Elle est plus grêle en sa partie inférieure. Le muscle transverse se termine sur le bord supérieur du pubis (épine du pubis) et par un prolongement sur la crête pectinéale.

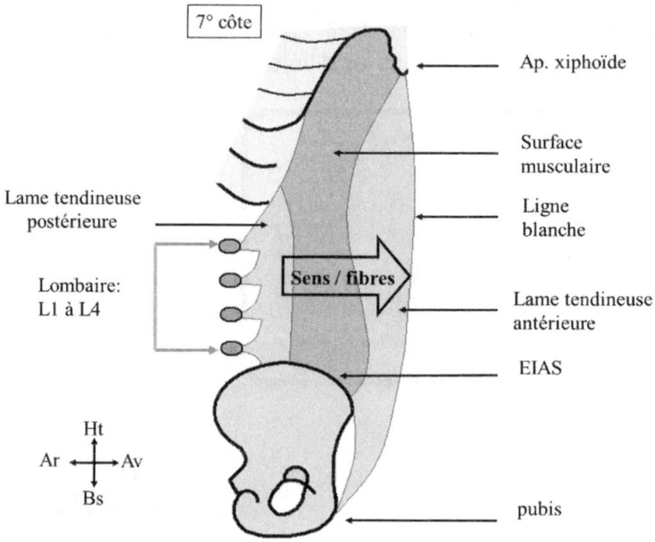

Figure 95 : Le muscle transverse

Une synergie d'action du muscle transverse avec le diaphragme et les muscles du plancher pelvien permet de ceinturer l'espace abdominal et de réguler la pression interne. Le transverse de l'abdomen est le muscle principal de l'expiration forcée. Son action conjuguée avec les fibres verticales et obliques contribue au maintien de la sangle abdominale. Il permet de maintenir et de ramener l'ensemble des viscères vers l'axe rachidien. Selon les recherches, sa contribution pour la rotation du tronc est controversée mais joue un rôle essentiel dans la stabilité lombo-pelvienne. Ainsi, son activation ne présente pas de relations avec la direction, la vitesse ou l'accélération du tronc (Hodges, 1999). Son action tonique et son renforcement sont nécessaires pour prévenir les maux au niveau lombaire. Les exercices respiratoires contribuent au renforcement du muscle transverse (expiration forcée). Il est activé lors des contractions isométriques et des exercices de flexion du tronc en rentrant le ventre. L'entraînement du transverse doit être différencié des autres muscles abdominaux en se basant sur des niveaux d'activations variés (Hodges, 1999). Le gainage abdo-lombaire en planche dorsale (supine bridge exercise) sollicite le muscle transverse. Le gainage « dynamique » en situation d'équilibre instable avec des sangles TRX® ne renforce pas plus profitablement son activation (Saliba, 2010). *A contrario*, l'entraînement avec Swiss Ball sollicite plus favorablement le muscle transverse mais mobilise peu les muscles obliques (Czaprowski et al., 2014).

Le muscle petit oblique

Le petit oblique (interne ou médial) se positionne sur le plan moyen en avant du transverse qu'il recouvre partiellement au niveau de la paroi latérale et antérieure. En forme d'éventail, les faisceaux constitutifs du petit oblique affichent une disposition divergente, cependant globalement oblique vers le haut (Fig. 96).

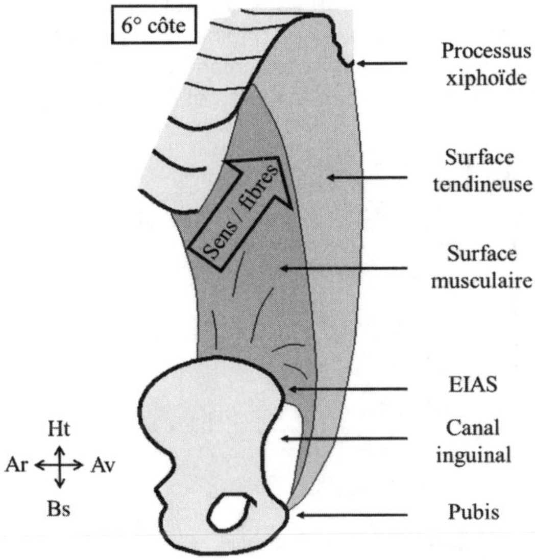

Figure 96 : Le muscle oblique interne ou petit oblique

Son origine d'insertion s'initie sur le tiers latéral de l'arcade crurale (déterminé par le ligament inguinal formant le tractus ou faisceau de fibres ilio-pubien). L'arcade délimite le triangle fémoral ou triangle de Scarpa. Cet espace inguinal détermine une zone de faiblesse de la paroi abdominale, siège des hernies du pli de l'aine ou hernies inguinales. L'origine du muscle se prolonge sur l'épine iliaque antéro-supérieure (EIAS) et sur les deux tiers antérieurs de la crête iliaque ; il fusionne en arrière avec l'aponévrose dorso-lombaire du grand dorsal. Le muscle présente par les faisceaux les plus postérieurs de longues fibres tendineuses obliques en haut, en avant et en dedans. Les insertions de la crête iliaque à l'arcade crurale se réalisent par des fibres courtes et charnues obliques en bas et en dedans. Les faisceaux les plus postérieurs, provenant de l'aponévrose dorso-lombaire et de la portion moyenne de l'aile iliaque se portent sur le bord inférieur des six derniers cartilages costaux, l'appendice xiphoïde, la ligne blanche et s'orientent pour se terminer au niveau antérieur sur l'épine pubienne et sur la symphyse. L'aponévrose du petit oblique se divise en deux feuillets pour engainer le grand droit. Le feuillet postérieur (passant en arrière du muscle grand droit) fusionne avec l'aponévrose du transverse. Le feuillet antérieur (passant en avant du muscle grand droit) fusionne avec l'aponévrose du grand oblique. Au niveau du quart inférieur, l'aponévrose du petit oblique passe (sans se dédoubler) entièrement en avant du grand droit. La contraction du petit oblique abaisse les côtes et provoque la compression des viscères. Sa contraction ipsilatérale entraîne une inclinaison latérale du thorax dans le plan frontal. Lors d'une contraction bilatérale, il fléchit le tronc dans le plan sagittal. La combinaison du mouvement d'inclinaison et de flexion génère un mouvement de torsion. Le petit oblique agit en synergie avec le grand oblique controlatéral car les fibres musculaires sont alors orientées dans la même direction. Le petit oblique est expirateur accessoire. Si le tronc est fixe, la contraction bilatérale des petits obliques provoque une rétroversion du bassin.

Le muscle grand oblique

Le grand oblique (oblique externe ou latéral) est le muscle le plus superficiel de la paroi antéro-latérale de l'abdomen (Fig. 97). À son origine, ce muscle est formé de sept faisceaux (digitations) en prolongement du faisceau inférieur du serratus. Cette organisation permet une synergie de la tonicité entre le thorax et l'abdomen.

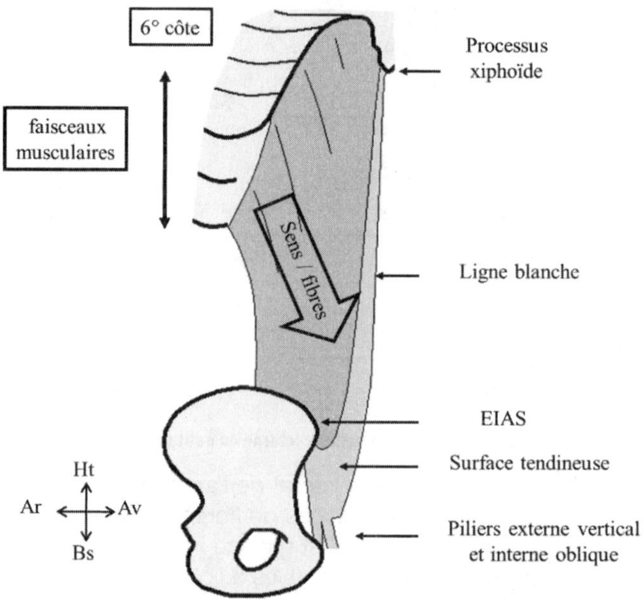

Figure 97 : Le muscle oblique externe ou grand oblique

L'oblique externe (ou latéral) s'insère en haut, sur la face latérale et sur le bord inférieur des sept derniers arcs chondro-costaux. Les corps musculaires forment des digitations sur une ligne dentelée se dirigeant obliquement (de la 6° à la 12° côte) en bas et vers l'arrière. De cette ligne d'insertion costale, le muscle se développe en éventail et s'oriente globalement obliquement en bas et vers l'avant. Les faisceaux des deux dernières côtes se fixent sur la lèvre latérale de crête iliaque et s'y insèrent par de courtes fibres tendineuses. La terminaison tendineuse des autres faisceaux constitue une large lame tendineuse. Cette lame d'insertion est plus large en bas qu'en haut et se fixe sur la ligne blanche (qu'elle contribue à former) de l'appendice xiphoïde au pubis. La lame tendineuse terminale s'épaissit en bas pour former deux piliers tendineux principaux.

Le pilier latéral s'oriente verticalement sur l'épine pubienne. Le pilier interne un peu plus large se dirige obliquement (en bas et en dedans) et forme un V avec le tendon controlatéral en s'entrecroisant sur la partie supérieure et antérieure de la symphyse. Un tendon réfléchi (pectinéal) s'oriente en arrière vers le ligament lacunaire. Les aponévroses des trois muscles (grand et petit obliques, transverse) participent à la couche antérieure de la gaine des muscles droits de l'abdomen. Le grand oblique reste le muscle le plus antérieur, il contribue à la constitution du ligament pubien antérieur (Fig. 83). L'action simultanée des grands obliques facilite l'action du grand droit et la flexion du tronc en avant. Indépendamment l'un de l'autre, la contraction du grand oblique occasionne une flexion latérale et/ou une torsion du tronc. Les grands obliques agissent en synergie avec les petits obliques. Le grand oblique est expirateur accessoire. Si le tronc est fixe, la contraction bilatérale des grands obliques provoque une rétroversion du bassin.

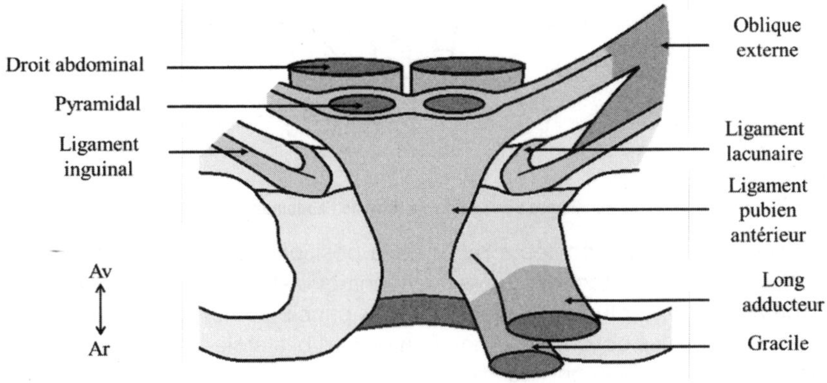

Figure 98 : Les ligaments pubiens

Le muscle droit de l'abdomen

Le muscle droit de l'abdomen est un muscle rubané et polygastrique, plus large et épais en haut qu'en bas, engainé par les aponévroses des muscles obliques (Fig. 99).

L'origine du muscle se caractérise par trois bandelettes tendineuses qui, pour la plus latérale et la plus large, se fixe sur le bord inférieur du cartilage costal de la cinquième côte. De la même façon, les bandelettes moyenne et médiale se fixent sur les bords de la sixième et septième côte. Un lien de fixation s'effectue sur le ligament costo-xiphoïdien parfois sur l'appendice xiphoïde lui-même. Le muscle droit de l'abdomen présente des intersections aponévrotiques transversales : les incisures tendineuses (au nombre de trois, parfois quatre dans 20 % des cas). Ces incisures renforcent le muscle en raccourcissant la longueur des fibres musculaires longitudinales par multiplication de points d'ancrage. Le droit de l'abdomen devient de cette sorte un muscle résistant. La terminaison musculaire se réalise par un double tendon aplati d'hauteur égale s'insérant sur la lèvre antérieure du bord supérieur du pubis (crête pubienne). Le tendon médial émet des expansions au-dessus de la symphyse jusqu'au côté controlatéral.

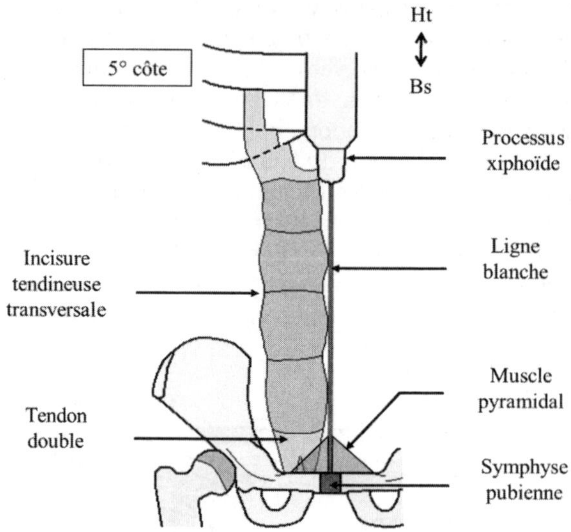

Figure 99 : Le muscle droit de l'abdomen

Les exercices réalisés en montée à partir de la position plat dos générant une flexion antérieure de la cage thoracique (travail concentrique -1-), ou en descente à partir de la position assise (excentrique -2-) font travailler principalement le muscle grand droit mais aussi les muscles obliques par une contraction bilatérale. L'hyperlordose doit être contrôlée par un « enroulement » lombaire.

Le muscle pyramidal

C'est un muscle aplati, vestigial, inconstant car absent chez 20 % des sujets. Il se situe immédiatement en avant du grand droit, contenu dans une gaine tendineuse aponévrotique. De forme triangulaire, la base s'applique sur la face supérieure du pubis. Le sommet remonte le long de la ligne blanche en s'insérant à mi-distance de l'ombilic. Il renforce la ligne blanche en son extrémité distale et ne présente pas de fonction active.

Actions et renforcement des muscles abdominaux

Les exercices de gainage et de contrôle posturaux font partie d'un équilibre de maintien fondamental pour une ergonomie optimisée. Ils permettent de limiter les facteurs traumatiques liés à la spécificité du mouvement, à la répétition et à la fatigue. Dans la sphère sportive, ces facteurs sont associés à la technicité du geste pour les novices comme pour les experts. Le gainage abdominal s'effectue par un juste équilibre avec les muscles extenseurs du tronc. Le rapport des muscles extenseur/fléchisseur du tronc s'établit autour de 1,3 (Beimborn & Morrissey, 1988). Ainsi, l'action des muscles extenseurs lombaires doit être supérieure à celle des muscles abdominaux. Les sujets exposés aux lombalgies présentent des ratios proches de 1. L'entraînement exclusif du gainage abdominal est contestable car il contribue à augmenter le déséquilibre.

La majorité des exercices proposés par les entraîneurs pour renforcer la ceinture abdominale s'effectue sous forme de contractions dynamiques (crunch) rapides voire très rapides. Cela paraît en contradiction avec la typologie des fibres musculaires. Ainsi, une analyse invasive par prélèvement (Caix et al., 1982) montre une prédominance des fibres posturales (de type I ou lentes), particulièrement pour le muscle transverse et petit oblique. Cette caractéristique démontre bien la fonction essentielle de ces muscles dans le maintien et la posture. Le faible taux de fibres phasiques (IIB rapides) augmente pour les muscles plus superficiels jouant ainsi un rôle plus significatif dans la dynamique de la ceinture abdominale. L'alternance et/ou la combinaison des exercices dynamiques et isométriques est donc à considérer. Pour les exercices isométriques, l'article de Czaprowski et al. (2014) fait une revue de questions sur l'intérêt des exercices de planche ventral (prone), dorsale (supine) ou latérale (side bridge exercise) sur les muscles abdominaux et spinaux. Les exercices de planche ventrale en équilibre instable activent plus significativement (Fig. 100) le droit abdominal et l'oblique « externe », les variations sur l'oblique « interne » sont peu sensibles (Snarr et al., 2014). Pour un mouvement global en chaîne fermée, l'exemple de l'épaulé-jeté avec waterbag montre une sollicitation significativement plus intense des muscles obliques (mais aussi des extenseurs du dos) que lors d'un mouvement avec charge fixe (Calatayud et al., 2015). De la même façon, un mouvement de squat avec charge instable active favorablement les muscles obliques et extenseurs du dos pour fixer le tronc (Lawrence & Carlson, 2015).

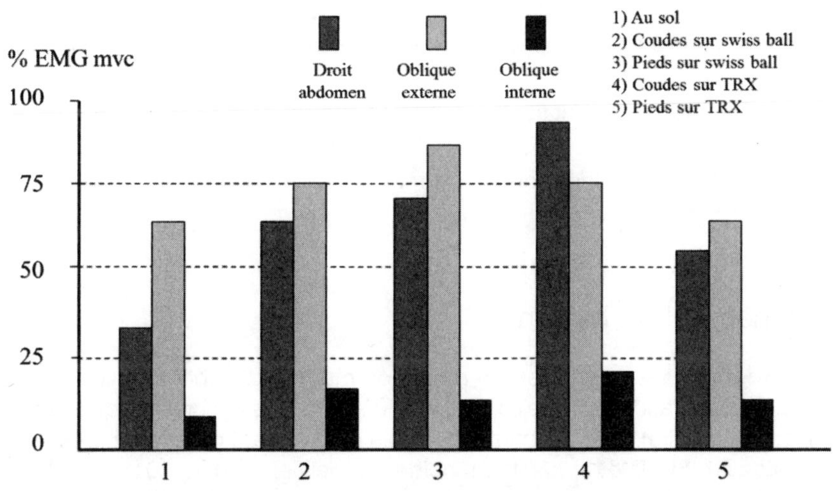

Figure 100 : Action du gainage abdominal en fonction de la stabilité des appuis (Snarr et Esco, 2014)

Comparée à la position assise (sit-up), la force de compression exercée au niveau lombaire est environ 50 % inférieure en position allongée (curl-up). Les mouvements de renforcement réalisés en « sit-up » sollicitent plus activement (±10%) le psoas (Juker et al., 1998) et favorisent d'autant l'hyperlordose lombaire. Une amplitude de mouvement exagéré sollicite de la même façon le muscle psoas. Il tient d'être vigilant sur le positionnement tout comme la réalisation du mouvement. De la même façon, des mouvements trop rapides sollicitent les qualités élastiques plus que la force musculaire.

L'utilisation d'un banc réduit la force de compression (-20 %) mais surtout la force de cisaillement de 90 % (Johnson et Reid, 1991). L'utilisation d'un banc pour les exercices abdominaux se révèle opportun pour réduire les contraintes internes.

Les exercices de respiration profonde contrôlée et plus particulièrement en contraction isométrique (stomach vacuum) sont une technique hypopressive abdominale efficace de renforcement du muscle transverse. En initiation, cet exercice est réalisé plat dos (lying) puis en position quadrupédique (kneeling) dans un second temps.

Le test de Shirado (Vidalin et al., 2013) permet de quantifier l'endurance des muscles fléchisseurs du tronc (abdominaux). Pour les novices, un entraînement par semaine durant six semaines suffit à faire progresser l'endurance abdominale des sujets (Juan-Recio et al., 2015).

QUESTIONS 22

1. Le muscle transverse a des fibres orientées verticalement.
2. Le muscle droit de l'abdomen est polygastrique, il est recouvert par les aponévroses des muscles obliques.
3. La zone inguinale est une zone de faiblesse de la paroi abdominale.
4. Les muscles obliques sont fléchisseurs du tronc.
5. Le transverse a une origine lombo-sacrée.

Positionnement du bassin

En station debout, les courbures du rachis permettent d'établir une ligne de gravité passant du conduit auditif de l'oreille, à la tête humérale puis fémorale jusqu'au scaphoïde tarsien (os naviculaire). Le placement du bassin détermine l'organisation des courbures sus-jacentes (Le Huec et al., 2011). L'incidence pelvienne (Fig. 101) se définit par la verticale passant de la tête fémorale au milieu du plateau de S1 (Vital et al., 2008). En position équilibrée, la version pelvienne ne dépasse pas 10° : L'incidence pelvienne impacte (forte corrélation) le positionnement des genoux (Obeid et al., 2011) et la lordose lombaire (Vialle et al., 2005). Une classification caractérise les différents types d'incidences pelviennes (Roussouly et al., 2005). La pente sacrée (du plateau par rapport à l'horizontal) s'établit autour de 40°.

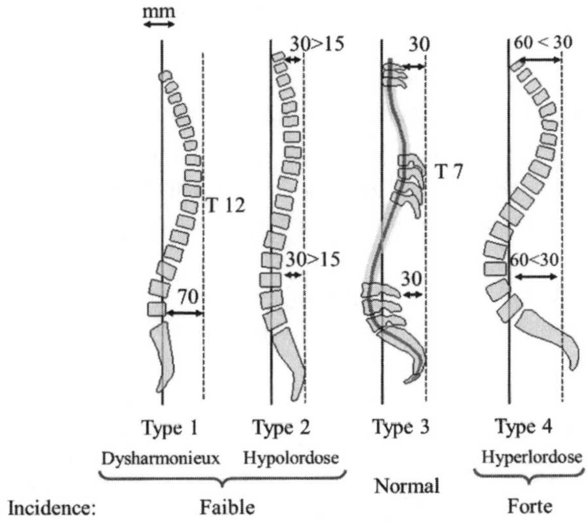

Figure 101 : L'incidence pelvienne

Le type 1 caractérise (pente sacrée très faible : < 35°) une cyphose thoraco-lombaire où le S cypho-lordotique n'est pas homogène. Le type 2 (pente sacrée faible : 35-45°) révèle de faibles courbures : c'est le morphotype longiligne des scandinaves. Le type 3 (pente sacrée ≈40°) définit une cyphose et une lordose des courbures régulières et équilibrées. Le type 4 (pente sacrée prononcée : > 45°) révèle des courbures accentuées mais où le S cypho-lordotique est équilibrée : c'est le morphotype cambré des africains.

Lorsque le bassin bascule vers l'avant : le bassin est en antéversion, vers l'arrière en rétroversion. L'équilibre pelvien peut être perturbé par une masse excessive s'exerçant sur l'avant. Ainsi, tout abdomen ventru peut générer une hyperlordose lombaire. Cet équilibre peut aussi être perturbé lors de la pratique sportive. Par exemple, le squat en flexion complète entraîne une bascule du bassin vers l'arrière et conduit à une inversion de la courbure lombaire. L'exercice exécuté en demi- squat, coudes en avant, permet de garder le dos plat.

Il paraît donc important de travailler les muscles fixateurs du bassin par des exercices musculaires et techniques contribuant à un meilleur contrôle de son positionnement.

Antéversion et rétroversion

L'antéversion du bassin accentue la cambrure lombaire (hyperlordose). Dans cette position, les pressions se décalent sur l'arrière : du disque intervertébral, du ligament vertébral postérieur, irradiant sur les racines nerveuses (générant alors des douleurs). L'antéversion est occasionnée par la contraction des muscles quadriceps (droit antérieur), psoas iliaque, moyen adducteur. La contraction de la masse sacro-lombaire favorise aussi l'antéversion. Dans une position hyperlordosique, le ventre pointe en avant et les fesses sont en position haute.

La rétroversion du bassin permet d'arrondir le dos en arrière. Ce mouvement est occasionné par la contraction des muscles fessiers, ischio-jambiers, abdominaux. Cette action permet de soulager des douleurs lombaires.

Toute bascule du bassin engendre un réajustement au niveau vertébral pour maintenir l'équilibre, mais aussi de la tête centre des récepteurs sensoriels (Fig. 102).

Finalement, les douleurs lombaires sont très souvent de type fonctionnel. Quatre points sont à considérer : vérifier l'équilibre et la position du bassin, éviter les gestes et les postures nocives, enfin renforcer les muscles para-vertébraux lombaires et les abdominaux.

Des études montrent (Olivier et al. 2008, Vidalin et al. 2013) l'existence d'un rapport entre la lombalgie et le déséquilibre des muscles extenseurs / fléchisseurs du rachis.

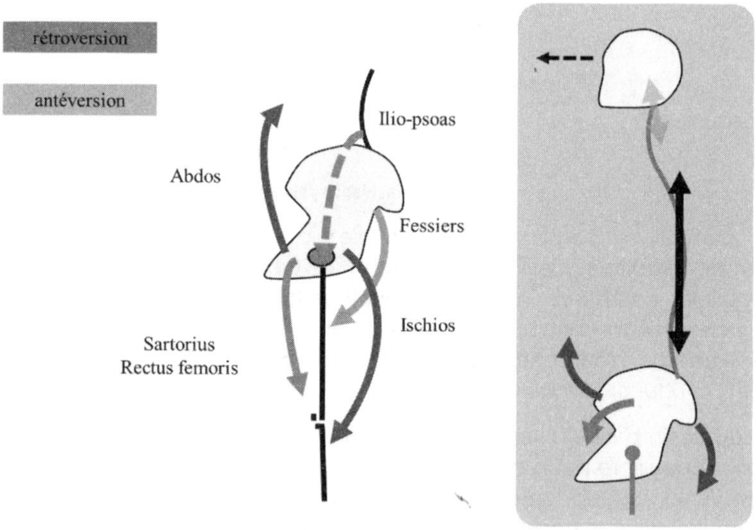

Figure 102 : Les synergies musculaires dans la rétroversion et l'antéversion

Conjointement à des exercices mobilisant le tronc, le renforcement abdominal peut aussi se réaliser à partir du déplacement des membres inférieurs. Pour tous les exercices abdominaux, nous veillerons au placement « dos plat » (bassin en rétroversion). L'hyperlordose révèle l'action des muscles ilio-psoas générateurs de l'antéversion. L'ilio-psoas est un muscle profond, biarticulaire, fléchisseur de la hanche (antéversion), dont la contraction peut générer une traction antérieure des vertèbres lombaires (plus particulièrement lors des exercices de battement des jambes). Toute douleur sensible au bas dos lors d'un exercice est néfaste car cela révèle un mauvais placement. Le contrôle de l'amplitude du mouvement lors des exercices abdominaux est essentiel. Le maintien « menton-poitrine » favorise l'enroulement vertébral et un placement en rétroversion. Souvent conseillé à titre préventif, l'effacement de la courbure lombaire ou cervicale peut augmenter la contrainte de pression lors des supports de charges dans l'axe vertical comme lors des squats.

L'ilio-psoas

Le muscle ilio-psoas fait partie des muscles internes de la hanche car ils se positionnent au fond de la paroi abdominale, en arrière des viscères. L'ilio-psoas est constitué de deux corps musculaires, l'iliaque et le psoas qui se joignent dans la région inguinale (Fig. 103). Le psoas se compose du grand psoas avec deux chefs (antérieur et postérieur) et du petit psoas. Globalement, l'ilio-psoas s'oriente vers l'avant et en dehors. Cependant, en sa terminaison distale, l'ilio-psoas s'infléchit vers l'arrière (réflexion) pour s'insérer par un tendon commun sur le petit trochanter du fémur. Le psoas et l'iliaque agissent conjointement, c'est pourquoi leurs noms sont appariés. Il sollicite ainsi l'articulation coxofémorale et le rachis lombaire.

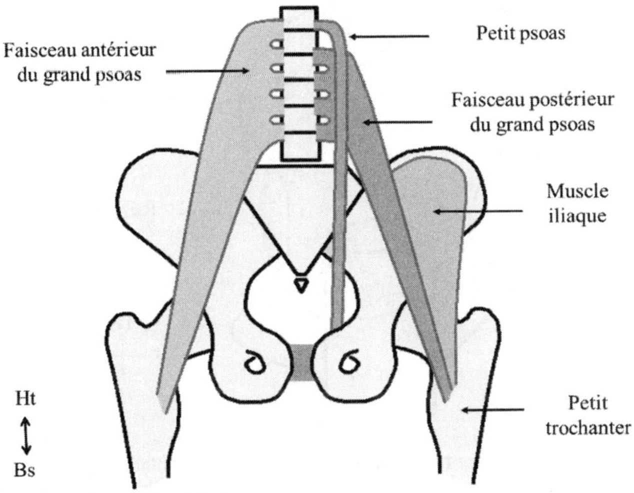

Figure 103 : Le muscle ilio-psoas, vue frontale

Le muscle iliaque

Le muscle iliaque est un muscle mono-articulaire, de forme triangulaire qui s'insère principalement au niveau de la fosse iliaque, sur la lèvre interne de la crête iliaque en haut, sur l'EIAS jusqu'à l'EIAI en avant, sur le ligament ilio-lombaire et la base du sacrum en arrière, enfin sur la capsule articulaire en bas. Toutes ces fibres convergent vers le tendon terminal pour former un éventail plat. Le muscle se dirige obliquement en bas, en dehors et en avant en passant sous le ligament inguinal au niveau du pli de l'aine (Fig. 104). L'iliaque se fixe sur le bord latéral du tendon commun au niveau du petit trochanter.

Le grand psoas

Le grand psoas est un muscle poly-articulaire qui s'organise sur deux plans. Au niveau du plan antérieur, le muscle est plus volumineux. Le faisceau antérieur ou superficiel est corporéal. En effet, les tendons se fixent sur les faces antéro-latérales des corps vertébraux de T12 à L5. Chacune des insertions s'effectue sur le bord inférieur de la vertèbre, sur les disques intervertébraux et le bord supérieur de la vertèbre sous-jacente.

Quatre arcades tendineuses au niveau de chacun des corps vertébraux autorisent le passage des artères et veines lombaires. Au niveau du plan postérieur, le faisceau profond (costoïdal) du grand psoas s'insère sur les faces antérieures des apophyses transverses de T12 à L4 (parfois L5). Les deux faisceaux se réunissent pour former un corps unique, épais au niveau de L5.

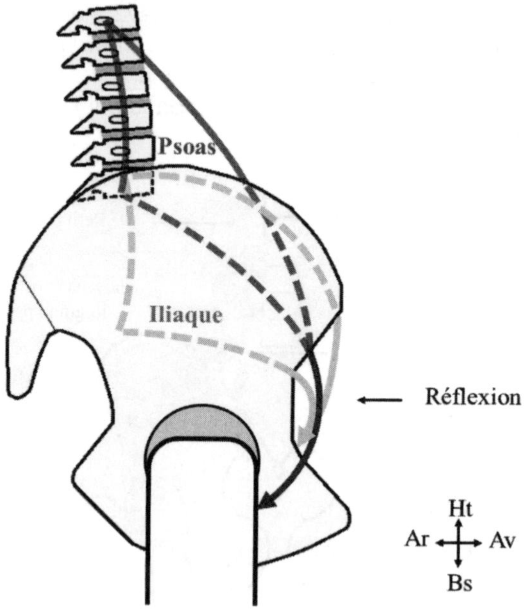

Figure 104 : Le muscle ilio-psoas, vue sagittale

Le petit psoas

Le petit psoas est un muscle inconstant, filiforme, tendu verticalement du corps de la douzième vertèbre thoracique (T12) et du disque intervertébral entre T12 et L1. Il croise la face antérieure du muscle grand psoas pour se fixer sur l'éminence ilio-pectiné du pubis. Le petit psoas n'a pas de rôle dynamique significatif.

Actions et renforcements de l'ilio-psoas

En position assise ou debout, l'ilio-psoas stabilise l'équilibre pelvien en agissant en synergie avec les muscles abdominaux (Juker et al., 1998) dans les phases dynamiques comme dans les phases statiques (Yoshio et al., 2002). Les exercices de proprioception grâce à des exercices sur des surfaces instables le mobilisent fortement. L'ilio-psoas est le principal muscle fléchisseur de la hanche par le muscle iliaque, il est « lordosant » par le muscle psoas (Simon et al., 2001). Au niveau du segment distal, il fléchit la cuisse sur le bassin en générant une rotation latérale. L'ilio-psoas est particulièrement sollicité quand la flexion de la cuisse est couplée à une flexion du tronc. C'est le cas lors du shoot au football, du saut carpé en gymnastique, du grimper de corde ou, inopportunément, lors du renforcement abdominal quand la contrainte externe est supérieure à la contraction musculaire ou lorsque le bassin est mal placé (excessivement en antéversion) durant l'exercice. Lors d'un raid avec sac à dos, il compense le poids de la charge vers l'arrière.

Cependant, son action essentielle demeure l'extension de la cuisse lors du sprint. L'étude de Miller et al. (2012) montre son importance en corollaire de l'analyse des patrons musculaires du membre inférieur (Fig. 105). Ainsi, les caractéristiques morphologiques et biomécaniques de l'ilio-psoas s'avèrent décisives pour le niveau de performance : son hypertrophie face au quadriceps est corrélée au temps de course sur 100 mètres (Hoshikawa et al., 2006). Les données anthropométriques des sprinters de l'élite mondiale ont été étudiées : elles conditionnent les spécificités mécaniques (amplitude, fréquence) de la foulée dont l'ilio-psoas fait partie (Salo et al., 2011).

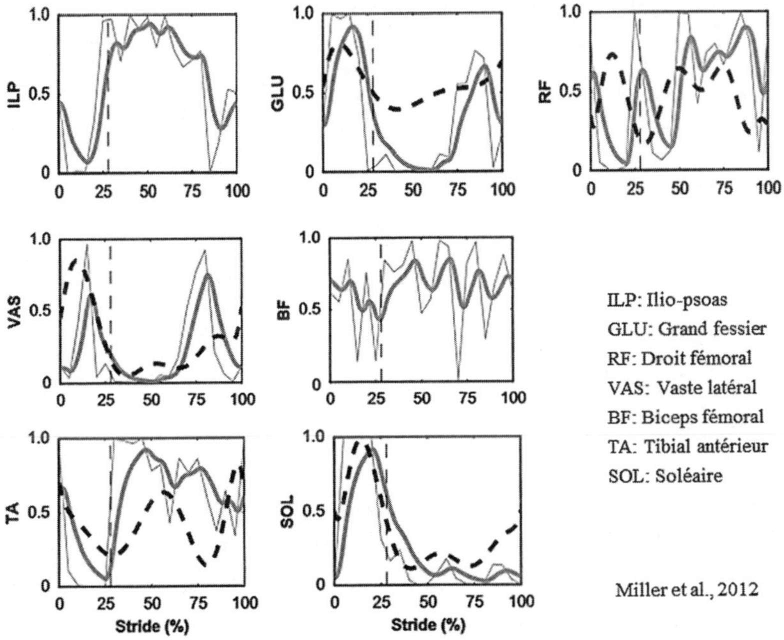

Figure 105 : Les patrons musculaires de la foulée

La participation du muscle ilio-psoas dans les algies lombo-pelviennes est très fréquente (Dahdouh & Nicault, 2008), plus particulièrement chez les sportifs ou l'entraînement génère son hypertrophie et parfois des déséquilibres (Sanchis-Moysi et al., 2011).

QUESTIONS 23

1. L'iliaque et le psoas se terminent par un tendon commun sur le grand trochanter.
2. L'ilio-psoas est un muscle mono-articulaire.
3. Situés dans le plan frontal antérieur, les abdominaux sont antéverseurs.
4. Les muscles obliques permettent la flexion du tronc.
5. L'ilio-psoas et le droit fémoral sont agonistes.

CHAPITRE 5

LA CEINTURE PELVIENNE

C'est l'ensemble des structures qui relient le membre inférieur au rachis. La ceinture pelvienne permet le maintien de la posture et la locomotion. Elle doit résister aux contraintes générées par les mouvements du tronc et des membres supérieurs et répondre aux contraintes d'équilibre. Elle autorise de façon récurrente l'appui monopodal lors de la marche, de la course ou de l'impulsion d'un saut. Son rôle dans l'équilibration est prégnant : ainsi la stratégie de hanche en contrôle moteur révèle une stratégie de régulation plus ou moins adaptée selon le contexte (Nashner et al., 1989).

La ceinture pelvienne relie le membre inférieur au squelette axial. Elle se compose de l'os coxal (ou os iliaque) situé au niveau antéro-latéral, du sacrum au niveau postérieur et du coccyx au niveau postérieur et inférieur. Les os coxaux, le sacrum et le coccyx sont articulés entre eux par cinq jointures : la symphyse pubienne en avant, les deux articulations sacro-iliaques latéralement et en arrière, l'articulation lombo-sacrée en arrière et en haut et l'articulation sacro-coccygienne en arrière et en bas. Les pièces principales de ce massif osseux forment un ensemble stable, robuste et peu mobile. Cependant, l'articulation sacro-iliaque est soumise à de fortes contraintes de pressions : des ligaments puissants assurent la stabilité et la cohésion au niveau postérieur (Fig. 106). Les ligaments intrinsèques sacro-iliaques ventral et dorsal renforcent directement la capsule (rigide et très épaisse) et l'articulation. Les ligaments extrinsèques ilio-lombal, sacro-épineux (de forme triangulaire) et sacro-tubéral (le plus long et le plus inférieur et dorsal) stabilisent indirectement par un positionnement largement extra-capsulaire. Les ligaments sacro-épineux et tubéral (ou sacro-sciatique) contrôlent l'écartement du petit bassin lors d'une charge lourde comme au squat par exemple. L'amplitude des mouvements est faible à l'articulation (diarthrodie). Elle s'effectue sur deux facettes d'orientation distinctes mais permettant des déplacements relativement complexes.

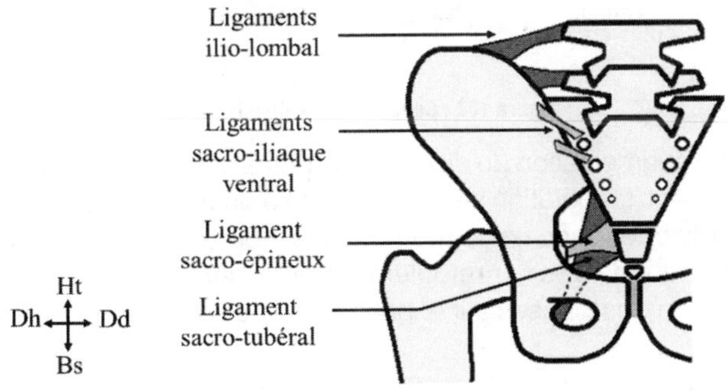

Figure 106 : Les ligaments sacro-iliaques

Le ligament axile (ou sacro-iliaque interosseux) est postérieur et horizontal : il contrôle le mouvement d'antéversion entre le sacrum et l'aile iliaque. Le mouvement d'antéversion du sacrum s'appelle nutation.

L’os coxal

L’os coxal est un os plat, hélicoïdal, pair et asymétrique ; il est comparé à une pale d’hélice. C’est la structure osseuse la plus volumineuse de tout le squelette. L’os coxal est issu embryologiquement de la fusion (calcification ou synostose de la synchondrose centrée sur l’acétabulum) de trois os soudées en Y : l’ischion en arrière, l’ilion latéralement et le pubis en avant. Selon le genre, la forme de la ceinture pelvienne est plus haute chez l’homme mais plus large chez la femme. La ceinture pelvienne repose sur les membres inférieurs grâce à l’articulation coxo-fémorale. La ceinture pelvienne est divisée en deux parties : le grand bassin et le petit bassin. Le grand bassin se compose de la cavité abdominale. Il est constitué latéralement des fosses iliaques, des deux os coxaux et, en arrière des ailes du sacrum. Le grand bassin présente une large ouverture supérieure qui se diminue progressivement en la partie caudale. Le petit bassin s’apparente à un canal osseux présentant deux ouvertures : le détroit supérieur et le détroit inférieur ou excavation pelvienne (Fig. 107).

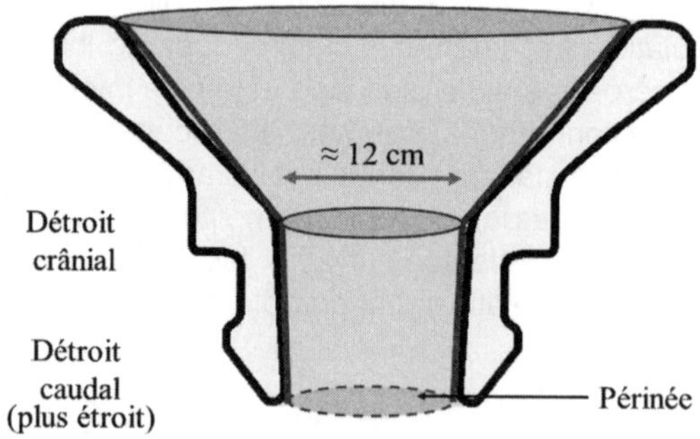

Figure 107 : Coupe frontale du bassin

La nutation permet l’augmentation du diamètre du détroit inférieur et facilite le dégagement lors de l’accouchement. La nutation se réalise grâce à un double mouvement : un rapprochement des ailes iliaques avec un écartement des tubérosités ischiatiques, une bascule en avant du promontoire avec un refoulement en arrière du coccyx. La nutation est favorisée par la flexion des cuisses sur le bassin ou une flexion de la patiente vers l’avant (nutare = saluer).

L’os coxal se caractérise par quatre bords (supérieur, antérieur, postérieur, inférieur) et deux faces (endopelvienne et exopelvienne). Une torsion quasi perpendiculaire au niveau de l’acétabulum distingue l’orientation de l’aile iliaque (dans un plan oblique en avant et en dehors) de la branche ischio-pubienne (dans un plan oblique en avant et en dedans). Le bord supérieur permet l’insertion des muscles de l’abdomen et se caractérise en avant par l’épine iliaque antéro-supérieure (EIAS), en arrière par l’épine iliaque postéro-supérieure (EIPS). Le bord antérieur se particularise par l’épine iliaque antéro-inférieure (EIAI) et se prolonge en avant de l’acétabulum par l’éminence ilio-pubienne. Le bord postérieur présente l’épine ischiatique avec une grande incisure au-dessous de l’EIPS et une petite incisure au-dessus de la tubérosité ischiatique.

La fosse iliaque latérale

La fosse iliaque latérale est une surface triangulaire où s'insèrent des muscles fessiers (Fig. 108). Elle est renforcée par deux lignes rugueuses courbes (antérieure et postérieure) semi-circulaires. Ces deux lignes courbes divisent la fosse iliaque latérale en trois surfaces d'insertion : au niveau postérieur s'insère le gluteus maximus (ou grand fessier), au niveau moyen le moyen gluteus medius (ou moyen fessier), au niveau antéro-inférieur le gluteus minimus (ou petit fessier). La partie inférieure de la fosse iliaque latérale est creusée au-dessus de la cavité cotyloïde (gouttière ou sillon supra-cotyloïdien) pour répondre au tendon réfléchi du droit antérieur.

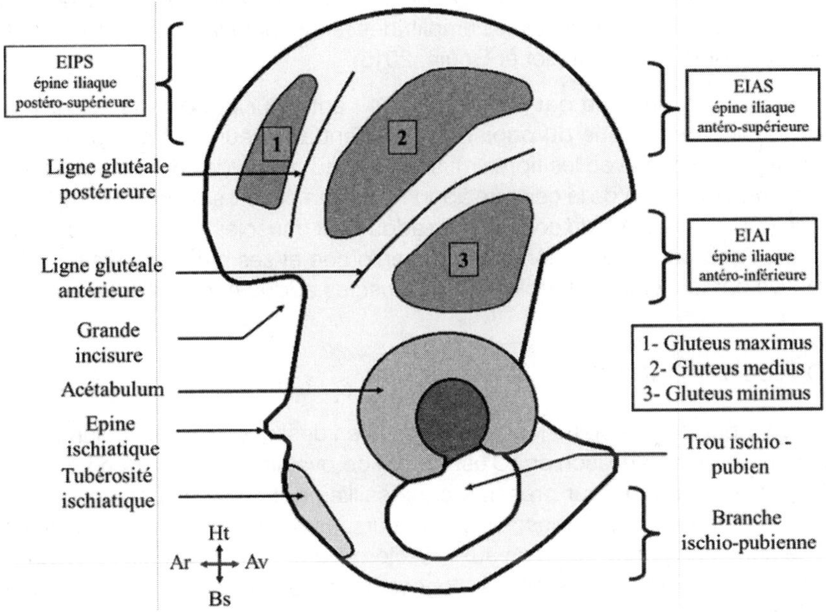

Figure 108 : L'os coxal, plan sagittal

La face médiale

La face médiale de l'os coxal est divisée par la ligne innominée (oblique en bas et en avant) qui se termine en avant de façon saillante par la crête pectinéale. De forme triangulaire, la fosse iliaque interne se présente au-dessus de cette ligne. Elle s'oriente en dedans, en haut et en avant. La fosse interne donne l'insertion du muscle iliaque. En arrière de la fosse iliaque interne, la facette inférieure est articulaire et forme la jonction avec le sacrum. La facette supérieure ou tubérosité iliaque fixe la jonction par les ligaments de l'articulation sacro-iliaque. Au-dessous et en avant de la ligne innominée se présente le trou ischio-pubien, en arrière une surface quadrilatère (répondant au fond de la cavité cotyloïde) permet l'insertion du muscle obturateur médial.

La symphyse pubienne

C'est l'articulation antérieure (amphiarthrose) de la ceinture pelvienne s'articulant grâce à un disque inter-pubien constitué de fibrocartilage. La symphyse mesure environ 30 mm de hauteur et 10 mm de largeur ; elle est plus large chez la femme que chez l'homme. La symphyse s'oriente plus en avant en sa partie antérieure et supérieure, sa face postérieure est globalement plus étroite. Sur une vue sagittale, les surfaces articulaires sont ovales (plus large en haut qu'en bas). Par analogie, le disque est comparé à l'annulus de l'espace intervertébral et une fente (ou cavité) au niveau axial rappelle le nucleus.

Un manchon fibreux très résistant enveloppe la symphyse. Le fibrocartilage autorise des mouvements de glissements (de traction-compression, de bâillement, de cisaillement et par combinaison de torsion) de faibles amplitudes (2 mm pour les mouvements verticaux et 1° pour les rotations : Berthelot et Gouin, 2015).

L'articulation est maintenue par des ligaments : antérieur et postérieur, supérieur et inférieur (ou ligament arqué du pubis). Le ligament antérieur est très épais et le plus résistant. Il se confond avec les fibres musculaires du pyramidal, du droit de l'abdomen et des obliques (muscles de la ceinture abdominale) en haut. Il se confond avec les fibres du gracile (ou droit interne), du court et long adducteur (muscles adducteurs de la cuisse) en bas et en dehors. L'articulation est donc renforcée et ses mouvements contrôlés de façon active par les tendons terminaux des muscles adducteurs et abdominaux.

Le trou ischio-pubien

Le trou ischio-pubien (ou foramen obturé) se situe en dessous de l'acétabulum, en arrière du pubis et en avant de l'ischion. C'est un orifice ovalaire chez l'homme, triangulaire chez la femme. Son pourtour présente deux saillies déterminées par l'insertion de la membrane obturatrice et des muscles obturateurs. En avant du foramen, la face latérale de l'épine pubienne donne insertion aux muscles adducteurs de la cuisse. En arrière du foramen, l'ischion est formé de deux colonnes osseuses perpendiculaires. La colonne verticale définit la branche descendante. La colonne oblique (vers l'avant, en haut et en dedans) définit la branche ascendante. L'agrégation des deux branches constitue un épaississement osseux, la tubérosité de l'ischion. La face latérale des branches de l'ischion et de la tubérosité ischiatique donne insertion aux muscles grand adducteur de la cuisse, carré crural (et obturateur latéral).

L'acétabulum

L'acétabulum ou cavité cotyloïde se positionne au milieu de la face latérale de l'os coxal. De forme sphérique, l'acétabulum présente un labrum formant un bord saillant parfaitement engrené avec la tête fémorale. La forte congruence à cette articulation provoque un effet ventouse. Cette cavité articulaire regarde en bas, en dehors et en avant (affichant un angle d'antéversion de 15 à 20°). La capsule et les ligaments périphériques constituent un manchon solide. Les muscles péri articulaires jouent un rôle déterminant dans la stabilité (coaptation) de l'articulation.

La cavité cotyloïde se compose de deux parties distinctes. L'arrière-fond (ou fosse acétabulaire) est une surface non articulaire de forme quadrilatère obturée par une bourse adipeuse, centrale, profonde et rugueuse (Fig. 109). La surface semi-lunaire (ou en forme de croissant), lisse et articulaire, présente deux cornes limitant en avant et en arrière l'incisure acétabulaire. Le ligament transverse encroûté de cartilage circonscrit la surface articulaire en joignant les deux cornes.

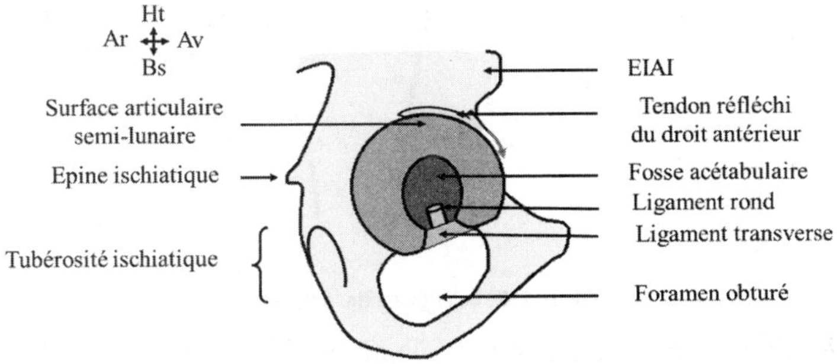

Figure 109 : La fosse acétabulaire

Le ligament rond de la tête fémorale est un ligament puissant (intracapsulaire mais extra-synovial). Il permet la vascularisation de la tête fémorale tout en la fixant fermement à la fosse acétabulaire. Le sillon supra-acétabulaire marque le bord supérieur de la surface articulaire.

La contention au niveau articulaire est assurée par la capsule articulaire (manchon fibreux, tendu fermement entre l'os iliaque et la base du col fémoral) qui enserre la tête fémorale, par des ligaments et par les muscles péri-articulaires.

Les ligaments fémoraux

Trois ligaments fémoraux longitudinaux forment une enveloppe contiguë et homogène et stabilisent solidement la tête humérale (Fig. 110). Chaque origine osseuse est composite de l'ilion, du pubis et de l'ischion. Ces ligaments se relâchent pour les mouvements de flexion et se mettent en tension lors des mouvements d'extension et du maintien de la station debout.

Le ligament ilio-fémoral est un ligament antérieur, capsulaire, très épais (c'est le ligament le plus résistant) qui s'élargit en éventail de l'épine iliaque antéro-inférieure à la ligne inter-trochantérienne. Le faisceau supérieur ou latéral est plus horizontal et limite la rotation latérale du fémur (il se détend donc en rotation interne), et l'adduction. Le faisceau inférieur ou médial est plus oblique et limite l'extension de la cuisse.

Le ligament pubo-fémoral est un ligament antérieur qui se dirige obliquement (en bas, en dehors et un peu en arrière) de la branche supérieure du pubis à la partie inférieure de la ligne inter-trochantérienne. Sa mise en tension contrôle et limite les mouvements d'abduction. Les ligaments pubo et ilio-fémoraux dessinent un *N* (incliné) en recouvrant toute la face antérieure de la capsule (un peu à l'image des gléno-huméraux de l'articulation scapulo-humérale plus horizontaux et formant un Z).

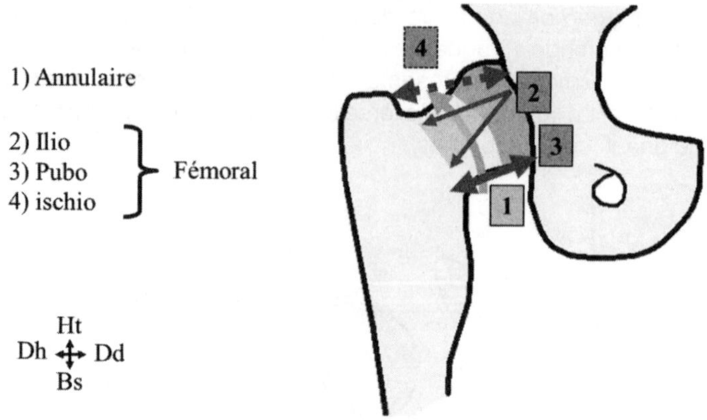

Figure 110 : Les ligaments fémoraux

Le ligament ischio-fémoral est postérieur. De forme triangulaire, dont la base se situe au-dessus de la tubérosité ischiatique, il s'oriente vers le tubercule prétrochantérien du fémur (en émettant des expansions moins résistantes au niveau du col fémoral et de la capsule). Il limite la rotation médiale du fémur, se détend en flexion et s'enroule autour du col lors de l'extension.

Le ligament annulaire (ou orbiculaire) de la tête fémorale est intracapsulaire mais extra-synovial. Il s'enroule au niveau du col, autour de la tête fémorale et jusqu'à l'incisure acétabulaire. Il se confond avec la capsule articulaire. Il se met en tension lors de la flexion, l'adduction et la rotation latérale.

Les muscles pelvi-trochantériens

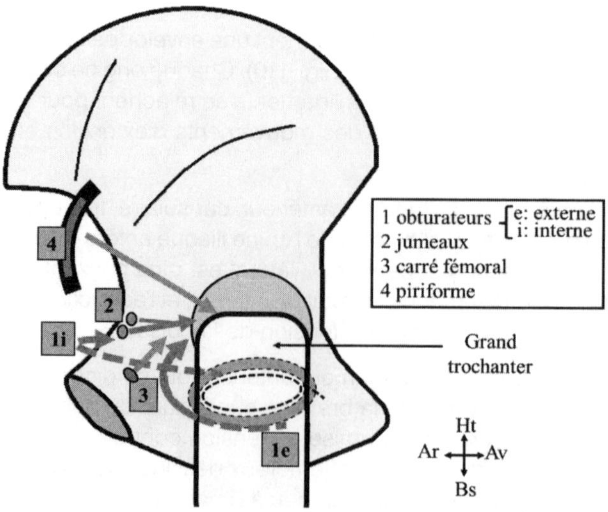

Figure 111 : Les muscles pelvi-trochantériens, plan sagittal

Composés de six muscles, les muscles pelvi-trochantériens constituent, avec le petit fessier (gluteus minimus), le groupe des muscles postérieurs profonds de la hanche (Fig. 111). Ils s'insèrent à l'origine autour du trou ischio-pubien (les obturateurs interne et externe), autour de la tubérosité ischiatique (les jumeaux supérieur et inférieur, le carré fémoral) et sur le sacrum (le piriforme). Les muscles obturateur médial et piriforme sont définis comme d'origine endo-pelvienne; les jumeaux, le carré fémoral et l'obturateur latéral d'origine exo-pelvienne. Ils se terminent au niveau du grand trochanter au bassin en passant en arrière le col fémoral. Les muscles pelvi-trochantériens initient les mouvements mais sont rapidement suppléés par l'action de muscles comme les glutéaux beaucoup plus puissants. Ils permettent le contrôle de la stabilité du bassin (mouvements d'antéversion et de rétroversion) lors de la course ou de la marche. Ils sont rotateurs latéraux de la cuisse.

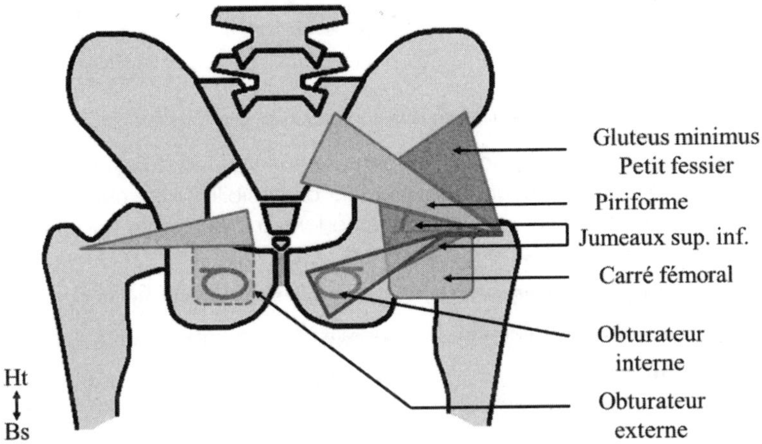

Figure 112 : Les muscles pelvi-trochantériens, plan frontal postérieur

Le muscle piriforme (Fig. 112) est de forme triangulaire (à base sacrale). Il se dirige en dehors, en avant et en bas vers la face supérieure du grand trochanter. Abducteur et rotateur latérale de la cuisse, il devient rotateur médial à partir de 60° de flexion de la hanche.

L'obturateur médial présente la plus large insertion sur la face endopelvienne de l'os coxal à partir du pourtour (ou foramen obturé) et sur la membrane obturatrice. Il se dirige en arrière, s'infléchit à angle droit au niveau de l'échancrure ischiatique pour s'orienter latéralement sur la face médiale du grand trochanter par un tendon commun avec les jumeaux. Adducteur et rotateur latéral de la cuisse, sa contraction bilatérale provoque une rétroversion du bassin.

Les jumeaux supérieur et inférieur se dirigent quasi horizontalement de l'épine ischiatique (plus en dessus) et de l'échancrure ischiatique (plus en dessous) de l'os coxal au grand trochanter. Recouvert par l'obturateur interne dont ils partagent une terminaison commune, ils agissent en synergie pour la rotation latérale de la cuisse.

L'obturateur latéral présente une large insertion sur la face latérale de l'os coxal à partir du pourtour du trou ischio-pubien (Fig. 113). Il s'oriente obliquement en arrière et en dehors. Adducteur et rotateur latéral de la cuisse, sa contraction bilatérale provoque une rétroversion du bassin.

Le carré fémoral est le muscle le plus inférieur. Il s'oriente horizontalement de la tubérosité ischiatique à la trifurcation (ligne pectinéale) du fémur. Sa contraction permet une rotation latérale et une adduction de la cuisse.

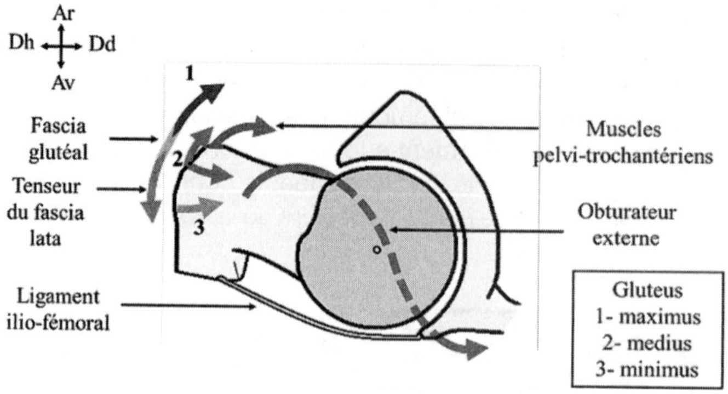

Figure 113 : Les muscles pelvi-trochantériens, plan transverse

S'il est difficile de renforcer spécifiquement les muscles les pelvi-trochantériens, les étirements sont nécessaires pour conserver leur extensibilité. Une raideur des muscles pelvi-trochantériens est un facteur limitant des performances notamment lors de la course pour l'amplitude de la foulée et le placement du bassin.

Tableau 9 : Actions musculaires des muscles pelvi-trochantériens

Piriforme	Obturateur médial	Jumeaux	Carré fémoral	Obturateur latéral
Rot. latérale Abduction	Rot. latérale Adduction rétroversion	Rot. latérale Adduction	Rot. latérale Adduction	Rot. latérale Adduction Rétroversion

Les muscles fessiers sont les muscles de la région glutéale. Ils se composent de trois muscles : grand, moyen et petit fessier. Avec les muscles pelvi-trochantériens horizontaux et les muscles ischio-jambiers verticaux, ils forment les muscles postérieurs de la hanche. Les muscles fessiers sont des muscles très puissants : le gluteus maximus (grand fessier) étant le plus fort de l'organisme. Les muscles glutéaux s'orientent de la face latérale de l'aile iliaque au grand trochanter de l'humérus. Leurs trajectoires passent globalement au-dessus de l'axe antéro-postérieur de la hanche, en arrière de l'axe transversal de la hanche et en arrière de l'axe longitudinal du fémur. Ils sont donc abducteurs, extenseurs et rotateur latéraux. Ils jouent un rôle essentiel tonique dans la stabilisation de la hanche et dynamique pour le déplacement segmentaire de la cuisse lors de la marche, la course ou les sauts. Leur action est donc complexe car leur synergie varie selon le contexte du mouvement.

QUESTIONS 24

1. Les muscles pelvi-trochantériens se situent principalement dans le plan frontal antérieur.

2. Le piriforme est un muscle adducteur.

3. Le fond de la fosse acétabulaire présente un cartilage épais.

4. La mutation est, lors de l'accouchement, un écartement du petit bassin.

5. Les muscles glutéaux s'insèrent au niveau de la fosse iliaque latérale.

Le grand fessier (gluteus maximus)

Le grand fessier est un muscle superficiel en forme de quadrilatère du groupe des muscles dorsaux et latéraux de la ceinture pelvienne. Il dessine le galbe de la fesse. C'est le plus postérieur des muscles fessiers. Large et épais, il se compose de deux faisceaux (Fig. 114). Une première origine superficielle se situe sur le quart postérieur de la crête iliaque (EIPS), se prolonge sur la crête sacrée jusqu'à l'extrémité caudale du coccyx. Une seconde origine profonde se fixe au niveau de la fosse iliaque latérale dans l'espace circonscrit en arrière de la ligne courbe postérieure jusqu'à l'EIPS (sur le ligament sacro-sciatique). Ces origines se composent de fibres charnues fusionnées à de courtes fibres aponévrotiques.

À partir de ces origines, les deux faisceaux séparés par des cloisons aponévrotiques convergent parallèlement en bas, en dehors et en avant. Il recouvre l'ischion, le moyen fessier et les muscles pelvi-trochantériens. Des bourses séreuses permettent son glissement sur les structures osseuses et musculaires. Le muscle se termine, pour le faisceau profond, en arrière sur la branche latérale de la trifurcation de la ligne âpre (face postérieure) du fémur. Pour le faisceau superficiel, le muscle se termine latéralement en continuité de la nappe aponévrotique du fascia lata. Le fascia est une aponévrose de recouvrement la face latérale de la cuisse. Il s'épaissit progressivement en descendant pour former le tractus ilio-tibial (ou bandelette de Maissiat). Le tractus est un point de convergence tendineuse du grand fessier et du tenseur du fascia lata. Un long tendon terminal est ainsi constitué pour se diriger vers l'extrémité proximale et latérale du tibia. Quand le grand fessier et le fascia lata se contractent simultanément, ils tendent le tractus ilio-tibial et tendent l'aponévrose de la cuisse, renforçant ainsi l'action des muscles de la cuisse. Ils sont stabilisateurs du genou fléchi. Le grand fessier est à la fois extenseur, abducteur et rotateur latéral de la cuisse. Quand le fémur est fixe, comme lors de la station debout, sa contraction génère une rétroversion du bassin.

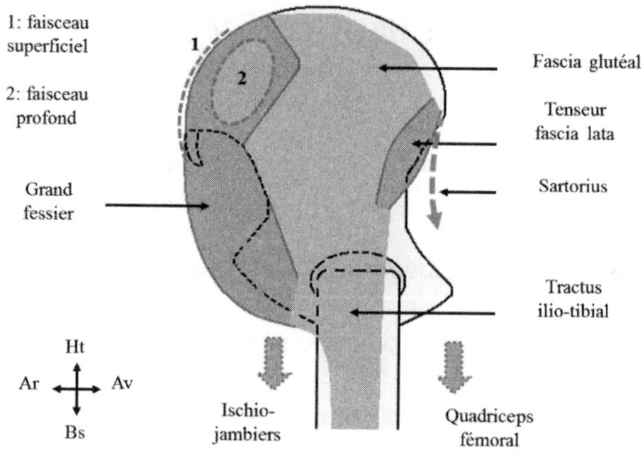

Figure 114 : Le grand fessier

Le grand fessier est très peu actif durant la marche, mais son niveau d'activité augmente significativement pour un exercice en pente ou lors de la course à pied car la flexion de la hanche s'accroît. Une activité bi-phasique caractérise le grand fessier lors de la course (Lieberman et al, 2006). Durant la phase d'appui, le grand fessier travaille en pliométrie (excentrique dans la phase d'amortissement, concentrique dans la phase de propulsion) permettant une meilleure restitution de l'énergie et une optimisation du rendement lors de la course tout en stabilisant le bassin. Dès lors, une plus grande vitesse de déplacement montre une plus grande activation du grand fessier. L'article de Semciw et al. (2016) fait une revue de questions sur l'action du grand fessier lors de la course à pied. Selon l'étude très exhaustive de Boren et al., (2011) et à partir de 18 exercices segmentaires permettant une musculation spécifique pour l'entraînement comme pour la rééducation, quatre exercices dynamiques sollicitent plus efficacement le grand fessier : l'extension de la jambe en planche facial (front plank with hip extension), l'abduction de la jambe en planche latérale en petite et grande amplitude (side plank abduction), le squat « monopodal » (single limb squat). La revue de question de Macadam et al. (2015) couronne, d'un point de vue bibliographique, les résultats préalables.

Une description scientifique et analytique du squat permet d'appréhender chaque phase de ce mouvement complexe (Myer et al., 2014). À des niveaux de charges relatives identiques (correspondant à 10 RM soit environ 75 % de la charge maximale), l'activité du grand fessier, du biceps fémoral et du vaste latéral demeurent identique en squat avant ou arrière (front, back & parallel squat), de même en ¾ de squat (Contreras et al., 2016).

Une première analyse effectuée à la presse inclinée montre que le grand fessier est plus actif pour un mouvement de grande amplitude qu'un mouvement de petite amplitude (da Silva et al., 2008). Cependant, pour un exercice en barre libre, une seconde analyse présente inversement une sollicitation plus active du grand fessier et les muscles paravertébraux pour un demi-squat que pour un squat complet (da Silva J.J. et al., 2017). Une flexion plus importante du tronc vers l'avant amplifie l'action des muscles paravertébraux, du grand fessier et du biceps fémoral, mais une action moindre du quadriceps (Lee et al., 2016). De même, une position des pieds plus écartée (squat sumo) engage une plus grande activation le grand fessier (Yoon, 2013). Si les exercices de soulevé de terre et de squat mobilisent le grand fessier en permettant l'extension de la hanche en synchronie du redressement du tronc, le pontage des hanches avec haltères (hip thrust exercise) sollicite bien plus spécifiquement son activation (Contreras et al., 2015).

Tous ces résultats dévoilent à l'évidence la variation des sollicitations par les exercices aussi proche soient-ils, et l'intérêt d'en connaître les conséquences pour l'entraînement.

Fascia lata

Le tenseur du fascia lata (TFL) est un muscle superficiel (recouvrant le petit fessier) et le plus antérieur de la zone glutéale. Il est cependant engainé dans une expansion du tractus qui l'isole des muscles de la loge antérieure de la cuisse. C'est un muscle grêle et peu puissant, composé d'un ventre musculaire dans son extrémité proximale et d'un long tendon dans son extrémité distale (Fig. 115). C'est un muscle biarticulaire.

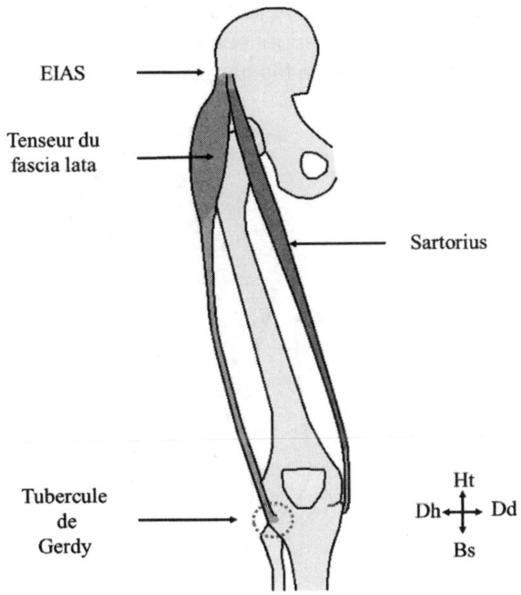

Figure 115 : Le tenseur du fascia lata

Le tenseur du fascia lata prend son origine au niveau de l'épine iliaque antéro supérieure en haut et sur le fascia glutéal latéralement. Le muscle se dirige verticalement sur la face antéro-latérale de la cuisse et se termine au niveau infra-condylaire sous le plateau tibial latéral sur le tubercule de Gerdy. Le tenseur du fascia lata permet l'antéversion du bassin; c'est donc avec le sartorius et l'ilio-psoas un muscle fléchisseur de la hanche. Au niveau segmentaire, il permet l'abduction de la cuisse et accessoirement l'extension et la rotation latérale du genou. Son rôle principal est la fixation latérale de l'articulation tibio fémorale (verrouillage du genou). Il joue un rôle important dans la marche corollairement à l'activité des muscles fessiers.

La fonction primaire des moyen et petit fessiers est de stabiliser la tête humérale dans l'acetabulum durant le cycle de la marche. Le point d'application des forces forment un triangle dont l'équilibre s'établit au centre de la tête fémorale. Lors de la marche, la phase d'abduction est initiée par le moyen fessier puis relayée par le fascia lata dans la phase de transition (phase où le FLT est le plus actif). À l'attaque du talon au sol, le faisceau postérieur du moyen fessier stabilise l'articulation coxo-fémorale supplantée ensuite par le petit fessier dans le double appui (Gottschalk et al., 1989).

Lors de la flexion-extension, une douleur au niveau latéral du genou peut provenir d'un frottement du tendon du fascia lata sur l'os. Cela arrive particulièrement sur les ultratrailers mais aussi chez les cyclistes : c'est le syndrome de l'essuie-glace (le tendon passant de part et d'autre du condyle fémoral).

Le moyen fessier (gluteus medius)

Le moyen fessier fait partie des muscles dorsaux et latéraux de la ceinture pelvienne (Fig. 116). Il est recouvert par le grand fessier en arrière et par le fascia glutéal latéralement. Le moyen fessier est un muscle large, épais de forme triangulaire. Son insertion principale falciforme se situe dans la fosse iliaque latérale entre les deux crêtes glutéales (postérieure et antérieure). Au niveau supérieur, il se fixe sur les 3/4 antérieur de l'EIAS. Enfin latéralement, il prend appui sur le fascia glutéal.

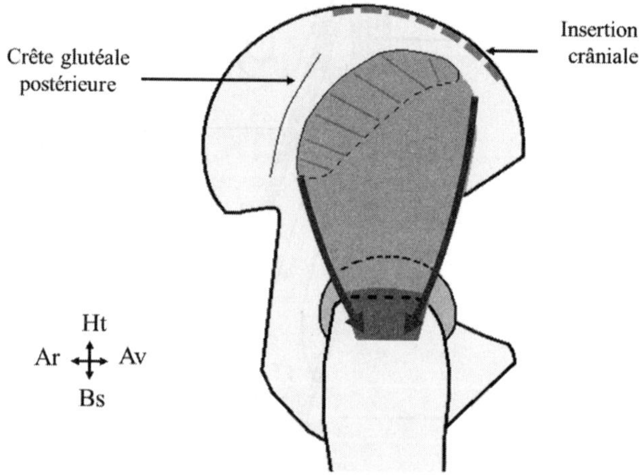

Figure 116 : Le moyen fessier

Les fibres musculaires convergent vers le grand trochanter. Les fibres postérieures s'orientent obliquement en avant mais les fibres antérieures se dirigent en arrière constituant selon leurs directions deux faisceaux distincts. Le faisceau postérieur s'interpose sous le faisceau antérieur qu'il s'entrecroise en partie. La terminaison s'effectue par un large tendon, court et plat de la face latérale du grand trochanter jusqu'à l'angle postéro-supérieur. Plusieurs bourses séreuses permettent le glissement, principalement sur le bord supérieur du grand trochanter. Des expansions tendineuses avec le muscle pyramidal sont parfois notables en arrière, de même avec le petit fessier en avant.

Le moyen fessier est principalement et globalement un muscle abducteur puissant. La contraction du faisceau antérieur provoque une rotation médiale (avec une légère flexion) de la cuisse, mais à l'inverse, le faisceau postérieur génère une rotation latérale (avec une légère extension). Il est fixateur du bassin et stabilisateur lors de l'appui unipodal (ou monopodal) durant la marche ou la course.

Lors de la phase d'appui unipodal durant la marche, le bassin est en équilibre instable car il ne repose que sur une tête fémorale. Un contrôle tridimensionnel et dynamique du moyen fessier assure la stabilité au niveau de l'articulation coxo-fémorale (renforcé par l'action du tenseur du fascia lata). Consécutivement, le moyen fessier détermine les équilibres articulaires au niveau du genou et de la cheville. Ainsi chez les coureurs (Hintermann & Nigg, 1998), des muscles stabilisateurs trop faibles provoquent un affaissement du membre inférieur. Le genou se positionne en valgus avec une rotation latérale, conditionnant une subluxation latérale de la patella et une pose du pied en éversion (pronation).

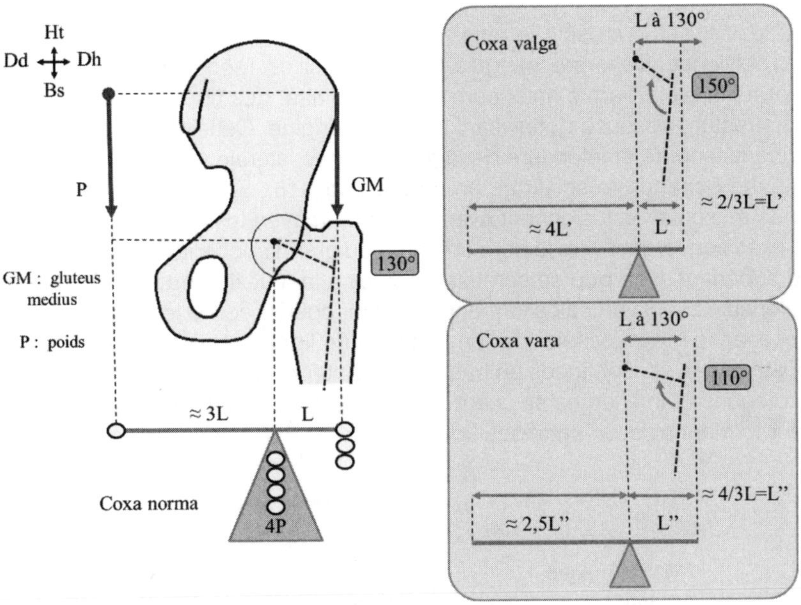

Figure 117 : Les forces d'action lors de la phase d'appui unipodal

La contrainte exercée sur la tête fémorale lors de l'appui (Fig. 117) dépend des points d'application des forces projetées sur l'axe horizontal passant par l'axe de rotation fémoral. Cette contrainte mécanique varie fortement selon la longueur du col fémoral et l'angle qu'il forme avec l'axe diaphysaire. Le bras de levier dynamique des muscles stabilisateurs (moyen fessier et tenseur du fascia lata) répond au bras de levier « passif » de la masse (poids) du sujet. L'action du moyen fessier est donc proportionnelle au rapport des bras de levier soit d'une intensité trois fois supérieur au poids de corps si la longueur du bras de levier est trois fois moindre. La contrainte résultante appliquée sur la tête fémorale correspond à la somme de ces contraintes. Cette résultante s'applique au niveau supérieur et latéral de la surface articulaire de la fosse acétabulaire. Les contraintes augmentent pour un coxa valga (angle supérieur à 130°) car le bras de levier dynamique diminue. Pour un coxa vara (angle inférieur à 130°), inversement, les contraintes baissent du fait d'un bras de levier dynamique plus grand.

Le renforcement du moyen fessier en corollaire du grand fessier, permet une diminution significative des blessures chez l'athlète (Leetun et al., 2004). Même si le moyen fessier à un rôle stabilisateur, des exercices isométriques en position instables ne le renforcent pas plus favorablement (Li et al., 2013). Les études comparées (McAskill et al., 2014;

Mercer et al, 2009) entre le grand et moyen fessier confirment une activité différenciée pour l'extension et l'abduction de la cuisse. Pour les steps avant et latéraux, le moyen fessier présente une activité significativement similaire au grand fessier. Les apports de charges additionnelles donnent des résultats contrastés selon les protocoles et les exercices (French et al., 2010). Ainsi, un exercice de steps avec jambes lestées ne provoquent pas un gain significativement plus important qu'avec jambes libres de charges (Lubahn et al., 2011).

Le petit fessier (gluteus minimus)

Le petit fessier est le muscle le plus antérieur des muscles dorsaux et latéraux de la ceinture pelvienne. De forme triangulaire et aplatie, il est recouvert par le moyen fessier. En avant de la crête iliaque antérieure semi-circulaire, des fibres charnues s'incrustent dans la structure osseuse définissant ainsi son origine. Cette zone d'insertion occupe la surface antérieure et inférieure de la fosse iliaque latérale, jusqu'à la capsule en bas et la grande échancrure sciatique en arrière (Fig. 118). En avant, au niveau de l'EIAS ses fibres musculaires fusionnent avec celles du moyen fessier. L'ensemble des fibres musculaires convergent vers le bord antérieur du grand trochanter et se réfléchissent sur le bord supérieur. Une bourse séreuse pourvoit à la réflexion du tendon. Les fibres les plus antérieures sont verticales formant une demi-courbe convexe en avant et fusionnent souvent avec le moyen fessier par un ligament (le ligament de Gunther). Les fibres les plus postérieures sont obliques en bas et en avant (presque horizontales). Les fibres les plus profondes et inférieures se fixent à la capsule là où se réfléchit le tendon du droit antérieur formant ainsi un entrelacs fibro-tendineux.

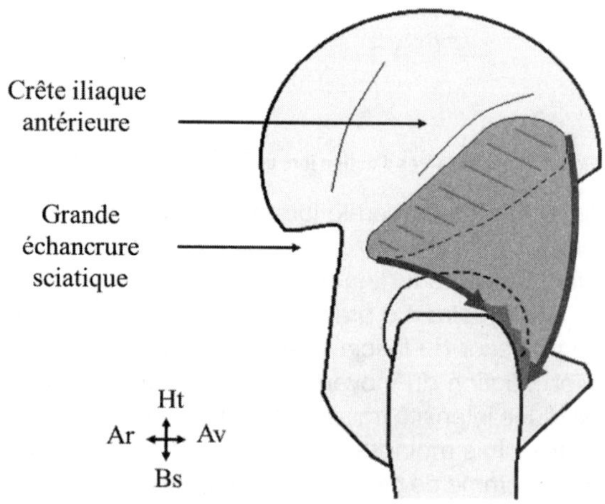

Figure 118 : Le petit fessier

Le petit fessier est un muscle agoniste du moyen fessier dont les actions sont complémentaires. C'est un muscle abducteur de la cuisse, rotateur médial par les fibres antérieures et rotateur latéral par les fibres postérieures. Il fixe et stabilise le bassin et la cuisse lors de toute prise d'appui uni ou bipodal.

Les exercices d'abduction de la cuisse montrent une synchronisation de l'activité des muscles moyen et petit fessiers, mais pour la plupart des exercices, le petit fessier s'active plus précocement et particulièrement avec la jambe lestée. L'ajout d'une charge favorise la disjonction que le petit fessier contrôle afin de stabiliser le condyle fémoral (Dieterich et al., 2015). Les exercices de maintien de l'appui unipodal (hip hitch), de transfert d'appui (weight shift) et de fente avant (split forward) sollicitent favorablement le petit fessier (Ganderton et al., 2017). Les exercices isométriques de maintien avantagent son renforcement à condition d'être couplés à des exercices dynamiques d'équilibre.

Un résumé des actions des muscles postérieurs de la hanche (+ fascia lata) est proposé dans le tableau suivant (Tab. 10).

Tableau 10 : Les actions des muscles postérieurs de la hanche

Ilio-psoas	Petit-psoas	Grand fessier	Moyen fessier	Petit fessier	T. fascia lata
Antéversion Rot. ext. Inclin./ rachis Hyperlord. lomb.	Stabilisat. / hanche	Extension Rot. ext. Inclin./ rachis Extens. / rachis	Extension Flexion Abduction Stabilisat. / hanche	Flexion Abduction Rotat. int.	Antéversion Rot. int. Abduction

Une vue globale de la face latérale de l'os coxal permet de considérer les nombreux points d'insertions et l'organisation des différents groupes musculaires (Fig. 119).

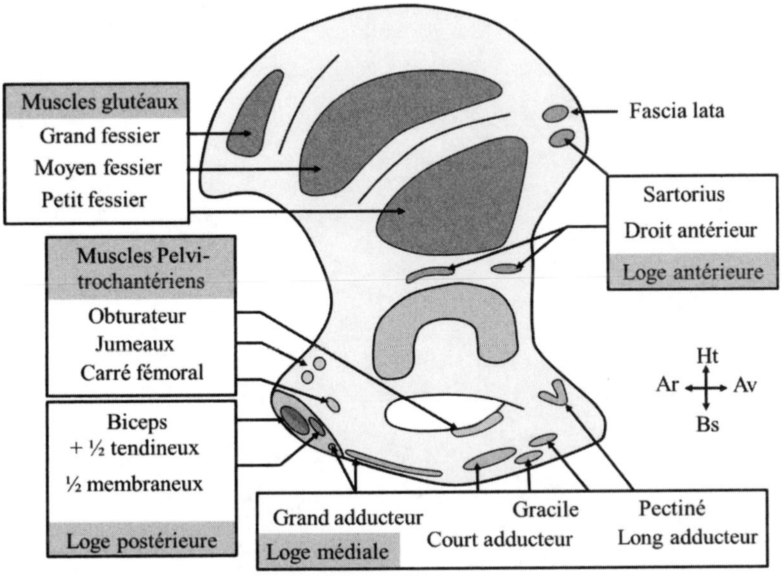

Figure 119 : Résumé des insertions sur la face latérale de l'os coxal

QUESTIONS 25

1. Le fascia glutéal est une aponévrose recouvrant la face latérale de la cuisse.
2. Le muscle petit et moyen fessier s'insèrent sur le petit trochanter.
3. Le grand fessier est agoniste des abdominaux.
4. Le grand fessier se compose de deux faisceaux fusionnés.
5. Le sartorius et le fascia ont une origine sur l'EIAI puis divergent vers chacune des surfaces infra-condylaire pour stabiliser le genou.

CHAPITRE 6

LE MEMBRE INFÉRIEUR

La cuisse

La cuisse est comprise entre la hanche et le genou. Elle présente une structure osseuse, l'humérus et trois loges musculaires (antérieure, postérieure et médiale) séparées par deux septa intermusculaires (médial et latéral). Le septum fémoral médial sépare le vaste médial du plan des adducteurs. Le septum fémoral latéral sépare le vaste latéral du biceps fémoral. La cuisse est limitée, en haut par le bord inférieur du grand fessier et le trigone fémoral (triangle de Scarpa) ou pli de l'aine, en bas par une ligne passant par le sommet patellaire. Les loges antérieure et médiale constituent la région antérieure.

Le fémur

Le fémur est l'os le plus long du corps humain et forme le squelette de la cuisse. La diaphyse est triangulaire avec trois bords et trois faces. Les bords latéral et médial sont arrondis et se confondent avec les faces qu'ils prolongent. Le fémur s'articule en haut avec l'os coxal, en bas avec le tibia. En station debout, le fémur est oblique en bas et en dedans (plus oblique chez la femme). L'axe anatomique du fémur est la ligne qui relie le milieu de l'échancrure intercondylienne au bord supérieur du grand trochanter : il forme un angle d'environ 10° avec la verticale. Le fémur présente une courbure à concavité postérieure et une torsion sur son axe longitudinal. Son extrémité coxale se caractérise par une surface articulaire ou tête fémorale, une portion osseuse plus étroite ou col fémoral, une épaisse protubérance osseuse ou grand trochanter et, plus petite, une saillie osseuse le petit trochanter. Entre le grand et le petit trochanter se caractérise la ligne inter-trochantérienne où se fixe la capsule, le ligament ilio-fémoral, le tendon récurrent du droit fémoral, le vaste médial en sa partie inférieure et quelques fibres du muscle grand adducteur.

Le col fémoral est une section de cylindre légèrement aplati, plus étroit en dedans. Il raccorde le condyle aux trochanters. Le col s'oriente obliquement en bas et en dehors et forme avec la diaphyse fémorale un angle d'environ 130°. La variation de cet angle (coxa vara, coxa valga) modifie des contraintes mécaniques au niveau de la hanche mais aussi du genou.

Le grand et petit trochanter

Le grand trochanter est une éminence osseuse en continuité de la diaphyse fémorale dont l'aspect est saillant et en forme de quadrilatère. Le grand trochanter est légèrement oblique en dehors et en l'arrière. Il se compose de deux faces et de deux bords d'insertion. La face latérale est rectangulaire, plus large, sensiblement convexe où se fixe le muscle moyen fessier. Entre le tendon du moyen fessier et l'extrémité osseuse du grand trochanter s'interpose une bourse séreuse. La face médiale moins large est concave. Dans cette fossette s'insère l'obturateur latéral au-dessus duquel se positionnent l'obturateur interne et les jumeaux. Sur le bord supérieur se fixe le muscle piriforme et sur le bord antérieur le muscle petit fessier.

Le petit trochanter est une tubérosité en forme de cône au niveau inférieur et médial de la base du col fémoral. Cet épaississement osseux répond aux contraintes générées par l'insertion des muscles illio-psoas. Le bord inférieur du petit trochanter prolonge le segment moyen de la ligne âpre.

La face antérieure et médiale du fémur

La face antérieure du fémur est convexe et lisse, plus large en haut. Sur les trois quarts supérieur de la diaphyse s'insère le muscle vaste intermédiaire qui déborde largement sur le bord latéral (Fig. : 120). La face latérale est en prolongement de la face antérieure car le bord latéral est très peu marqué : le vaste intermédiaire s'y arrange continûment dans ses trois-quarts supérieurs. À son extrémité proximale s'ordonne le grand trochanter, à son extrémité distale le condyle latéral. La surface médiale est comprise entre le bord médial et la ligne âpre ; elle est continue en haut avec le bord inférieur du col, en bas avec le côté médial du condyle médial : elle est couverte par le muscle vaste médial.

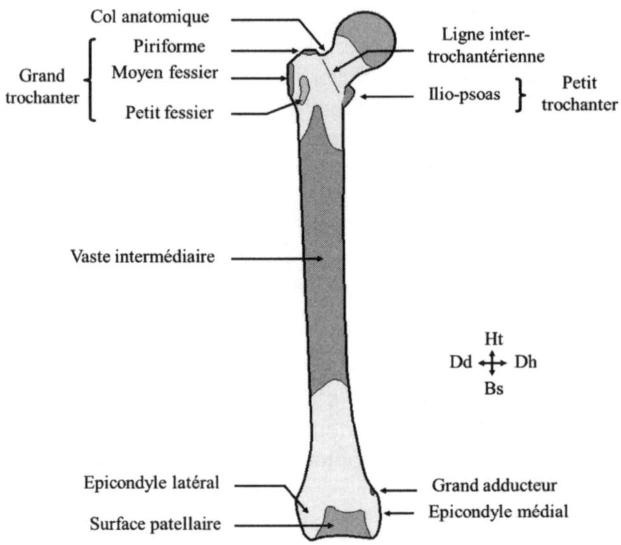

Figure 120 : La face antérieure du fémur

Le bord postérieur : la ligne âpre

Le bord postérieur est épais et rugueux d'où son nom : la ligne âpre. C'est une arête verticale, présentant une lèvre médiale et latérale, et une ligne étroite d'interposition entre les lèvres. La ligne âpre comprend trois parties : la trifurcation en haut, la ligne âpre à proprement dit (au niveau moyen), l'espace poplité en bas (Fig. 121).

En son extrémité crâniale, la ligne âpre se divise en trois branches (trifurcation). La branche latérale est verticale et rugueuse : elle configure la crête du grand fessier. La branche moyenne définit la crête pectinéale et se prolonge jusqu'au bord inférieur du petit trochanter. La branche médiale définit la limite d'insertion proximale du vaste médial. Au niveau moyen, la ligne âpre sur sa lèvre latérale s'insère le vaste latéral et conjointement sur sa lèvre médiale s'insèrent le vaste médial. Entre les lèvres et dans la moitié proximale s'insèrent les muscle adducteurs de la cuisse et, dans le quart distal et latéral la courte portion du biceps. Au niveau caudal, la ligne âpre présente une bifurcation où les deux branches convergent aux deux saillies des condyles. Une surface triangulaire à base inférieure se dégage entre ces deux branches ; c'est l'espace poplité.

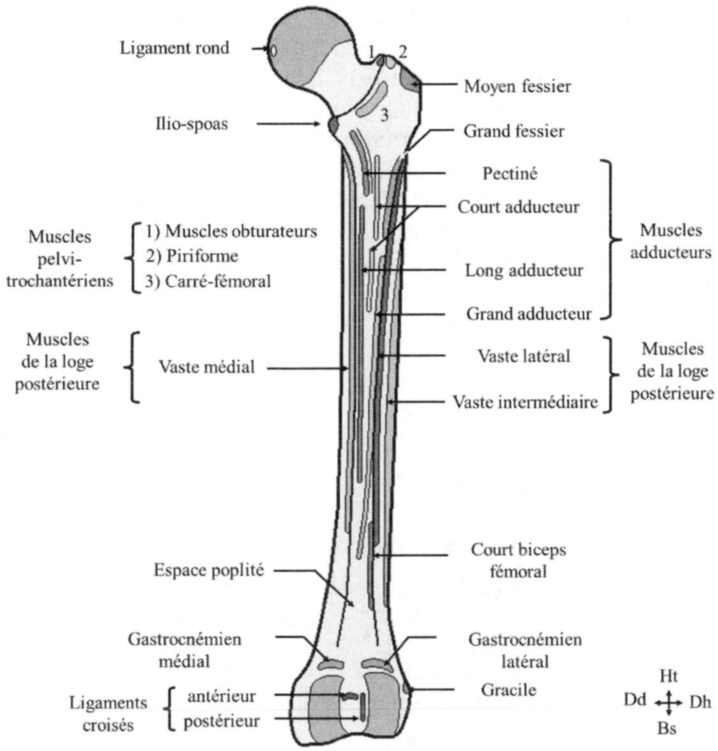

Figure 121 : La face postérieure du fémur

La loge médiale de la cuisse

Les muscles adducteurs occupent la loge médiale de la cuisse. Globalement, l'insertion proximale des adducteurs se fixent au niveau de la branche ischio-pubienne (Fig. 119), s'orientent obliquement pour s'insérer au niveau distal sur la ligne âpre du fémur.

Les muscles adducteurs

Cette loge est constituée de cinq muscles disposés en trois feuillets superposés. Le plan superficiel se compose du pectiné, du long adducteur et du gracile, le plan moyen du court adducteur et le plan profond du grand adducteur. Les muscles de la loge médiale sont adducteurs et rotateurs latéraux de la cuisse. Suivant le positionnement initial de la cuisse, les adducteurs sont accessoirement fléchisseurs mais deviennent singulièrement extenseurs quand la cuisse est en flexion. Si le fémur est le point fixe, les adducteurs génèrent une légère antéversion et/ou une torsion du bassin.

Le grand adducteur

Le grand adducteur est un muscle triangulaire qui occupe tout l'espace entre l'ischion et la face médiale du fémur (Fig. 122). C'est un muscle large et puissant. Le grand adducteur se compose de trois faisceaux plus ou moins confondus en profondeur et en hauteur. C'est le plus profond et postérieur des muscles adducteurs. La face antérieure du grand adducteur est recouverte en haut par le pectiné, en sa partie moyenne par le court adducteur, enfin en bas par le long adducteur. Sa face postérieure est recouverte par le biceps fémoral et le demi-membraneux. Le long de son bord médial chemine le gracile. Globalement, le grand adducteur présente une torsion car les fibres les plus supérieures sont horizontales, les fibres moyennes obliques et les fibres inférieures verticales. Plus antérieur, les faisceaux supérieur et moyen s'insèrent au niveau de la branche ischio-pubienne par de courtes fibres formant une lame tendineuse juste au regard de la tubérosité ischiatique. Plus postérieur, le faisceau inférieur (ischiatique) se fixe par un tendon sur la tubérosité ischiatique. La lame et le tendon sont concomitants, en partie fusionnés.

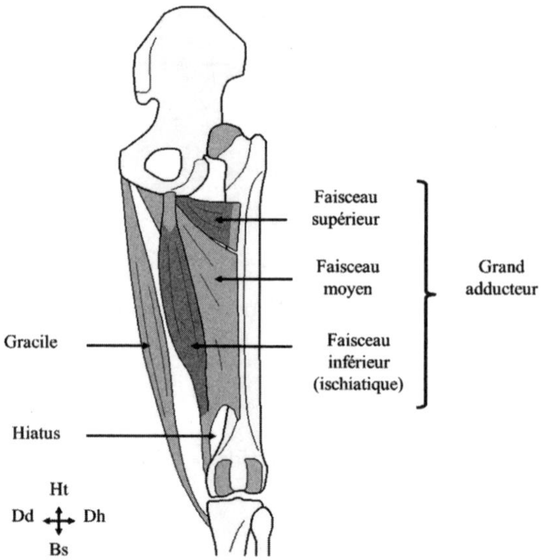

Figure 122 : Le grand adducteur, face postérieure

Le faisceau supérieur est de forme triangulaire et présente une torsion sur lui-même en son origine. Il s'insère sur le tiers moyen, face latérale de la branche ischio-pubienne par une courte lame tendineuse et en débordant sur le bord inférieur directement par des fibres musculaires. Il se positionne en avant du faisceau moyen et s'oriente presque horizontalement en dehors. Le faisceau supérieur se termine par une lame tendineuse sur le tiers supérieur de la lèvre latérale de la ligne âpre. Sa terminaison se prolonge en continuité, sur la ligne latérale de la trifurcation en dedans et sous le grand fessier, en glissant sur la face postérieure du petit trochanter grâce à une bourse séreuse.

Le faisceau moyen est le chef le plus volumineux. Il est de forme triangulaire. Obliques en bas et en dehors, les fibres musculaires se verticalisent progressivement au niveau distal. Le point d'insertion terminal s'effectue sur les trois quarts inférieurs de la lèvre latérale de la ligne âpre. Cette courte mais longiligne lame aponévrotique se termine par une arcade ou hiatus qui se raccorde au tendon du faisceau inférieur pour se diriger vers le condyle médial du fémur. Ce hiatus permet le passage de l'artère et la veine fémorale (qui deviennent poplitées).

Le faisceau inférieur est aussi le faisceau le plus postérieur. Il est fusiforme. Son point d'insertion d'origine se situe sur de la tubérosité ischiatique, en avant des muscles ischio-jambiers. Il s'oriente verticalement en arrière du faisceau moyen du grand adducteur mais en avant du semi-membraneux. Le muscle se termine par un tendon grêle qui se fixe sur le tubercule du grand adducteur, face supérieure du condyle médial du fémur (juste au-dessus du ligament collatéral médial).

Par définition, son action principale est l'adduction de la cuisse. Les faisceaux supérieur et moyen permettent un mouvement de rotation latérale. Les faisceaux moyen et inférieur sont extenseurs de la cuisse. Lorsque la cuisse est fixe et tendue, sa contraction génère accessoirement une antéversion du bassin par les faisceaux supérieur et moyen. Si la cuisse est fixe et pliée, sa contraction génère accessoirement une rétroversion du bassin par le faisceau inférieur. Le grand adducteur est particulièrement actif lors du shoot en football. Il est très sollicité en isométrie chez les cavaliers pour se maintenir et serrer les flancs du cheval.

Le court adducteur

Le court adducteur (petit adducteur) est un muscle globalement triangulaire, situé entre le grand adducteur qu'il recouvre et sous le long adducteur (Fig. 123). Il se compose de deux faisceaux qui divergent à partir d'une origine unique. Cette origine se fait par un tendon plat qui adhère parfois au tendon du muscle gracile. Sa base d'insertion s'effectue, sur la partie antérieure de la branche ischio-pubienne en dedans et sous l'obturateur latéral, entre le long adducteur (en avant) et le grand adducteur (en arrière). Épais à sa base, le muscle s'amincit en éventail pour se diviser en deux faisceaux. Le corps épais du court adducteur tourne sur lui-même (torsion). Le faisceau supérieur se termine par un tendon court et plat sur la branche médiale de la trifurcation (ligne âpre). Le faisceau inférieur se positionne sur l'extrémité supérieure de la lèvre médiale de la ligne âpre. Le court adducteur est principalement adducteur et rotateur latéral de la cuisse.

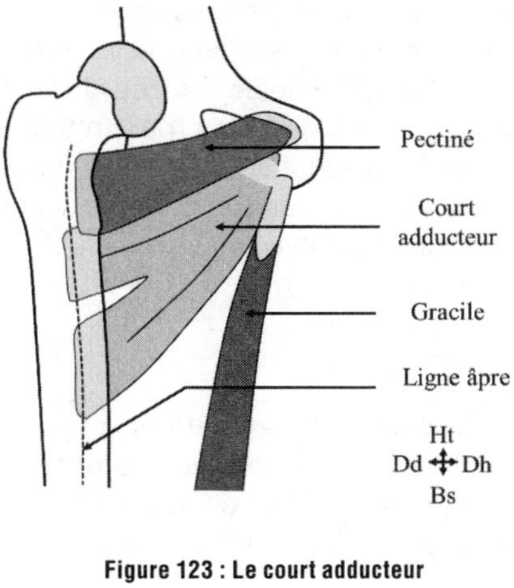

Figure 123 : Le court adducteur

Le long adducteur

Le long adducteur est un muscle triangulaire et plat du plan superficiel de la loge médiale de la cuisse (Fig. 124). Son origine se positionne à l'extrémité antérieure de la branche ischio-pubienne (sur le corps du pubis), en dedans du court adducteur, au-dessus du muscle gracile, en dessous du pectiné. Il s'oriente en bas et en dehors, en s'évasant progressivement vers le tiers moyen de la ligne âpre, entre les lèvres latérale et médiale. Le court adducteur est principalement adducteur et rotateur latéral de la cuisse.

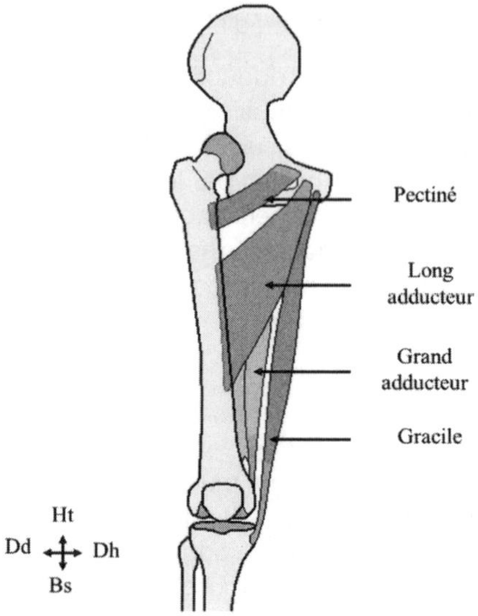

Figure 124 : Les muscles adducteurs, face antérieure

Le pectiné

Le pectiné est un muscle en forme de quadrilatère, épais car arrangé sur deux plans. C'est le muscle le plus superficiel et supérieur des muscles de la loge médiale. Il délimite l'espace inguinal (l'aine) de la paroi abdominale du membre appendiculaire dont il fait partie. Il est partiellement recouvert par le sartorius et le muscle droit fémoral. Les deux plans se fixent au niveau de la crête pectinéale soit deux branches asymétriques depuis l'éminence ilio-pectinée jusqu'à l'épine du pubis (par un très court tendon). Le muscle se dirige en bas, en arrière et latéralement en présentant une légère torsion. Le muscle pectiné se termine par un tendon aplati sur la branche moyenne de la trifurcation de la ligne âpre. Le pectiné est adducteur et rotateur latéral mais aussi fixateur de l'articulation.

Le gracile

Le gracile est un muscle biarticulaire, filiforme, le plus médial de la loge (Fig. 124). Il s'insère au niveau du tiers antérieur et inférieur de la branche ischio-pubienne, entre le long adducteur (au-dessus et en avant) et le court adducteur (au-dessus et en arrière) par un long tendon. Aplati, le fuseau musculaire se dirige verticalement, en dedans et en arrière pour s'orienter en arrière du condyle médial. En sa terminaison au tiers distal, le tendon du gracile contourne le condyle médial, s'infléchit vers l'avant et en bas vers la face médiale du tibia (au niveau supérieur de la tubérosité tibiale). Il s'insère au-dessus du sartorius et du semi-tendineux et concourt de façon éponymique aux muscles la patte d'oie. Le gracile est adducteur et rotateur latéral de la cuisse, fléchisseur de la jambe. Le muscle est fixateur médial du genou (ligament actif).

Les TMS au niveau pubien : les pubalgies.

Au niveau de la branche ischio-pubienne convergent et se contractent deux groupes musculaires puissants : les muscles adducteurs et les muscles abdominaux. Une manifestation douloureuse et souvent diffuse au niveau inguinal et pubien caractérise des lésions d'origines multiples et distinctes. La pubalgie est le terme générique qui dénomme ce type de lésions. Trois types de traumatismes peuvent s'y apparenter.

En premier lieu, un déficit musculaire des abdominaux face aux adducteurs génèrent des contraintes de cisaillement au niveau de la symphise pubienne particulièrement lors des phases d'appui unipodal. Ces contraintes peuvent provoquer une inflammation (ostéo-arthropathie) articulaire et irradier de façon latente ce type de douleurs.

En deuxième lieu, les frappes lors des shoots au football suscitent des micro-traumatismes au niveau des insertions tendineuses du gracile et du long adducteur provoquant des douleurs aiguës.

En troisième lieu, les contractions excentriques intenses des adducteurs lors des accélérations et des changements de directions peuvent occasionner une déchirure (ou claquage musculaire) : la douleur est alors très violente et instantanée. Ce type de traumatisme concerne principalement le court adducteur et le faisceau inférieur du grand adducteur.

Le repos prolongé (d'un à trois mois) accompagné de traitements locaux (les massages transverses profonds, cryothérapie... antalgiques, anti-inflammatoires) permet la raffermissement des éléments tendino-musculo-aponévrotiques lésés (Mahmoudi et al., 2015). Ainsi dans de nombreuses activités sportives (athlétisme, football, escrime, tennis...), les lésions des adducteurs sont récurrentes. Les sujets masculins semblent plus concernés par des blessures des adducteurs que les sujets féminins (Orchard, 2015). Le long adducteur est le muscle le plus touché par des blessures (Tyler et al., 2014) mais un renforcement global des adducteurs permet de prévenir les traumatismes (Hrysomallis, 2009). Les exercices de fentes sautés (split jump) ou de sauts écarts (jumping jack) permettent d'initier un renforcement dynamique des muscles adducteurs. Subséquemment, les exercices de fentes avec élastiques (trx adductor lunge) comme les squats avec jambes écartées (spread squat) ou les contractions isométriques avec swiss-ball ou sur une machine guidée sont autant d'exercices efficaces et complémentaires (Serner et al., 2014). Les exercices en planche latérale (side plank exercises) avec une adduction de la jambe (sliding hip adduction) sont par contre moins favorables.

Plusieurs études analysent de façon systématique les facteurs de risques traumatiques des muscles adducteurs lors des activités sportives (Maffey et al., 2007 ; Verrall et al., 2007, Sedaghati et al., 2013). Cependant, les exercices prescrits en rééducation sont souvent la résultante d'une expérience personnelle plus qu'une réhabilitation standardisée (Matchotka et al, 2009). Jansen et al. (2008) reportent cinq études et donnent un aperçu des interventions à réaliser sans déterminer toutefois de façon fonctionnelle les programmes d'exercices. Enfin, comme exercices prophylaxiques, les étirements sont indispensables à la conservation et au recouvrement des qualités élastiques musculaires et permettent de prévenir significativement les risques d'accidents (Tyler et al., 2002 ; Hrysomallis, 2009).

QUESTIONS 26

1. Le muscle pectiné est le muscle le plus supérieur des adducteurs.
2. Le muscle grand adducteur possède trois faisceaux : antérieur, postérieur et supérieur.
3. Le gracile est un muscle biarticulaire
4. Le long adducteur recouvre le court adducteur.
5. Les adducteurs s'ordonnent selon deux feuillets superposés ; ils permettent aussi une rotation latérale de la cuisse.

La loge antérieure de la cuisse

La loge antérieure est occupée par deux muscles : le sartorius et le quadriceps fémoral.

Le sartorius

Le sartorius est le muscle le plus long du corps humain (Fig. 125). C'est un muscle biarticulaire, filiforme et aplati (rubané). Le sartorius prend en écharpe la face antéro-médiale de la cuisse selon un trajet semi hélicoïdal. Il se fixe principalement sur l'EIAS par un court tendon se prolongeant sur l'échancrure inter-épineuse. Le faisceau musculaire s'oriente obliquement en bas, en arrière et en dedans. Il enveloppe dans la moitié proximale la face antérieure de la cuisse, recouvrant ainsi le droit fémoral qu'il dégage dans la moitié distale, pour occuper la face médiale de la cuisse. Le muscle se termine par un large tendon incurvé au niveau de la face médiale du condyle pour se fixer à la crête tibiale (au-dessous de la tubérosité tibiale antérieure). Quelques expansions tendineuses se prolongent en interne et en arrière pour s'amarrer sur les aponévroses. La terminaison tendineuse constitue le plan superficiel et antérieur des tendons de la patte d'oie (glissant en avant du gracile et du semi-tendineux grâce à une bourse séreuse). Sa contraction provoque une flexion de la cuisse et de la jambe, une rotation médiale du genou. C'est un muscle antéverseur si le point fixe est la cuisse. Enfin, c'est un muscle fixateur médial du genou (ligament actif).

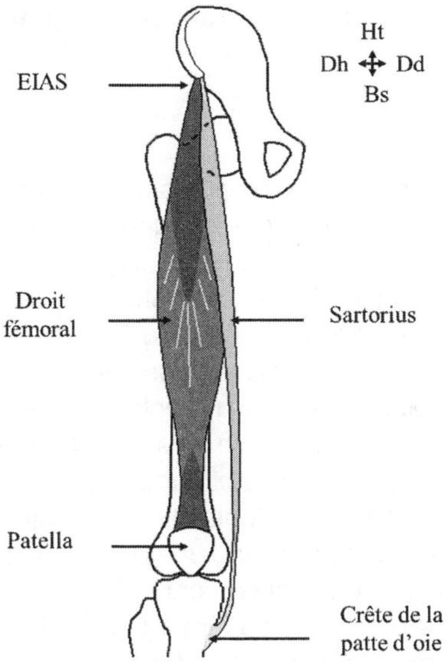

Figure 125 : Le sartorius

Le quadriceps fémoral

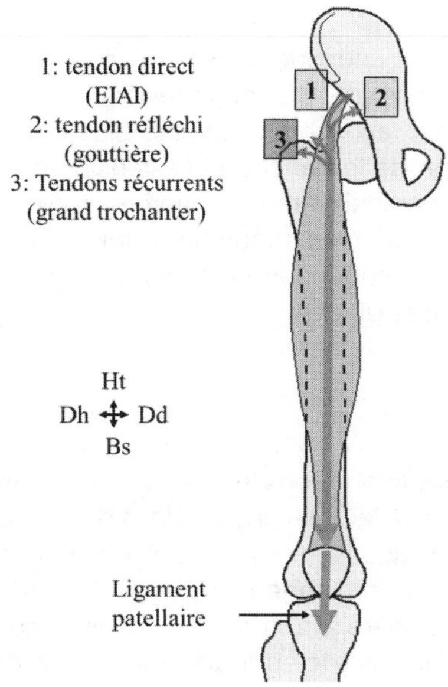

Figure 126 : Le droit fémoral

Le quadriceps fémoral est le muscle le plus volumineux du corps humain. Il occupe l'espace antérieur et latéral de la cuisse. Il contribue au maintien postural tout comme à la locomotion. Le quadriceps fémoral est composé de quatre structures musculaires : le droit antérieur (rectus femoris), le vaste médial (interne), le vaste latéral (externe) et le vaste intermédiaire, convergeant et s'insérant par un tendon commun sur la patella.

Le droit fémoral

Le droit fémoral est un muscle long, aplati et fusiforme (Fig. 125, 126). Il se positionne entre le sartorius et le vaste intermédiaire et occupe la partie antérieure et moyenne de la cuisse. Seul muscle biarticulaire du quadriceps, il agit au niveau des articulations coxo et tibio-fémorales. L'origine iliaque du muscle s'effectue par deux tendons. Le tendon direct se fixe au niveau de l'épine iliaque antéro-inférieur (EIAI). Le tendon réfléchi, plus plat, s'infléchit horizontalement et glisse dans une gouttière (ou sourcil cotyloïdien) au-dessus de la cavité cotyloïde. Le tendon réfléchi s'insère à l'extrémité de la gouttière sur la capsule de l'articulation coxo-fémorale. Les deux tendons fusionnent en une lame tendineuse recouvrant la moitié antérieure et supérieure du muscle. Les fibres musculaires s'organisent en irradiant à partir de cette lame (penniforme) pour former un corps charnu. Le corps musculaire décrit en interne une demi-spirale. Une origine fémorale ou tendon récurrent, plus grêle et inconstant (absent pour 20 % des sujets), se dirige vers la face antérieure de l'épiphyse proximale du fémur (ligne inter-trochantérienne) avec des expansions concomitantes au petit fessier. Il permet au muscle de demeurer strictement parallèle à l'axe diaphysaire (particulièrement lors de la flexion de la cuisse). Le muscle se termine par un tendon aplati sur la base supérieure et antérieure de la patella. Le tendon se prolonge sur la face antérieure de la patella au-devant des tendons des vastes latéral et médial. Les fibres tendineuses se chevauchent et s'imbriquent sur la face antérieure pour rejoindre le côté opposé. Ainsi, le tendon du droit fémoral se prolonge au niveau distal par le ligament patellaire.

Le droit fémoral se compose d'une forte densité de fibre blanche (type II) permettant de développer une grande explosivité. Son court levier de traction et l'angle de ses fibres presque parallèles au fémur favorisent la vitesse plus que la force. L'action isolée de ce muscle permet la flexion de la hanche et l'extension du genou avec beaucoup de vitesse et de force, qualités particulièrement recherchées au football. Le raccourcissement musculaire du droit antérieur par un manque de souplesse (car penniforme par une forte lame tendineuse en sa partie supérieure) est souvent responsable de l'antéversion du bassin et des douleurs au bas du dos.

Le vaste intermédiaire

Le vaste intermédiaire se positionne sous le droit antérieur, entre le vaste latéral et le vaste médial (Fig. 127). Il recouvre la face antérieure de la diaphyse fémorale où il s'insère par des fibres charnues dans les deux tiers supérieurs, de courtes fibres tendineuses en son extrémité proximale, tout en se prolongeant sur le septum fémoral latéral. Latéralement, l'insertion est plus basse et adhère à la structure osseuse jusqu'à la ligne âpre, au contact du vaste latéral. En interne, le vaste intermédiaire est décollé du vaste médial. Au niveau distal, le vaste intermédiaire passe sous le vaste latéral qui devient superficiel au niveau de la partie inférieure et latérale de la cuisse. Le tendon terminal du vaste intermédiaire est mince et large et remonte verticalement au centre du corps musculaire à partir de la base supérieure de la patella. À partir de cette lame tendineuse, les fibres musculaires courtes et concentriques permettent sur plusieurs feuillets de développer plus de puissance.

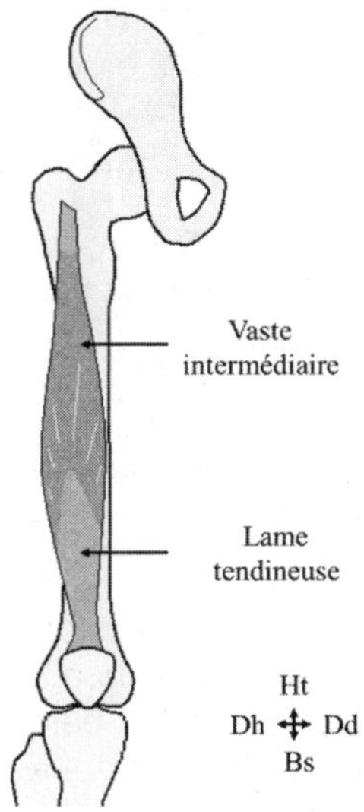

Figure 127 : Le vaste intermédiaire

Le vaste latéral

Le vaste latéral est un muscle plat et épais dont les fibres enveloppent latéralement la cuisse. C'est le muscle le plus large du quadriceps. Il recouvre en partie le vaste intermédiaire. Il s'insère par une courte lame tendineuse sous la face latérale du grand trochanter sur une crête horizontale, sur la branche latérale de la trifurcation puis se prolonge sur la moitié supérieure de la lèvre latérale de la ligne âpre. Les fibres musculaires, charnues, descendent verticalement enveloppant la face latérale du fémur. En sa terminaison, le muscle se conjugue en dedans au vaste intermédiaire et constitue, en dehors, la trame latérale du tendon quadricipital. Il se fixe sur l'extrémité de la base antéro latérale et sur le bord latéral de la patella. Des expansions tendineuses verticales rejoignent directement la face antérieure du condyle tibial latéral alors que des expansions croisées rejoignent la face antérieure du condyle tibial médial.

Le vaste médial

Le vaste médial est un muscle moins volumineux que le vaste latéral dont les fibres charnues enveloppent symétriquement et en interne la cuisse. Il se dirige obliquement en bas et en avant. Il se fixe sur la lèvre médiale de la ligne âpre par une lame tendineuse en adhérence avec les muscles adducteurs. En sa terminaison, il se conjugue latéralement au vaste intermédiaire et constitue en dedans la trame latérale du tendon quadricipital. Des expansions tendineuses verticales, plus courtes pour l'emplacement des tendons de la patte d'oie, rejoignent directement la face antérieure du condyle tibial médial. Des expansions croisées rejoignent la face antérieure du condyle tibial latéral (Fig. 128).

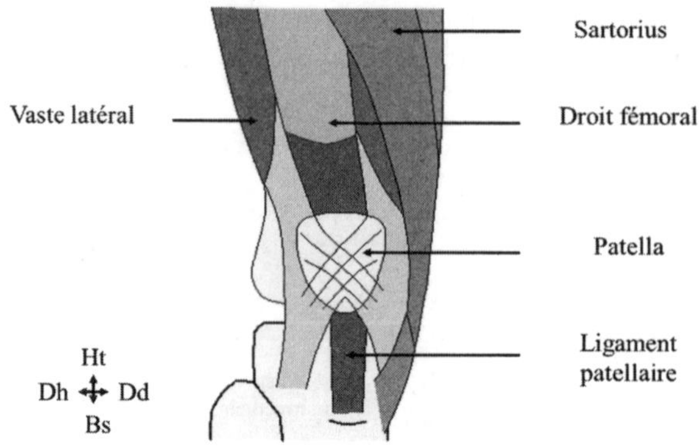

Figure 128 : Expansions tendineuses patellaires

Les quatre extrémités distales du quadriceps fusionnent en formant un feuillet tendineux stabilisant ainsi la patella. Ils permettent en corollaire une fixation de l'articulation tibio-fémorale en contrôlant les mouvements de torsion. Le ligament patellaire relie l'apex de la patella à la tubérosité antérieure du tibia. En continuité du tendon quadricipital, le ligament patellaire relaye la force de contraction musculaire permettant l'extension de la jambe. La percussion du ligament patellaire caractérise le mouvement réflexe d'extension de la jambe. La maladie d'Osgood-Schlatter est une inflammation (épiphysite) de la tubérosité tibiale antérieure du genou générée par des tractions excessives au niveau ostéo-tendineux (Vaishya et al., 2016). Cette affection touche près de 20 % des adolescents sportifs et plus particulièrement les jeunes hommes.

Actions et renforcements du quadriceps

Le quadriceps fémoral est le muscle extenseur du « genou » car tous les faisceaux agissent en synergie pour l'extension de la jambe. C'est un muscle puissant et son niveau de force est supérieur aux muscles fléchisseurs (cf. ratio muscles extenseurs vs muscles fléchisseurs, Dedinsky et al., 2017). Biarticulaire, seule la contraction du droit antérieur permet la flexion de la cuisse.

En station debout, les alignements articulaires favorisent le maintien et l'optimisation de l'équilibre par blocage : le quadriceps est alors peu actif. Toute descente sur les appuis (en station assise par exemple), crée une réorganisation segmentaire nécessaire au maintien de l'équilibre. Le centre de gravité se positionne en arrière de l'axe de rotation du genou qui se déplace en avant du plan frontal de référence. Une action de freinage (par contraction excentrique du quadriceps) contrôle la flexion du genou. Plus spécifiquement, le positionnement du genou en fonction de la verticale des appuis, pour un mouvement de flexion entre 0 et 90°, influence l'activité du vaste médian (Nishiwaki et al., 2006). Lors d'un squat complet, la contraction musculaire du droit fémoral peut être supra maximale en fin de flexion (≈115% de la force maximale relative), alors que l'action du biceps fémoral demeure moindre (≈60%) pour le contrôle du bassin (Bryanton et al., 2015). Il faut noter que le squat complet ne potentialise pas plus favorablement les groupes musculaires (Contreras et al., 2016) et génère par contre des contraintes articulaires extrêmes. En analogie avec le squat, l'analyse de la marche montre, lors de la reprise d'appui, une action significative du quadriceps pour fixer le genou (et une co-contraction des ischio-jambiers). Plus précisément, le vaste intermédiaire joue un rôle important dans la stabilisation du genou durant la phase de transition de flexion-extension (Saito et al., 2013). Simultanément, le moyen fessier stabilise le bassin dans le plan frontal. Plus généralement, l'ensemble des groupes musculaires s'active par anticipation durant la phase de pré-contact du talon au sol pour renforcer l'action de couplage (contraction pliométrique) et favoriser l'accélération segmentaire dans l'extension (Morin et al., 2015). Pour être succinct, de nombreuses recherches ont analysé les caractéristiques mécaniques et fonctionnelles de la marche : l'étude de Kuo & Donelan (2010) fait une synthèse descriptive et explicative des différentes études.

La force développée par le quadriceps est spécifique à l'activité sportive, à la fréquence et à la durée d'entraînement (Hahn et al., 1999). Toute baisse significative d'activités sportives génère une atrophie et une perte des capacités fonctionnelles. Ces déficits sont, au demeurant, des caractéristiques cliniques autorisant le diagnostic d'un traumatisme ou d'une lésion locale (Hart et al., 2010). Le maintien d'une activité physique permet donc de conserver un niveau de force musculaire. Les exercices isométriques limitent alors la perte générée par des appareils de contention. L'effet prophylactique de l'exercice, qui sollicitent le membre inférieur, permet de lutter contre le déclin fonctionnel musculaire (et la fonte de la masse musculaire de la cuisse) lié à l'âge ou à la sédentarité (Wroblewski et al., 2011).

De nombreuses études analysent les effets de l'entraînement sur les qualités de force ou de puissance du quadriceps (voir la synthèse de Morin & Samozino, 2016). Des recherches caractérisent ses variations histologiques comme l'hypertrophie ou l'angle de pennation (Aagaard et al., 2001). Globalement, le type d'entraînement impacte directement les adaptations des muscles extenseurs du membre inférieur, en modifiant les caractéristiques mécaniques de force-vitesse et la capacité de détente des sportifs (voir la revue de questions de Jiménez-Reyes et al., 2017).

Ainsi, l'évolution de la puissance maximale varie selon le niveau de charge, la vitesse et le type d'exercice à exécuter (chacun des facteurs étant interdépendants outre les variables typologiques inter-individuelles). L'étude de Cormie et al. (2007) montre que les renforcements effectués sur la base d'un entraînement spécifique en détente verticale (saut en « contremouvement » : CMJ) et le power clean sont plus efficaces pour le développement de la puissance qu'un entraînement en squat. Le CMJ est favorable au développement de la puissance-vitesse (pour les basketteurs, volleyeurs...) par un travail à vitesse maximale avec des charges à 30 % de la force maximale. Le power clean s'apparie plus au développement de la puissance-force (pour les haltérophiles, cyclistes sprinteurs...) par un travail à vitesse maximale avec des charges à 50 % de la force maximale (Testa et Alanbagi, 2016). Cependant, si la performance balistique est plus influencée par la puissance maximale que par le profil de la force-vitesse (Samozino et al., 2012), il paraît donc important de travailler en corollaire la puissance-force pour optimiser les qualités de détente.

Le choix du matériel permet aussi d'optimiser le renforcement. Par exemple, la charge guidée favorise plus le travail excentrique du quadriceps que les élastiques (Jakobsen et al., 2012). Mais surtout, le matériel permet de limiter les contraintes mécaniques et de réduire les traumatismes. Ainsi, le soulevé de terre (deadlift) avec une barre hexagonale (vs barre droite) minimise les contraintes au niveau articulaire et permet un travail sur la puissance du membre inférieur plus efficace (Swinton et al., 2011). Pour un même exercice, le positionnement occasionne des potentialisations plus ou moins efficaces : ainsi pour le soulevé de terre (sumo deadlift > conventional deadlift > stiff-legged deadlift ; Escamilla et al., 2002 ; Bezerra et al., 2013) comme le power clean (mid-thigh power clean > hang et conventional power clean ; Comfort et al., 2011) ou le squat (squat complet = squat parallèle, Contreras et al., 2016 ; List et al., 2013). De nombreuses analyses comparent l'efficacité des différents exercices (deadlift vs squat vs power clean) mais la validité des résultats est propre à la spécificité et à la méthodologie adoptée par chacune des études.

QUESTIONS 27

1. Le droit antérieur présente trois ligaments : direct, réfléchi et récurrent.
2. Le sartorius est un muscle superficiel : son trajet est vertical descendant.
3. Le droit antérieur est antéverseur et fléchisseur de la jambe.
4. Les tendons du quadriceps forment un nappage pour stabiliser la patella.
5. Le vaste médial est plus puissant que le vaste latéral pour stabiliser le genou en interne.

La loge postérieure de la cuisse

La loge antérieure est occupée par le groupe musculaire des ischio-jambiers (ou hamstring en anglais). Cette loge musculaire s'organise en un plan superficiel (avec le semi-tendineux et longue portion du biceps fémoral) et un plan profond (avec le semi-membraneux et courte portion du biceps fémoral).

Le semi-tendineux

Le semi-tendineux et un muscle fusiforme dont les fibres recouvrent le demi-membraneux (Fig. 129). Il se positionne en interne et se dirige verticalement en bas, légèrement en dedans. Le semi-tendineux s'insère sur la face postérieure de la tubérosité ischiatique par un tendon épais et commun à la longue portion du biceps fémoral. Plus long, le tendon terminal se dirige en arrière du condyle médial pour s'infléchir horizontalement et vers l'avant et constituer le plan tendineux profond de la patte d'oie. Il s'arrange ainsi en arrière du sartorius et en dessous du muscle gracile.

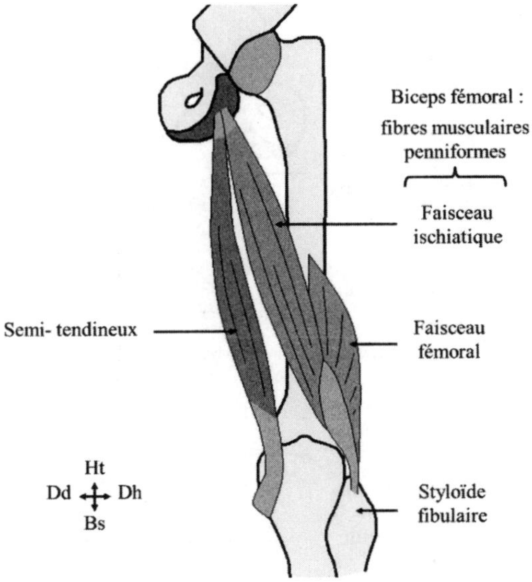

Figure 129 : Le semi-tendineux et le biceps fémoral

Le biceps femoris

Le biceps fémoral se constitue d'un chef ischiatique (ou longue portion) et d'un chef fémoral (ou courte portion). Il occupe l'espace latéral de la loge postérieure (Fig. 129).

La longue portion s'insère sur la face postérieure de la tubérosité ischiatique par un tendon épais et commun au demi-tendineux. Le faisceau musculaire s'oriente obliquement en bas et en dehors. Il se positionne en dedans et en arrière de la courte portion avec qui il fusionne par un tendon commun au niveau du condyle latéral. La longue portion du biceps fémoral est biarticulaire.

L'origine de la courte portion s'établit sur la moitié distale de la lèvre latérale de la ligne âpre, en dessous du grand fessier, entre grand adducteur (en dedans) et le vaste latéral (en dehors). Le tendon terminal du biceps fémoral se dirige en arrière du condyle latéral, et s'insère sur l'apophyse styloïde de la tête fibulaire et sur la tubérosité latérale du tibia.

Le semi-membraneux

Le semi-membraneux (Fig. 130) constitue le chef profond en partie recouvert par le grand fessier (en haut), la longue portion du biceps (en dehors) et le semi-tendineux (en dedans). Il recouvre le carré fémoral et le grand adducteur. Le semi-membraneux se compose d'une structure penniforme dont les courtes fibres s'organisent diagonalement entre les deux lames tendineuses. Il s'insère par une lame aponévrotique sur la face postérieure de la tubérosité ischiatique en dehors de l'insertion ischiatique du muscle semi-tendineux. Le corps musculaire se dirige obliquement en bas et en dedans. Les corps musculaires des semi-membraneux et du biceps fémoral s'associent dans la profondeur par une lame aponévrotique intermusculaire.

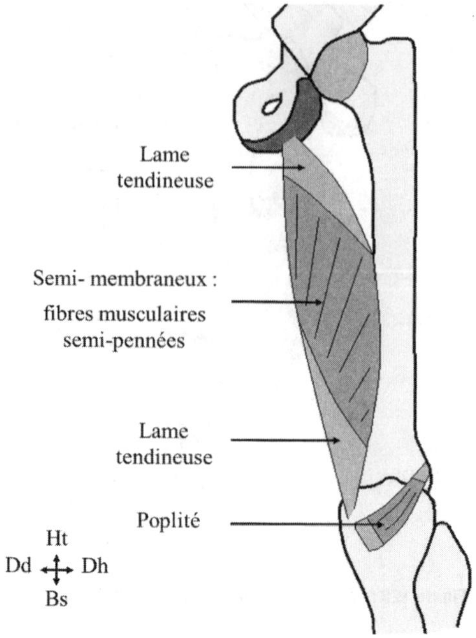

Figure 130 : Le semi-membraneux

Le tendon terminal s'ébauche vers le milieu de la cuisse puis se divise en trois faisceaux tendineux (Fig. 131). Le tendon direct se dirige verticalement vers la tubérosité médiale du tibia. Le tendon réfléchi, recouvert par le LCM du genou, s'oriente horizontalement sur la tubérosité médiale du tibia et s'insère au niveau de la gouttière sous-glénoïdienne. Le tendon récurrent, oblique en haut et latéralement, se termine sur la coque condylienne latérale : il constitue le ligament poplité oblique.

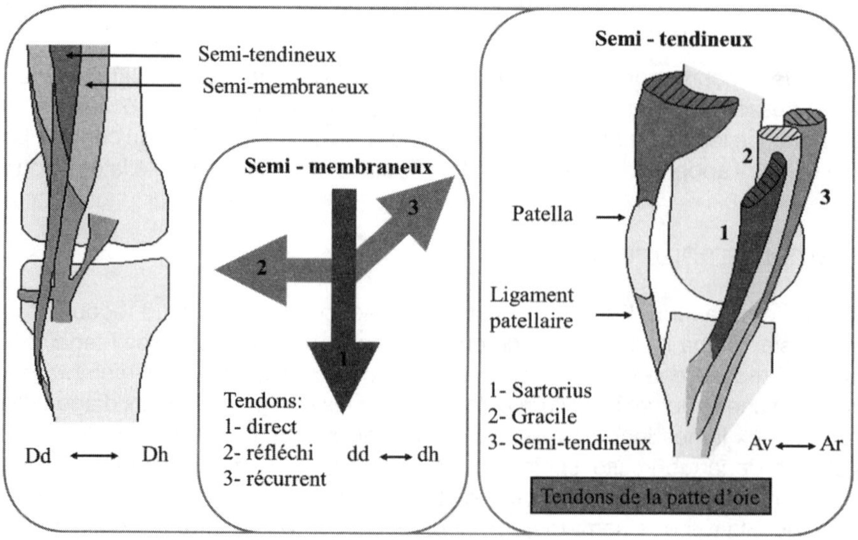

Figure 131 : Insertions terminales des semi-tendineux et semi-membraneux

Actions et renforcements des ischio-jambiers

Les ischio-jambiers sont antagonistes du quadriceps fémoral. Grâce à leur double rôle de fléchisseur de la jambe et d'extenseur de la cuisse, ils concourent à la coordination de la marche comme de tout mouvement du membre inférieur : le pédalage, le saut ou l'armer lors d'un shoot au football. La contraction isométrique stabilise le genou en flexion. La contraction concentrique des semi-tendineux et membraneux permet la rotation médiale de la jambe et une rotation latérale par le biceps fémoral quand le genou est fléchi. Les ischio-jambiers entraînent la rétroversion du bassin (extension de la hanche) quand le genou est verrouillé en extension.

L'activité de la longue portion du biceps fémoral diffère de celle des autres composantes musculaires pour des exercices statiques et dynamiques (Onishi et al., 2002). L'activité des ischio-jambiers varie en fonction de l'angle du genou, à l'exception de la courte portion du biceps qui demeure stable en isométrie. La contraction isométrique de la longue portion demeure significativement plus intense à 60° qu'à 90° de flexion. Inversement pour les mêmes angles, l'action est significativement moins intense pour les semi-tendineux et membraneux. En isocinétique (30°/s.), l'activité musculaire de la longue portion est maximale entre 15 et 30° puis baisse progressivement jusqu'à 120°. L'activité des semi-tendineux, membraneux et de la courte portion, augmente progressivement de 0 à 105°.

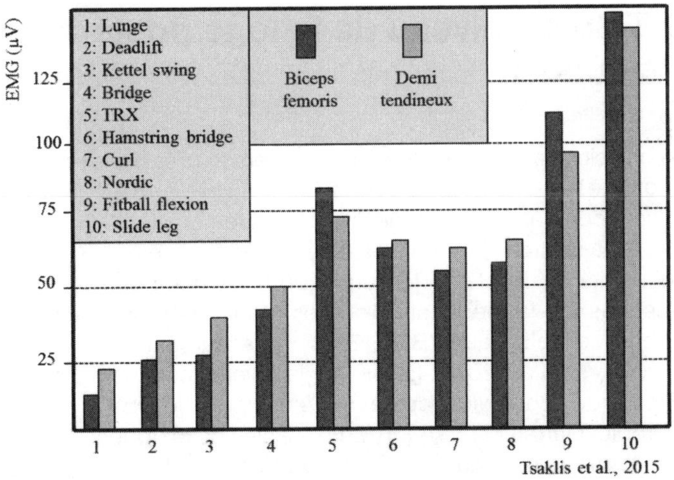

Figure 132 : Rôles des ischio-jambiers en musculation

Les études de Zébis et al. (2011) puis de Tsakis et al. (2015) montrent la spécificité de différents exercices de renforcement sur le biceps fémoral et le semi-tendineux (Fig. 132). Le kettlebell et le soulevé de terre mobilisent favorablement le semi-tendineux dont le renforcement permet de soutenir et de protéger le ligament croisé antérieur. La typologie musculaire du semi-tendineux permet des mouvements de plus grandes amplitudes et de plus grandes vitesses. Les exercices stabilisateurs sollicitent indifféremment les deux muscles.

Les ischio-jambiers ont une forte propension à se raccourcir car ils sont composés de courtes fibres musculaires où s'appliquent des contraintes de forces élevées et où l'amplitude des mouvements est limitée. Tous ces facteurs favorisent une résistance progressive à l'étirement. De plus, ils sont constitués d'une forte proportion de tissu conjonctif peu extensible. Ce sont des muscles extenseurs, posturaux et donc impliqués dans toutes les tâches proprioceptives de maintien. Ils sont limités pour les qualités de vitesses pures. La rétraction des ischio-jambiers limite l'antéversion de la hanche et génère des douleurs du rachis lombaire et des pathologies symptomatiques. Des étirements doivent être exécutés de façon régulière pour entretenir une certaine souplesse voire gagner de l'amplitude sur une raideur déjà installée.

Du fait de la courte longueur des fibres musculaires, l'amplitude et la vitesse maximale de raccourcissement des muscles pennés sont inférieures aux muscles avec une organisation à fibres parallèles. Or, la contraction excentriques des ischio-jambiers contrôle et freine l'extension du quadriceps dont la puissance est nettement supérieure. L'antéversion du bassin conjuguée à une flexion de la cuisse génère une hyperextension des muscles de la loge postérieure. C'est le cas lors d'un départ en starting-block ou d'un passage de haie en athlétisme, du shoot au football ou d'un saut carpé en gymnastique. Ces situations sont propices aux claquages musculaires.

Les TMS au niveau de la loge postérieure de la cuisse

Le risque de contusions au niveau des ischio-jambiers est très élevé et représente près de 20 % des lésions liées à la pratique sportive (Bahr & Holme, 2003 ; Woods et al., 2004). Les blessures concernent principalement le biceps fémoral (à 80 % pour 18 % le demi-membraneux). Cela est très significatif dans les efforts qui combinent des accélérations et des changements de direction (Roulland, 2003). De nombreuses études traitent des facteurs de risques, de la rééducation ou des pratiques prophylactiques, plus particulièrement chez les footballeurs (Bahr, 2014 ; Corazza et al, 2014 ; Eirale et Ekstrand, 2014, Rubin, 2012 ; Til et al., 2014). Les ischio-jambiers sont composés essentiellement de fibres à vitesse de contraction rapide (55 % de fibres de type II) dont la synthèse de l'ATP est anaérobie (Garrett et al., 1984). Les muscles développent une force de grande intensité mais ils présentent aussi une grande fatiguabilité et fragilité au niveau des ponts d'actine-myosine qui s'altèrent plus facilement et qui, avec la fatigue, présentent un risque de lésions plus élevé (Jones, 2005). Cette vulnérabilité est accentuée lors de contractions excentriques (Garrett et al., 1984 ; Lieber & Friden, 1999). Ainsi, le risque de blessure est d'autant plus éminent que la vitesse d'étirement est élevée (Roulland, 2003). Cette menace concerne de nombreux sports individuels comme le sprint, les sauts, les combats… ou collectifs comme le football, le rugby, le handball… (Croisier & Codine, 2009). Un déséquilibre (dysbalance) dans le rapport de force ischio-jambiers / quadriceps augmente significativement le facteur de risque de lésions musculaires (Croisier et al., 2008) mais aussi articulaire au niveau de la cinématique tibio-fémorale (Khaleghi et al., 2016). Cela peut être assignable à un quadriceps trop puissant mais surtout à une force excentrique des ischios trop faible. À partir du programme de Mjolnes (nordic hamstring protocol, 2004), des sessions d'entraînement permettent de renforcer de façon spécifique les ischio-jambiers et de pourvoir aux insuffisances fonctionnelles (v. d. Tillaar et al., 2017 ; Seymore et al., 2017). L'analyse de Tsaklis et al. (2015) permet de caractériser la mobilisation des muscles ischio-jambiers à travers dix exercices de réhabilitation.

Un résumé de l'ensemble des activités musculaires des muscles de la ceinture pelvienne est présenté ci-dessous (Tab. 11).

	Abd.	Add.	Fléch	Ext.	Rot méd.	Rot lat.
Biceps F.			X	X		X
½ mbx			X	X	X + (fixat)	
½ tdnx			X	X	X + fixat	
Adducteurs		X				X
Pectiné		X				X
Gracile			(X)	(X)	Fixateur	
sartorius			X	(X)+ fixat		
Dt anterieur			X	X		
Vastes int med lat				X	Fixateur	
Gd fessier				X		X + fix
Fessier my	X				(X)	(X)
Fessier pt	X				(X)	(X)
Pelvi troch.		X				X
Piriforme	X					X

Tableau 11 : Activités musculaires des muscles de la ceinture pelvienne et de la cuisse

QUESTIONS 28

1. Le biceps fémoral et le semi-membraneux fusionnent leurs tendons au niveau de la tubérosité ischiatique.

2. Le semi-tendineux n'est pas penniforme.

3. Le semi-tendineux s'insère sur la face antéro-latérale du tibia pour composer la triade des tendons de la patte d'oie.

4. La rétraction des ischio-jambiers permet plus de puissance musculaire.

5. Le faisceau biarticulaire s'insère sur la styloïde fibulaire.

Le genou

Le genou est l'articulation la plus volumineuse du corps humain. Elle s'organise autour de trois structures osseuses : en haut le fémur, en avant la patella, en bas le tibia. Deux articulations permettent la mobilité segmentaire : l'articulation fémoro-patellaire et l'articulation tibio-fémorale. L'articulation tibio-fémorale est une double condylienne organisée comme une trochlée reposant sur une surface plus ou moins plane : le plateau tibial. L'articulation est donc instable car la congruence entre les surfaces articulaires est faible. Or, la stabilité du genou doit s'effectuer dans les trois plans de l'espace. Elle se caractérise par un contrôle du varus-valgus, des mouvements de tiroir antérieur et postérieur et de rotations latérale et médiale. De plus, les forces qui interagissent à son niveau sont importantes. L'articulation doit supporter l'action gravitaire et cinétique du mouvement et la contraction de muscles puissants. Un difficile équilibre doit être trouvé entre la stabilité et la mobilité nécessaire pour courir, sauter ou s'asseoir. Cet équilibre n'est assumé que grâce à deux structures complexes et interdépendantes : l'ensemble capsulo-ligamentaire passif, renforcé par l'ensemble musculo-tendineux péri-articulaire actif. Résultant du déjettement de l'axe diaphysaire fémoral pour acquérir plus de mobilité, les segments osseux de la cuisse et de la jambe forment un angle obtus ouvert en dehors de 170° : c'est le valgus physiologique. L'angle Q (du quadriceps) se définit par le segment osseux fémoral et l'alignement du faisceau musculaire du quadriceps à partir de la tubérosité tibiale antérieure et le centre de la patella (Fig. 133). L'amplitude de l'angle Q est plus grand chez la femme et varie selon l'activité sportive pratiquée (Hahn et al., 1997). Un angle Q excessif a été identifié comme un facteur de risque de blessures au genou (Daneshmandi et al., 2011). Les barycentres articulaires de la hanche, du genou et de la cheville sont alignés (axe mécanique), selon une droite oblique en bas et en dedans (de ≈ 3° avec la verticale) en raison de la largeur du bassin. L'axe transversal de flexion-extension est horizontal : il n'est aucunement perpendiculaire à l'axe de la diaphyse fémorale et à l'axe mécanique.

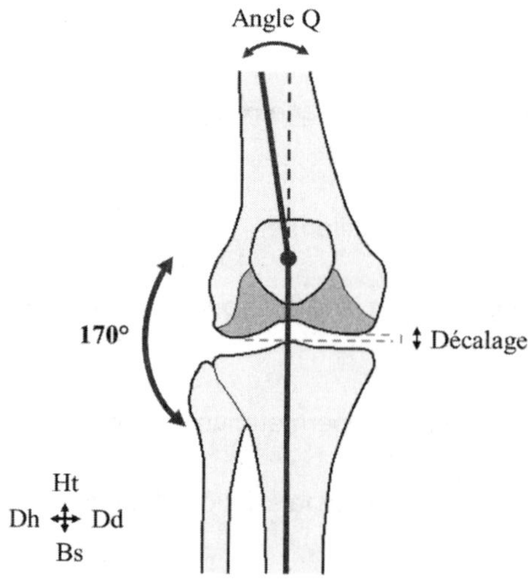

Figure 133 : L'angle Q du genou

En extension, les forces de pression s'exercent principalement sur la glène latérale. Cette force excentrée en dehors et une glène plus haute et moins profonde en dedans favorisent un bâillement de l'interligne articulaire au niveau médial (en augmentant le valgus). Des ligaments plus puissants au niveau médial stabilisent alors l'articulation. De la même façon, cette force décentre la patella en bas et en dedans ; la contraction du vaste latéral (en haut et en dehors) permet de recentrer la patella.

Un varus pathologique provoque des contraintes médiales et une mise en tension latérale. Le compartiment fémoro-tibial médial subit une condensation osseuse alors que le compartiment fémoro-tibial latéral subit au niveau osseux une déperdition calcique.

Les condyles et les glènes

Les glènes et l'espace inter-glénoïdien forment le plateau tibial. L'espace inter-glénoïdien se compose d'une crête osseuse. Cette crête ou épine osseuse limite les rotations des condyles dans les glènes comme une butée ou un rail de contrôle. Les condyles sont asymétriques. Le condyle médial est plus volumineux, le condyle latéral descend plus bas. Les glènes correspondent aux caractéristiques des condyles. La glène latérale est donc plus étroite et plus profonde, la glène médial plus large et plus plate. Le rayon de courbure des condyles décroît progressivement d'avant en arrière : les condyles sont en forme de cames (Fig. 134). Cela permet de mettre de façon passive les ligaments en extension, et de fixer au mieux l'articulation.

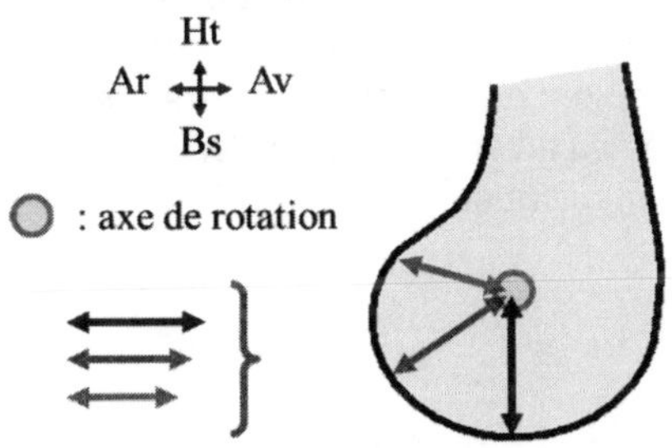

Figure 134 : Le rayon de courbure du condyle

Suivant la loi d'inégalité des surfaces, les condyles ont des surfaces supérieures aux glènes. La conformation de la glène montre une longueur deux fois plus petite que le condyle. Cette disproportion limite le roulement des condyles vers l'arrière et restreint la flexion sous risque de disjonction postérieure. Au roulement postérieur correspond une action de recentrage par glissement antérieur. Ainsi, la flexion de la jambe se réalise par deux déplacements conjoints : le roulement-glissement. Le roulement-glissement n'est pas progressivement concordant. En début de flexion, les condyles roulent vers l'arrière (jusqu'à 20°). Le roulement économise les cartilages car il n'y a pas de friction. En position moyenne, le mouvement s'effectue par roulement et glissement. En fin de flexion, seul un mouvement de glissement est notable : la friction produit un rabotage est une usure plus importante des cartilages articulaires. Cependant, l'essentiel des mouvements (course, marche, saut...) s'effectue en moindre flexion pour un glissement optimal des surfaces articulaires au contact, favorisant d'autant la restitution des énergies élastiques et l'effet de couplage lors de la contraction pliométrique.

La patella (la rotule)

C'est le plus volumineux des os sésamoïdes. La patella possède plusieurs fonctions. Elle protège le genou lors des traumatismes directs et limite l'hyper extension de la jambe. Enfin, la patella agit comme une poulie (en augmentant le moment des forces) et facilite l'extension de la jambe grâce au tendon terminal du quadriceps qui l'enveloppe tout en la stabilisant. La patella est triangulaire, aplatie d'avant en arrière, plus épaisse en haut qu'en bas. Le sommet (apex) pointe vers le bas et en dehors de l'articulation. La face antérieure est rugueuse car marquée par l'empreinte des tendons des muscles extenseurs du genou qui la recouvrent. La face postérieure s'encroute en ses deux tiers supérieurs de cartilage articulaire, séparée en deux par une crête moussue. Cette crête correspond à la gorge de la trochlée fémorale et délimite deux facettes articulaires. À partir de 30° de flexion, la patella remonte dans la gorge de la trochlée stabilisant ainsi son déplacement. Progressivement, avec la flexion, les forces de compression se répartissent sur les facettes patellaires.

Les ménisques

Les ménisques de l'articulation du genou sont des structures fibro-cartilagineuses en forme de demi-lune (ou de croissant) permettant une meilleure congruence des surfaces articulaires (Fig. 135). Biseautés, les ménisques sont plus épais en périphérie. Chaque ménisque présente une corne antérieure et une corne postérieure où, à l'extrémité, les freins méniscaux fixent le fibrocartillage à l'espace interglénoïdien. La face latérale du ménisque adhère à la capsule. Le ligament transverse du genou (ou ligament jugal de Winslow) réunit les deux cornes antérieures des ménisques favorisant ainsi un glissement parallèle et simultané des ménisques.

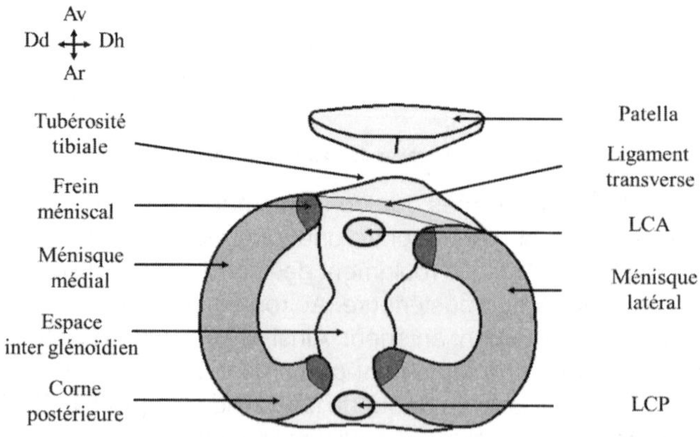

Figure 135 : Le plateau tibial

Les ménisques sont asymétriques. Le ménisque médial est plus large et ouvert (« U shape »). Ses points d'insertions sur l'espace interglénoïdien sont plus écartés ; il est donc moins mobile sur le plateau que le ménisque latéral. Le ménisque latéral est beaucoup plus fermé et circulaire (« C shape ») ; il est plus petit et plus mobile que le ménisque médial. Le LCM adhère à sa face médiale et postérieure tout comme le tendon du muscle poplité sur sa face postérieure. Deux ligaments ménisco-fémoraux (antérieur de Humphrey car en avant du LCP, postérieur de Wrisberg car en arrière du LCP) stabilisent la corne postérieure du ménisque latéral.

En extension, une forte congruence se retrouve entre les différents éléments constitutifs : les ménisques sont étroitement interposés. Cette disposition favorise la stabilité et l'amortissement en compression. En flexion, les ménisques sont « décollés » des condyles. Cette disposition favorise la mobilité au détriment de la stabilité. Les lésions méniscales sont fréquentes dans les activités présentant des changements de directions et des accélérations soudaines. C'est le cas par exemple au football, au rugby ou au tennis par exemple. Il apparaît que le ménisque médial est plus « fragile » que le ménisque latéral. De même, la corne postérieure des ménisques est plus souvent lésée que la corne antérieure.

Les ligaments

Les ligaments du genou forment un ensemble complexe (Fig. 136). Ils permettent de résister aux forces de torsions particulièrement importantes dans les pratiques sportives. Le maintien se réalise par quatre ligaments principaux : les ligaments collatéraux (médial et latéral) et les ligaments croisés (antérieur et postérieur). La stabilité du genou est dépendante de l'intégrité de ces ligaments.

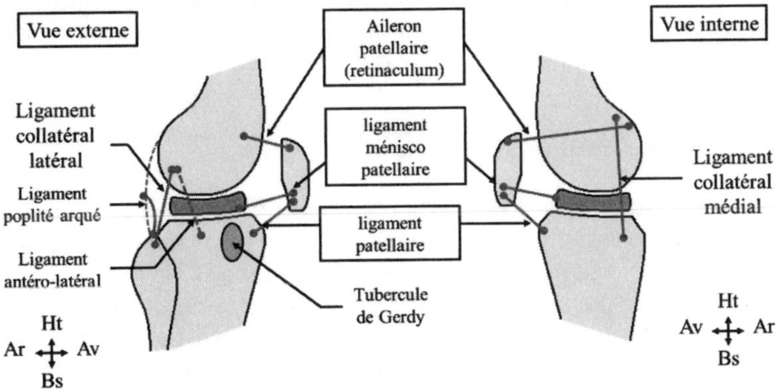

Figure 136 : Les ligaments du genou

L'aileron rotulien

C'est une bandelette relativement fine, tendue du bord latéral et supérieur de la patella, qui se dirige obliquement en arrière et légèrement en haut. L'aileron se termine sur le tubercule du condyle (médial et latéral). L'aileron médial est le plus développé et croise le ligament collatéral médial (LCM). Les ailerons patellaires plaquent la patella sur les joues des condyles notamment lors de la flexion de la jambe.

Le ligament ménisco-patellaire

Sous-jacent aux ailerons, du bord latéral et inférieur de la patella, oblique en arrière et en bas, les ligaments ménisco-patellaire se terminent pour chacun d'entre eux à la base antérieure et latérale et médiale du ménisque. Ils permettent de ramener les ménisques en avant lors de l'extension de la jambe.

Le ligament antéro-latéral (LAL)

Le ligament antéro-latéral est reconnu selon Claes et al. (2013) comme une composante fibreuse structurellement distincte du tractus ilio-tibial, de la capsule et du muscle poplité. Le LAL prend son origine sur l'épicondyle latéral du fémur, entre le LCL (en arrière dont il partage des fibres communes) et le muscle poplité (en avant). Il se dirige obliquement en bas et en avant et se fixe au passage avec le bord latéral du ménisque latéral. Le LAL s'insère en sa terminaison sur la facette latérale du tibia en arrière du tubercule de Gerdy. Le LAL permet un contrôle de la rotation médiale du tibia quand le genou est en flexion conjointement au LCA dont il renforce l'action (Vincent et al., 2012).

Les ligaments collatéraux

Les ligaments collatéraux sont communément appelés ligament latéral interne (LLI) pour le collatéral-médial (LCM) et ligament latéral externe (LLE) pour le collatéral-médial (LCL). Les ligaments latéraux assurent la stabilité du genou en extension.

Le ligament collatéral médial (LCM)

Le LCM se présente sous la forme d'une longue bandelette tendineuse (≈13 cm), capsulaire. Il s'oriente légèrement obliquement en bas et en avant. Le LCM se fixe sur l'épicondyle médial, croise l'aileron patellaire plus superficiel. Un faisceau plus profond adhère au ménisque. Il passe au-dessus du tendon réfléchi du semi-membraneux mais se trouve en partie recouvert par les tendons de la patte d'oie. Le chef le plus superficiel se termine sur la tubérosité médiale du tibia se confondant avec le tendon distal du muscle grand adducteur. Bien que plus puissant que le LCL, les contraintes en torsion interne sont plus fréquentes et soumettent le LCM plus aisément à des traumatismes.

Le ligament collatéral latéral (LCL)

Le LCL se présente sous la forme d'une cordelette arrondie, deux fois moins longue que le LCM (≈ 6 cm). Le ligament se dissocie de la capsule et du ménisque pour se diriger verticalement de l'épicondyle latéral à l'extrémité de la tête.

Les ligaments croisés

Ils se composent du ligament croisé antérieur (LCA) et du croisé postérieur (LCP). Par éponymie, les ligaments ont des directions opposées et se croisent au niveau de l'espace inter-condylien (Fig. 137). Ils se situent en dehors de la cavité articulaire et de la poche synoviale (laquelle fait une inflexion dans cet espace). Classiquement, les ligaments croisés sont définis comme ayant une action mécanique de « pivot central ».

Le LCA est le ligament croisé le plus long (5/3 du LCP), plus fin et donc moins résistant. Sa direction est plus « horizontale ». Il s'insère sur la surface intercondylaire antérieure du tibia. Le LCA s'oriente vers le haut, l'arrière et latéralement, pour s'insérer sur la partie postérieure de la face médiale du condyle latéral du fémur. Le LCA limite le glissement du plateau tibial vers l'avant (mouvement de tiroir antérieur) lorsque l'articulation est fléchie à 90°. Lors du mouvement de flexion du genou, il contrôle le roulement des condyles fémoraux vers l'arrière. Le LCA commence à se relâcher à partir de 30° de flexion. Le test de Trillat-Lachman permet de contrôler la laxité (instability) de l'instabilité (laxity) du LCA en quantifiant le mouvement de translation ou de tiroir antérieur (Lerat et al., 2000).

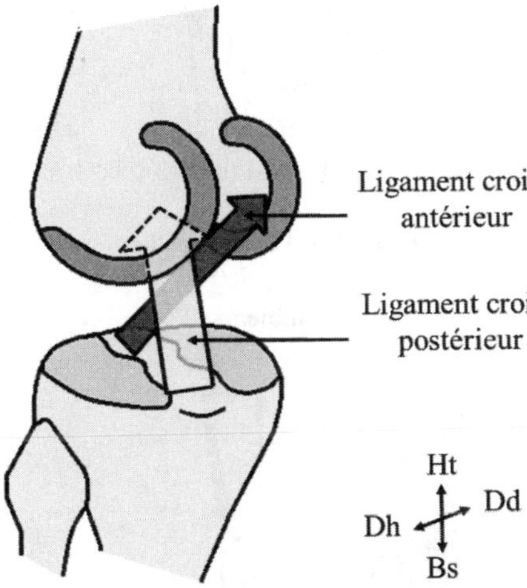

Figure 137 : Les ligaments croisés

Le LCP est le ligament croisé le plus court, plus épais et donc plus résistant. Sa direction est plus « verticale ». Il s'insère sur la surface intercondylaire postérieure du tibia. Le LCP s'oriente vers le haut, en avant et en dedans. Il s'insère en terminaison sur la face antéro latérale du condyle médial du fémur. Le LCP limite le glissement du plateau tibial vers l'arrière (mouvement de tiroir postérieur) lorsque l'articulation est fléchie à 90°. Le LCP contrôle le roulement des condyles fémoraux vers l'avant lors de l'extension. En extension, le LCA est en tension. En flexion à 90°, le LCA s'oriente horizontalement tandis que le LCP s'oriente verticalement. En flexion complète, seul le LCP est tendu et stabilise l'articulation du genou. Tous les autres ligaments sont relâchés car le rayon de courbure du condyle est minimal.

Les ligaments croisés permettent la coaptation des surfaces articulaires lors de la flexion du genou. L'obliquité de ces deux ligaments permet une action progressive, complémentaire et concomitante. L'action des croisés se couple à celle des collatéraux. Le LCA contrôle la rotation médiale du genou avec le LCM, le LCP la rotation latérale avec le

LCL. Le LCA limite la rotation médiale du tibia en s'enroulant autour du LCP. Une rotation latérale excessive peut engendrer une rupture du LCA. Sa rupture s'associe très souvent à celle du LCM. Les ruptures du LCA sont fréquentes lors des contraintes en torsion. Cela arrive très souvent au football ou au ski quand le pied se bloque alors, que sous l'effet inertiel, le genou et l'ensemble du corps continuent à pivoter. C'est aussi le cas lors d'un tacle latéral alors que le genou se trouve fléchi.

Le poplité

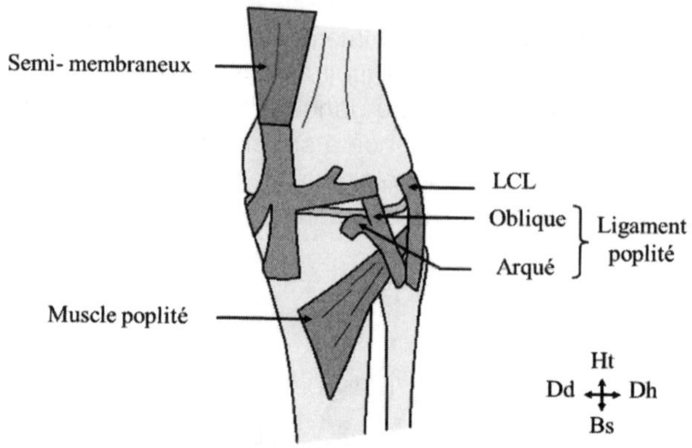

Figure 138 : Le creux poplité

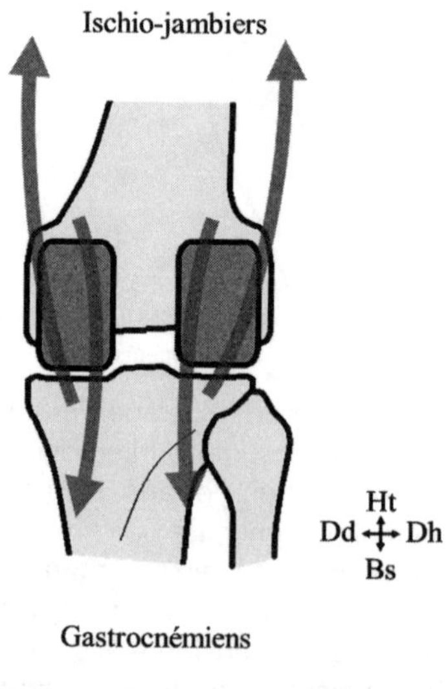

Figure 139 : Organisation tendineuse dans le creux poplité

C'est un petit muscle de forme triangulaire, aplati, de la loge postérieure et profonde de la jambe (Fig. 138). Il se positionne en arrière dans la pliure du genou et occupe un espace que l'on nomme le creux poplité. Son origine se situe sur le condyle latéral du fémur. Le muscle poplité se dirige en bas et en arrière, enveloppe l'interstice latéral postérieur en glissant sous le LCL et le ligament poplité. Il se fixe sur de la face postérieure et proximale du tibia (au-dessus de la crête du soléaire). Faible fléchisseur, le muscle poplité est un muscle fixateur actif du genou. Il limite la rotation latérale sur le genou fléchi (action excentrique).

Les muscles gastrocnémiens et ischio-jambiers ont une action synergique dans la flexion du genou (Fig. 139). Les gastrocnémiens suppléent la contraction des ischio-jambiers plus puissants. Cependant, l'impact et l'action des gastrocnémiens faiblissent avec la flexion du genou.

Les TMS au niveau du genou

La pratique sportive peut conduire à de nombreuses complications au niveau du genou car les contraintes et les tensions à l'articulation sont intenses. Souvent par compensation, la douleur et les problèmes se développent de façon extensive d'une jambe à l'autre.

Un traumatisme direct (fracture articulaire, entorse grave, lésion méniscale) ou une sollicitation excessive de l'articulation peuvent générer une bursite ou une synovite du genou. La bursite (ou hygroma) est une inflammation de la bourse séreuse qui facilite le glissement des tendons et des muscles. La synovite ou épanchement de synovie est un trouble inflammatoire de la membrane synoviale du genou. La pratique sportive montre des modifications structurelles de la membrane synoviale (Manunta et al., 2014). L'inflammation de la bourse de la patte d'oie ou du semi-membraneux (Faletti et al., 1998) est provoquée par une surcharge fonctionnelle notamment en musculation lors des exercices de squat. L'inflammation chronique du tendon patellaire est récurrente dans les activités sportives de détente verticale (près de 25 % des volleyeurs de haut niveau sont touchés selon Malliaras et al., 2006). Les années de pratique, mais aussi le niveau de performance en détente, favorisent son émergence (Cook et al., 2004). Une assise trop basse et la répétition des efforts en cyclisme conduisent de même à une tendinite.

Les origines du syndrome fémoro-patellaire sont plurifactorielles et complexes. La première cause de ce syndrome peut être d'ordre mécanique. Un mauvais alignement définit par la détermination de l'angle Q, permet de prédire et de prévenir ce syndrome (Lankhorst et al., 2013 ; Kaya et Doral, 2012) mais, son influence est parfois controversée (Park & Stefanyshyn, 2011). Les sujets féminins présentent un valgus dynamique plus marqué que les sujets masculins et sont, de facto, plus sensibles à ce trouble musculo-tendineux (Ford et al., 2005). La rotation médiale du fémur due à une faiblesse des muscles abducteurs et rotateurs latéraux (petit et moyen fessier) favorise l'apparition de cette pathologie (Prins et van der Wurff, 2009) tout comme une laxité patellaire trop importante (Witvrouw et al., 2000). De nombreuses études montrent qu'un déficit musculaire du quadriceps (plus particulièrement du vaste médian) contribue au syndrome patellaire (Pal et al., 2011 ; Pattyn et al., 2011 ; Petersen et al., 2013). D'autres facteurs, comme une voussure plantaire affaissée (Petersen et al., 2010) ou une moindre inclinaison sacro-lombaire (« knee-spine syndrome » : Tsuji et al., 2002) jouent aussi une influence. Les effets d'un entraînement intensif peuvent provoquer un glissement latéral de la patella et une usure prématurée du cartilage articulaire (MacIntyre et al., 2006), engendrant ainsi des douleurs aiguës et chroniques. L'instabilité patellaire concerne tous les sports sollicitant fortement les genoux, notamment lors des sauts (volley, basket, athlétisme…), une mauvaise attaque du pied lors de la course (trop interne) ou du positionnement sur les pédales en cyclisme. Le syndrome mène secondairement à une tendinite du ligament collatéral médial. En natation, les mouvements de brasse ou de rétropédalage (natation synchronisée, water-polo) conduisent à ce symptôme au niveau médial (Rodeo, 1999 ; Nichols, 2015).

Lors d'une chute, une force d'inertie trop soutenue peut induire une torsion forcée au niveau du genou. La mise en tension brutale du ligament croisé antérieur et du ligament collatéral médial peut conduire à l'entorse du genou. Du traumatisme bénin, l'entorse se révèle invalidante quand elle s'accompagne d'une lésion partielle (stade 2), voire d'une rupture des ligaments (stade 3). Deux causes mécaniques génèrent cette torsion. Dans le premier cas, le pied reste bloqué lors d'un changement d'appui au basket, ou de direction dans un virage au ski. Dans un second cas, le sujet subit un coup sur le condyle latérale comme lors d'un tacle au football ou d'un plaquage au rugby. L'effet de la fatigue musculaire est déterminant et peut conduire de même à une entorse du genou car la fixation active de l'articulation diminue d'autant. Ainsi en gymnastique, une réception en vrille mal contrôlée peut facilement générer une entorse.

De même en cyclisme, pour éviter les tendinites récurrentes au niveau des ligaments collatéraux, il est important de conserver une certaine laxité dans la fixation de la chaussure. Trop rigide, la puissance développée diminue et les échauffements augmentent par des mouvements compensatoires du pied dans la chaussure.

La rupture du croisé antérieur touche l'ensemble des sportifs. Elle est indépendante du niveau de l'athlète et son incidence est plus élevée chez les femmes que chez les hommes (Beynnon et al., 2014). Les sujets « lourds » sont les plus affectés au judo (Busnel et al., 2006). L'étude longitudinale de Nicolini et al. (2014) montre que la rupture complète du ligament croisé antérieure est fréquente au football (38 %), à la course à pied (9 %), au judo (8 %), au volley-ball (6 %) et au basket-ball (5 %). Mal vascularisé, le ligament cicatrise difficilement : la phase de rémission est donc prolongée. Une insuffisance musculaire des muscles rotateurs latéraux et abducteurs de la hanche concoure à un relâchement de la stabilisation de la cuisse et par récurrence du genou : les risques de blessures au niveau du ligament croisé antérieur deviennent significativement plus grands (Khayambashi et al., 2016). Une force musculaire supérieure des ischio-jambiers permet, par contre, une réduction des tensions sur le ligament croisé antérieur et de limiter les risques de blessure lors des sauts (Blackburn et al., 2013). La tensiomyographie (TMG) détermine la raideur musculaire et caractérise le niveau de fatigue comme facteur de prévention des accidents à l'articulation (Alentorn-Geli et al., 2015).

QUESTIONS 29

1. La glène latérale du plateau tibial est étroite et plus creuse.
2. Le ligament collatéral médial est capsulaire à l'instar du collatéral latéral.
3. L'angle Q caractérise le valgus physiologique.
4. Le LCA contrôle la rotation médiale du genou avec le LCM.
5. La patella protège le genou, son rôle mécanique est succinct.

La jambe

La jambe s'agence entre les articulations du genou en haut et de la cheville en bas. Elle est constituée de deux structures osseuses, disposées parallèlement dans le sens de la longueur du membre. Un segment osseux très volumineux, le tibia, longe et s'organise médialement. Un segment élancé et beaucoup plus grêle, la fibula, se positionne latéralement. Elle est constituée de trois loges : postérieure, antérieure et latérale.

Le tibia

Le tibia est l'os long, épais pour supporter les contraintes mécaniques, antérieur et médial de la jambe. Il s'articule avec le fémur en haut, le talus (ou astragale) en bas et la fibula (péroné) latéralement. Une membrane interosseuse relie le tibia à la fibula. Il se compose de trois faces : médiale, latérale et postérieure. Le tibia n'est pas rigoureusement rectiligne (mais légèrement oblique en bas et en dedans). Il présente une double courbure (en forme de S allongé) avec une faible concavité latérale en haut et médiale en bas. Le tibia accuse une légère torsion sur son axe longitudinale.

L'épiphyse supérieure

L'épiphyse supérieure est volumineuse et s'articule avec la trochlée fémorale. Cette extrémité se compose de deux tubérosités : une médiale et une latérale. La tubérosité médiale est plus épaisse que la tubérosité latérale. La tubérosité médiale présente en dedans une gouttière où coulisse le tendon réfléchi du demi-membraneux. En arrière, se fixe le tendon direct du demi-membraneux. La tubérosité latérale dévoile une facette articulaire plane, oblique en bas, en dehors et en arrière où se juxtapose la tête fibulaire. En avant et en dehors, une saillie osseuse détermine le tubercule de Gerdy : point d'insertion du muscle tenseur du fascia lata. La face antérieure de l'extrémité supérieure laisse place à la tubérosité tibiale antérieure où se fixe le ligament patellaire.

Le plateau tibial

La face supérieure des tubérosités forme un plateau horizontal : le plateau tibial. Ce plateau est occupé par les glènes tibiales et une partie moyenne, l'espace inter-glénoïdien (Fig. 140). En correspondance avec les condyles du fémur, la cavité glénoïde médiale est plus creuse et étroite que la cavité latérale. Les cavités glénoïdes s'élèvent au niveau inter-glénoïdien pour former deux éminences (épines tibiales) en partie recouvertes de cartilage articulaire. Entre les épines, l'espace se rétrécit, mais s'élargit en avant et en arrière pour constituer les surfaces préspinale et rétrospinale. Sur ces surfaces s'insèrent les freins méniscaux et les ligaments croisés

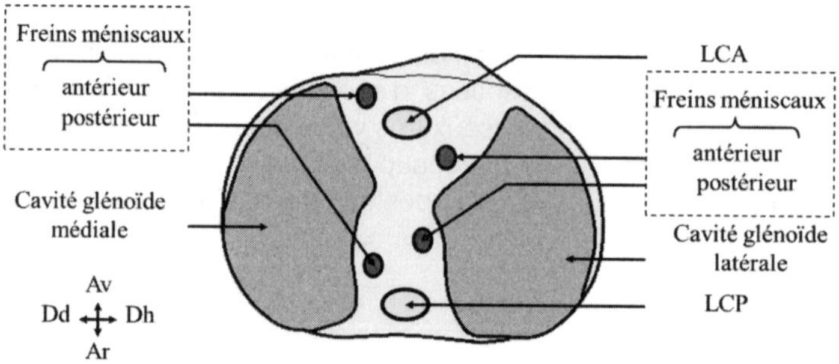

Figure 140 : Les cavités glénoïdes tibiales

La diaphyse tibiale

La diaphyse tibiale présente trois faces : médiale, latérale et postérieure.

La face médiale est lisse et plane : elle est dépourvue d'insertions musculaires. Au niveau supérieure de la diaphyse s'insère les tendons des « trois muscles de la patte d'oie » (le sartorius, le gracile et le demi-tendineux) et le ligament collatéral médial.

La face antéro-latérale présente dans ses deux tiers supérieurs une légère concavité où se fixe le muscle tibial antérieur (Fig. 141). Le tiers inférieur de la face est sensiblement convexe et s'oriente en effectuant une torsion vers l'avant.

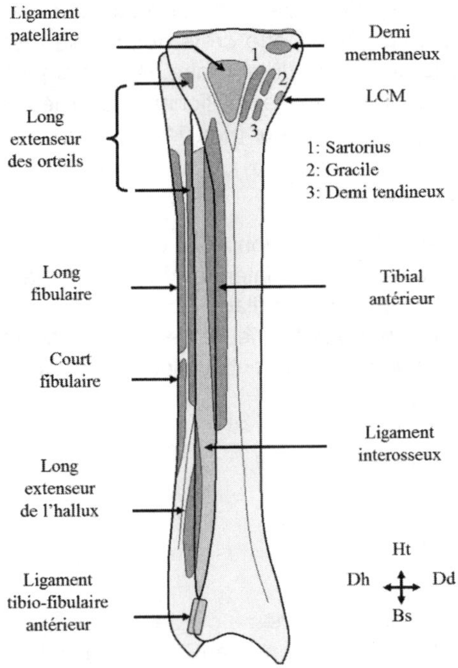

Figure 141 : La face antérieure des segments osseux de la jambe

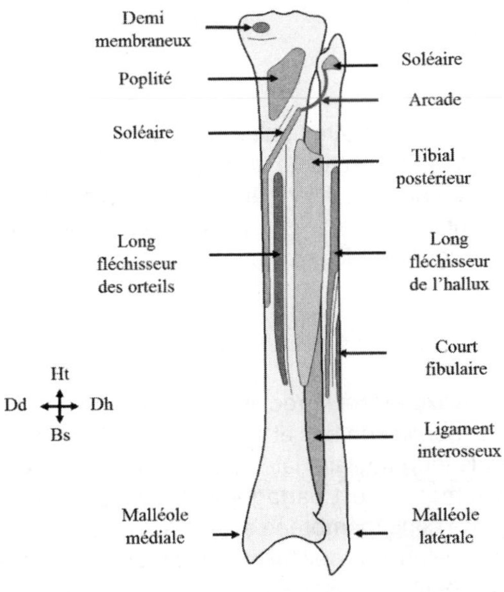

Figure 142 : La face postérieure des segments osseux de la jambe

La face postérieure est embarrée en son tiers supérieur et latéral par une crête oblique (en bas et en dedans) sur laquelle s'insère le muscle soléaire. Au-dessus de cette ligne osseuse se fixe le muscle poplité. Cette crête oblique se prolonge verticalement et de façon moins marquée au niveau diaphysaire. Parallèlement à cette crête verticale s'insèrent deux muscles. Médialement se positionne le long fléchisseur des orteils, latéralement s'insère le muscle tibial postérieur (Fig. 142).

L'épiphyse inférieure

L'épiphyse inférieure correspond au pilon tibial où se prolonge en interne une saillie osseuse : la malléole médiale. La face inférieure du pilon tibial et la face latérale de la malléole interne sont recouvertes de cartilage et s'articulent avec le talus. En dehors, le pilon tibial s'articule avec l'épiphyse inférieure de la fibula (syndesmose tibio-fibulaire). Sur sa face médiale, s'insèrent les ligaments collatéraux médiaux de la cheville.

La fibula

La fibula est un os grêle, vrillé sur lui-même qui se place au niveau postérieur et latéral de la jambe. Elle s'articule avec le tibia en haut et le talus en bas. La fibula ne s'articule pas avec le fémur. Son extrémité caudale se distingue par l'apophyse styloïde fibulaire. Le corps de la fibula est triangulaire et présente une face latérale, une face médiale et postérieure.

L'épiphyse supérieure

L'extrémité proximale est appelée tête fibulaire. Elle est de forme conique en continuité de la diaphyse par un col. Elle présente sur sa partie interne une surface articulaire, plane, orientée en haut, en dedans et légèrement vers l'avant. L'apex se caractérise par l'apophyse styloïde ; point d'attache du biceps fémoral et le ligament collatéral fibulaire. En arrière, une surface rugueuse détermine l'insertion du muscle soléaire.

La face latérale

La face latérale est convexe en haut, rectiligne en sa partie moyenne et présente au quart inférieur une crête oblique en bas et en arrière. Sur la moitié supérieure de la face latérale se fixe le muscle long fibulaire latéral et sur la moitié inférieure le muscle court fibulaire latéral. La face médiale est partagée sur toute sa longueur par la membrane interosseuse. En avant de cette membrane s'agence le muscle extenseur commun des orteils et le muscle long extenseur de l'hallux, en arrière le muscle tibial postérieur. Au niveau de la face postérieure, le muscle soléaire s'insère sur les deux tiers supérieurs, le muscle long fléchisseur de l'hallux sur le tiers inférieur.

La face médiale

La face médiale est très étroite aux extrémités distale et caudale ; plus large en sa partie moyenne. Une crête osseuse longitudinale sépare la face en deux parties. Sur cette crête se fixe le ligament interosseux. En avant de cette crête, s'insère le long extenseur des orteils (au regard du tibial antérieur). En arrière de cette crête, se fixe dans la moitié supérieure le long fléchisseur de l'hallux.

La face postérieure

L'extrémité proximale est mince, et donne insertion au soléaire. La moitié proximale et médiale de la diaphyse est recouverte par l'insertion du long fléchisseur l'hallux. Au niveau du tiers distal de l'os, la face postérieure subit une torsion en dedans et s'oriente sur le même plan que la face médiale. Au regard de cette torsion, le court fibulaire déborde et recouvre légèrement la face postérieure.

L'épiphyse inférieure

L'épiphyse inférieure s'articule avec l'extrémité inférieure du tibia et avec le talus. Elle se termine par une saillie osseuse, pointue, dirigée verticalement vers le bas : la malléole latérale. Cette malléole est plus grosse et plus longue que la malléole médiale : elle descend plus bas que celle-ci. La malléole latérale est allongée de haut en bas et aplatie transversalement. La face antérieure est convexe et lisse, au contact direct de la peau. La face postérieure présente une gouttière pour le passage des tendons des muscles long et court fibulaires. La face médiale se compose d'une facette articulaire triangulaire, en rapport avec le talus (astragale).

Les articulations tibio-fibulaires

L'articulation tibio-fibulaire proximale est de type arthrodie. Elle se compose, d'une surface articulaire légèrement convexe au niveau de la tête fibulaire au contact d'une surface relativement plate sur la face postéro-latérale du plateau tibial. Deux ligaments poximaux (tibio-fibulaire antérieur et postérieur) stabilisent les extrémités osseuses.

L'articulation tibio-fibulaire distale est de type syndesmose. Elle se compose, au niveau fibulaire, d'une surface d'appui située au-dessus de la face médiale de la malléole latérale. Au niveau tibial, la surface d'appui se positionne sous la bifurcation du bord latéral. Les surfaces d'appuis sont dénuées de cartilage. Si l'on excepte la membrane interosseuse, deux ligaments distaux (tibio-fibulaire antérieur et postérieur) maintiennent fortement les extrémités osseuses.

La loge latérale de la jambe

La loge latérale de la jambe est comprise entre le septum antérieur et le septum postérieur. Elle répond à la face latérale de la fibula. Elle se compose de deux muscles : le court et le long fibulaire (Fig. 143).

Le long fibulaire

Le long fibulaire est un muscle allongé, épais à son origine supérieure, plus plat et tendineux à sa terminaison inférieure. C'est un muscle penniforme. Il présente des origines variées sur la fibula et le tibia. Il s'insère principalement sur la tête fibulaire au niveau de la face antérieure et latérale et sur le tiers supérieur du bord sous-jacent. Sur le tibia, le muscle se fixe sur la tubérosité latérale en avant de la facette articulaire fibulaire. Les fibres musculaires charnues s'organisent autour d'une haute lame tendineuse. Cette lame concourt à la formation d'un tendon terminal, long et plat. Ce tendon contourne la face latérale de l'os, s'oriente dans la gouttière rétro-malléolaire, s'incurve vers l'avant pour passer sur la face latérale du calcanéum. Au niveau de la plante de pied, le tendon s'infléchit à nouveau et glisse dans la gouttière oblique du cuboïde pour s'insérer sur le tubercule latéral au niveau du premier métatarsien. Les tendons des muscles fibulaires sont maintenus par les rétinaculum supérieur et inférieur.

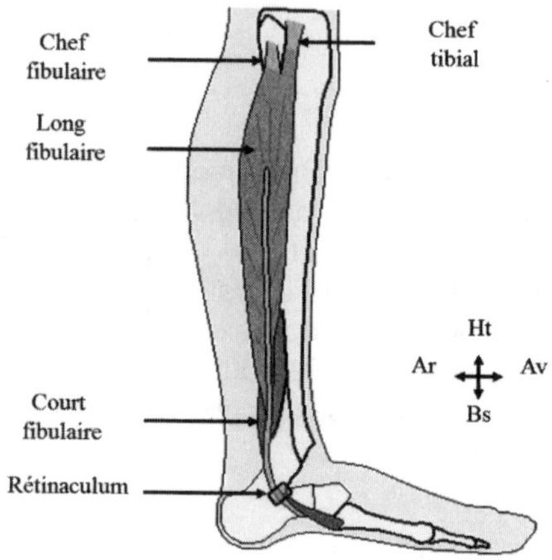

Figure 143 : Les muscles de la loge latérale de la jambe

Le long fibulaire joue un triple rôle. Il permet la flexion plantaire mais son action est faible en comparaison des muscles composant le triceps sural. Il génère une torsion latérale du pied (abduction ou éversion). Le rôle essentiel du long fibulaire est de contenir (voire accentuer) la concavité de la voûte plantaire.

Le court fibulaire

Le court fibulaire se positionne sous le muscle long fibulaire. C'est un muscle plat, en forme de losange plus effilé vers le haut. C'est un muscle penniforme. Il s'insère sur la moitié inférieure de la face latérale de la fibula. Le tendon terminal s'oriente dans la gouttière rétro-malléolaire puis s'infléchit vers l'avant pour passer sur la face latérale du calcanéum et se terminer à la base postérieure du cinquième métatarsien. Le court fibulaire est agoniste du long fibulaire, mais beaucoup moins puissant que ce dernier.

La loge antérieure de la jambe

La loge antérieure se positionne en avant de la membrane interosseuse. La loge antérieure de la jambe se compose de trois muscles : le long extenseur des orteils, le long extenseur de l'hallux et le tibial antérieur (Fig. 144).

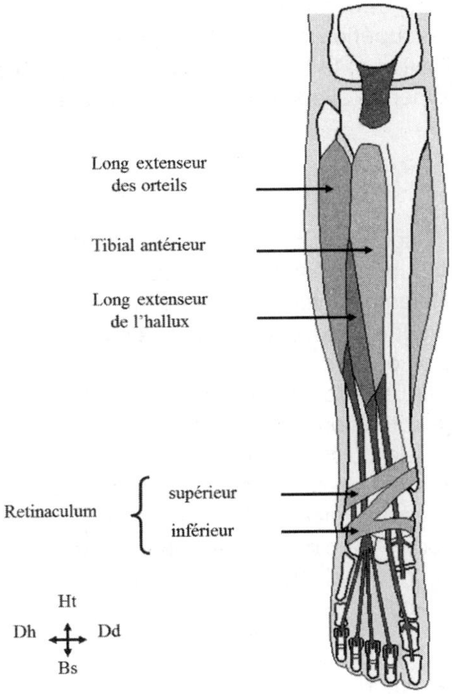

Figure 144 : Les muscles de la loge antérieure de la jambe

Le long extenseur des orteils

Le long extenseur des orteils est un muscle plat et allongé. C'est le muscle le plus latéral de la loge antérieure. Il est uni-penné. Il prend son origine sur la tubérosité latérale du tibia, sur le bord antérieur de la fibula (entre les insertions du tibial antérieur et du long fibulaire) et sur le ligament interosseux. Les fibres musculaires se fixent directement sur la structure osseuse. Le muscle descend verticalement pour se terminer par un long tendon qui apparaît à la partie moyenne de la jambe. Le tendon s'oriente sous le rétinaculum des muscles extenseurs pour se diviser ensuite en quatre tendons. Chacun des tendons transite sur la face dorsale des phalanges. Les tendons se scindent en trois faisceaux. Le faisceau médian se fixe sur la base supérieure et postérieure de la seconde phalange. Les deux expansions s'insèrent latéralement sur la base postérieure de la troisième phalange.

Le long extenseur des orteils permet, pour chaque orteil, l'extension de la première phalange. Il fléchit la deuxième et la troisième phalange car les tendons s'insèrent latéralement. Le long extenseur des orteils occasionne la flexion dorsale du pied.

Le long extenseur de l'hallux

Le long extenseur de l'hallux s'interpose entre le long extenseur des orteils et le tibial antérieur. C'est un muscle filiforme, plus charnu en haut et tendineux en bas. Il se fixe sur le quart moyen de la face médiale de la fibula et se prolonge sur le ligament interosseux adjacent. Le muscle descend verticalement et, à partir du tiers inférieur, le tendon terminal s'oriente obliquement sous le rétinaculum des muscles extenseurs. Le tendon se fixe sur la base postérieure et supérieure de la phalange distale. La contraction du muscle permet l'extension de l'hallux et la flexion dorsale du pied. Il permet accessoirement l'adduction du pied en synergie avec la contraction du tibial antérieur.

Le tibial antérieur

Le tibial antérieur est le muscle le plus volumineux et le plus médial de la loge antérieure. Il s'insère, à hauteur de la tubérosité tibiale antérieure, sur la moitié proximale de la face latérale du tibia et sur le ligament interosseux correspondant. Les fibres musculaires se fixent directement sur la surface osseuse. Charnu en sa portion supérieure, il devient plat et tendineux en sa portion inférieure. Le tendon s'oriente dans le dédoublement du rétinaculum et s'infléchit vers le bord médial en s'irradiant. Il émet alors des expansions sur la face médiale du premier cunéïforme et se termine sur la base du premier métatarsien. Il permet une flexion dorsale puissante du pied. Il génère une légère torsion du pied et favorise la convexité supérieure de la voûte plantaire. Une sollicitation importante du tibial antérieur peut produire une inflammation de la couche superficielle de l'os : c'est la périostite. La pratique sportive avec des pieds pronateurs (pieds plats ou valgus) favorise le risque inflammatoire (Murley et al., 2009). Le revêtement de la piste en athlétisme peut être aussi un facteur déclenchant.

La loge postérieure de la jambe

La loge postérieure de la jambe se positionne sous la fosse poplité. Elle correspond au mollet et s'organise sur deux plans. Le plan profond comprend trois muscles. Le long fléchisseur des orteils et le long fléchisseur de l'hallux permettent la flexion des orteils. Le tibial postérieur est adducteur et inverseur (rotateur interne ou varus) du pied. Les tendons de ces muscles s'orientent en arrière de la malléole médiale puis sous la plante du pied. Au niveau superficiel s'arrange le triceps sural : soit trois chefs composés du soléaire et des gastrocnémiens (les « jumeaux »). Biarticulaire, le groupe superficiel permet la flexion du genou et la flexion plantaire (ou extension du pied).

Le tibial postérieur

Le tibial postérieur se positionne entre le long fléchisseur (commun) des orteils et le long fléchisseur de l'hallux. Il est recouvert par le soléaire, en partie par les fléchisseurs commun et propre de l'hallux. Il est composé de fibres charnues s'insérant directement sur la surface osseuse. Il possède une double origine : tibiale et fibulaire. Il se fixe le long du bord latéral de la face postérieure du tibia, en dessous de la crête oblique du soléaire, latéralement à la crête verticale. Son insertion se prolonge sur le ligament interosseux et sur les deux tiers supérieurs la face médiale de la fibula. Le muscle s'oriente en bas et en dedans et se convertit à mi-hauteur en un tendon résistant qui descend en avant du muscle long fléchisseur des orteils, pour passer ensuite dans une gaine séreuse en arrière de la malléole médiale, enfin pour s'évaser en un faisceau tendineux à insertions multiples vers l'os naviculaire (en dedans) et les os cunéiformes (en dehors). Le tibial postérieur est principalement fléchisseur plantaire, il est légèrement rotateur médial, accessoirement adducteur. Il permet le maintien de la voûte plantaire.

Le long fléchisseur des orteils

C'est le muscle le plus médial de la région postérieure de la jambe (Fig. 145). Il s'insère médialement à la crête verticale du tibia en dessous de la crête du soléaire. Il recouvre en partie le muscle tibial postérieur du côté médial. Les fibres musculaires descendent verticalement et se terminent par un tendon qui s'oriente en arrière de la malléole médiale. Au niveau de la plante du pied, il se divise en quatre tendons terminaux qui se dirigent puis s'introduisent dans les coulisses fibreuses de la face inférieure de chacun des orteils. Il fléchit puissamment les deuxièmes et troisièmes phalanges et avec une moindre force les premières phalanges. Il permet accessoirement la flexion plantaire.

Le long fléchisseur de l'hallux

C'est le muscle le plus latéral de la région postérieure de la jambe. Il s'insère sur les deux tiers inférieurs de la face postérieure de la fibula (Fig. 145). Il recouvre en partie le muscle tibial postérieur du côté latéral. Le fuseau musculaire se dirige obliquement en bas et en dedans. C'est un muscle penniforme, résistant mais offrant un raccourcissement limité. Le tendon terminal croise obliquement la face postérieure du talus puis s'oriente horizontalement dans la gouttière de la face médiale du calcanéum pour se diriger sur la base de la face inférieure de la phalange distale de l'hallux. Le muscle fléchit principalement les phalanges de l'hallux ; il est accessoirement fléchisseur plantaire.

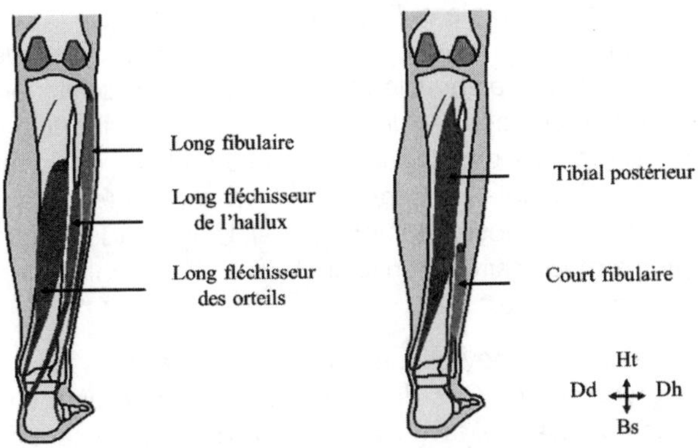

Figure 145 : Les muscles fléchisseurs plantaires

Le triceps sural

Le triceps sural est un muscle contribuant au maintien de la station debout tout comme la locomotion. Il est composé d'une structure musculaire profonde (le soléaire) et de deux corps musculaires symétriques et superficiels (les gastrocnémiens ou jumeaux). Les trois chefs se terminent par un tendon commun : le tendon calcanéen (Fig. 146).

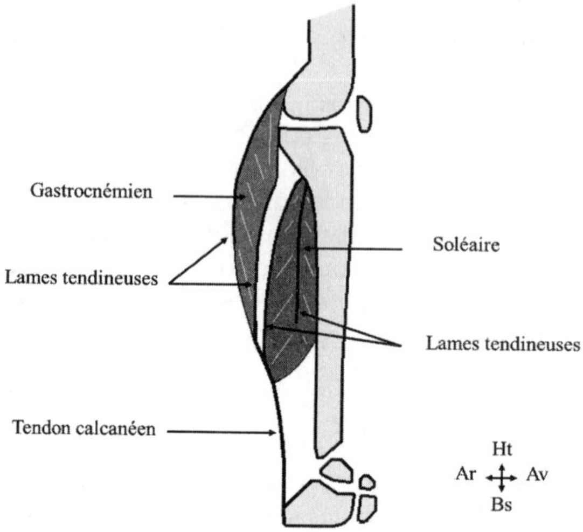

Figure 146 : Le triceps sural, vue sagittale

Le soléaire

Le soléaire se positionne sous les gastrocnémiens. C'est un muscle mono-articulaire. Il possède une double origine : tibiale et fibulaire. C'est un muscle épais, penniforme et donc puissant. La typologie du muscle soléaire est particulière car elle est constituée essentiellement, environ 80 %, de fibres lentes (type 1). Le taux peut monter à 90 % chez les coureurs de longues distances (Andersen et al., 2000; Dahmane et al., 2005). Le chef fibulaire se fixe sur la face postérieure de la tête fibulaire directement sur l'os par des fibres charnues. Le chef tibial s'insère sur la lèvre inférieure de la ligne oblique du tibia et se prolonge sur le tiers moyen du bord latéral. Une arcade fibreuse relie les deux chefs et quelques fibres musculaires réunissent l'extrémité fibulaire à la ligne oblique du tibia et à l'aponévrose du poplité.

Pour chaque chef, une lame aponévrotique principale et une lame aponévrotique secondaire descendent verticalement. Ces deux lames permettent de multiplier le nombre de fibres musculaires en parallèle, favorisant ainsi le développement de la force. Deux portions musculaires sont distinguables. Les fibres musculaires postérieures sont beaucoup plus nombreuses et forment l'essentiel de la masse musculaire. Ces fibres sont courtes et se dirigent obliquement en bas et en arrière vers l'aponévrose principale. Cette aponévrose, que l'on distingue sur la face postérieure du muscle, est large et mince à son origine. Elle devient étroite et épaisse en sa terminaison caudale, fusionnant avec le tendon terminal des gastrocnémiens pour former le tendon calcanéen. Le faisceau antérieur est moins volumineux. Les fibres musculaires sont plus parcimonieuses et se dirigent obliquement en bas et en avant. Elles s'insèrent directement de la lame secondaire à la structure osseuse.

Les gastrocnémiens

Les gastrocnémiens se composent de deux chefs similaires mais pas strictement identiques : les jumeaux caractérisent par éponymie leurs ressemblances. Ce sont des muscles fusiformes, unipennés, épais en leur partie moyenne. La typologie des muscles gastrocnémiens est différente de celle du soléaire. Les gastrocnémiens se composent essentiellement, environ 70 %, de fibres intermédiaires (Dahmane et al., 2005). Biarticulaires et disposés en parallèle, ils agissent sur les articulations du genou et de la cheville. Ils recouvrent le muscle soléaire.

Les chefs médial et latéral s'insèrent sur les crêtes supra-condyliennes au-dessus de chacun des condyles fémoraux. Ces origines s'effectuent par tendon plat et résistant. Dans l'épaisseur du tendon latéral s'incruste un os sésamoïde. À partir de chacun des tendons, les fibres charnues constituent deux corps musculaires allongés s'épaississant progressivement en leur partie moyenne. Le fuseau musculaire médial descend plus bas que le fuseau latéral. Les fibres musculaires s'orientent en bas et en avant. Plus longues que les fibres musculaires du soléaire, elles développent moins de force mais plus de vitesse. La face antérieure de chacun des corps charnus fait place au tendon terminal. Ce tendon demeure large à sa base, se rétrécit et s'épaissit en descendant. Les tendons fusionnent avec le muscle soléaire mais à des hauteurs différentes. Le faisceau musculaire médial est plus allongé avec un tendon plus court pour compenser la dissemblance. Malgré tout, la ligne de fusion tendineuse demeure oblique en bas et en dedans.

Le tendon calcanéen ou tendon « d'Achille »

Le tendon calcanéen est formé de la fusion des aponévroses tendineuses du muscle triceps sural. C'est le tendon le plus épais et donc le plus résistant. Il se rétrécit et s'épaissit progressivement de haut en bas pour se diriger verticalement vers la face postérieure du calcanéum (séparé de celle-ci par une bourse séreuse). Le tendon s'enroule sur la face postérieure concave du calcanéum. Par un effet de poulie, l'action musculaire est favorisée. Le tendon se termine sur la tubérosité du calcanéum.

Actions et renforcements du triceps sural

L'analyse de la marche montre que les gastrocnémiens se contractent principalement pour soulever le talon. L'étude de Hamner et al (2010) confirme que les gastrocnémiens et le soléaire sont les muscles contribuant le plus à la propulsion et à l'accélération du centre de masse vers l'avant. Pour la course, une attaque sur l'avant-pied favorise la restitution élastique par une action pliométrique du triceps sural. Cependant, les synergies d'action du soléaire (monoarticulaire) et des gastrocnémiens (biarticulaire) varient selon l'angulation du genou et de la cheville (Maganaris et al. 1998), car la mise en tension musculaire est dépendante du positionnement de chacune des articulations (Fig. 147). À partir de cette compréhension, des exercices variés et complémentaires de soulevé de terre, de squats, de détentes vont pouvoir être proposés pour mobiliser, de façon spécifique ou commune, les différents faisceaux musculaires.

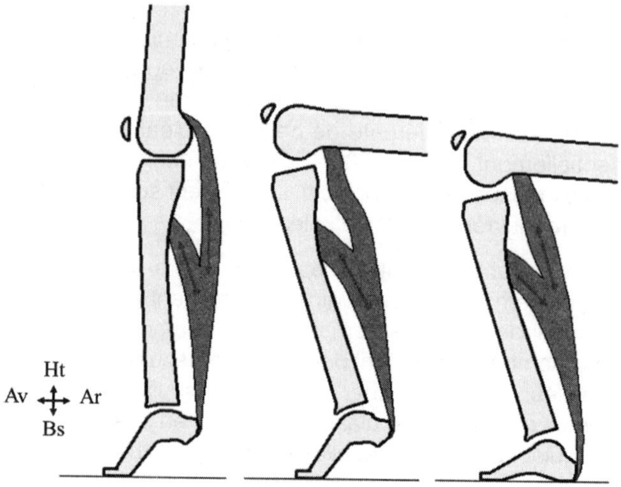

Figure 147 : Les synergies musculaires des gastrocnémiens et du soléaire.

Le split squat (ou squat bulgare) et un exercice de flexion en fente avant qui rappelle le rôle stabilisateur des muscles au niveau de la cheville. Tout exercice monopodal de flexion insiste sur cette composante proprioceptive (Andersen et al., 2014).

Enfin, l'étirement statique ou dynamique permet une amélioration significative de la dorsiflexion en réduisant la rétraction des muscles gastrocnémiens et le risque de blessures (Radford et al., 2006).

QUESTIONS 30

1. Le long fibulaire s'insère sur la fibula et le tibia.
2. Le tibial postérieur s'insère sur la fibula et le tibia.
3. Le tibial antérieur fait partie de la loge latérale.
4. Le gastrocnémien médial est plus puissant que le gastrocnémien latéral.
5. L'articulation tibio-fibulaire distale est de type arthrodie, pour permettre de légers glissements des structures osseuses.

Les articulations du pied

Les articulations du pied sont multiples ce qui génère une certaine complexité. Ces articulations concernent les os du tarse en rapport avec l'ensemble tibio-fibulaire d'une part, et les os du métatarse d'autre part. Les os du tarse et du métatarse forment une arche ou voûte plantaire. On peut distinguer le tarse postérieur qui se compose du talus en haut (astragale) et du calcanéum en bas. Le tarse antérieur s'organise avec le cuboïde sur le tiers latéral, le scaphoïde et les trois os cunéiformes sur les deux tiers médial. Le tarse postérieur supporte 75 % du poids du corps, le tarse antérieur 25 %.

La cheville est l'articulation (talo-crurale ou tibio-tarsienne) distale du membre inférieur. Elle joue un rôle essentiel dans le maintien de l'équilibre statique et dynamique. Elle est soumise à des contraintes très importantes notamment lors des activités sportives. Cette articulation doit donc être stable et robuste. À l'instar d'une articulation trochléenne, elle ne possède donc qu'un seul degré de liberté. Le talus (astragale) autorise des mouvements dans le plan sagittal (flexions plantaire et dorsale). Mécaniquement, le talus s'apparente à un tenon articulé dans une mortaise bi-malléolaire (Fig. 148).

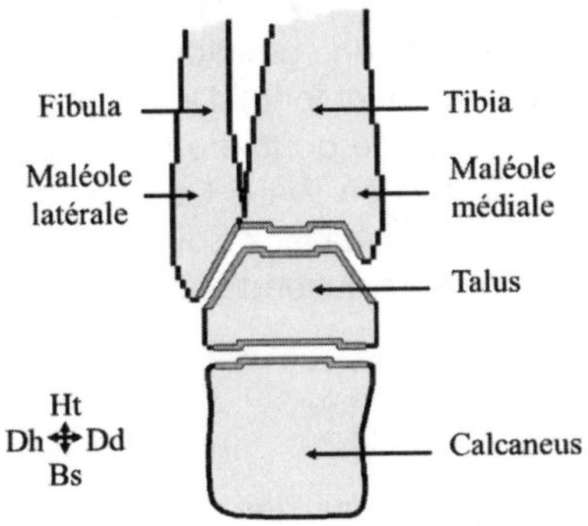

Figure 148 : L'articulation talo-crurale

Le talus s'appuie sur le calcanéum par une articulation relativement plane et ne consentant que des mouvements de faibles amplitudes. En effet, cette articulation doit supporter des forces de pression importante tout en concédant des mouvements fins pour la stabilité du pied.

Le talus : l'astragale

Le talus est un os court, cubique, assez plat, allongé d'avant en arrière. Il s'articule en haut, avec les os de la jambe, en bas avec le calcanéum, en avant, avec le scaphoïde. Il détermine le sommet de la voûte tarsienne. Le talus présente six faces. La face supérieure est recouverte d'une surface articulaire, en forme de poulie. La face inférieure s'articule avec le calcanéum grâce à deux surfaces articulaires. Une surface antéro-médiale convexe se distingue de la surface postéro-latérale concave. Une gouttière oblique sépare les surfaces. La face latérale (fibulaire) s'articule avec la malléole latérale par le jeu d'une facette articulaire, triangulaire, à base supérieure, concave de haut en bas. La face médiale (tibiale) présente de la même façon une facette articulaire en forme de virgule convexe au bord latéral. La face antérieure ou naviculaire est transversale et se caractérise par une surface articulaire convexe. La face postérieure est très étroite avec une gouttière en sa partie médiale pour la coulisse du tendon du long fléchisseur de l'hallux.

Le calcanéum

Le calcanéum repose directement sur la surface de contact au sol. Il se positionne directement sous le talus et constitue la partie postéro-inférieure du tarse. Il s'articule avec le cuboïde en avant. Le calcanéum est l'os tarsien le plus volumineux. Sa forme se présente comme un parallélépipède aplati, allongé selon l'axe sagittal, plus haut que large. Comme le talus, six faces sont caractéristiques. La face supérieure est concave dans sa partie postérieure, recouverte de cartilage en avant de la ligne moyenne pour s'articuler avec le talus. La partie antérieure dévoile deux facettes articulaires séparées par un canal oblique latéralement et en avant

La face inférieure est concave d'avant en arrière mais convexe transversalement. Le tiers postérieur de cette face constitue la tubérosité postérieure où le calcanéus est au contact avec le sol. Sur cette tubérosité, deux tubercules (latéral et médial) sont apparents. La face latérale est plane et présente une gouttière oblique en bas et en avant pour la coulisse des muscles fibulaires (court et long). De la même façon, la face médiale (en partie concave) montre une plus large gouttière (muscles fléchisseurs des orteils et le tibial postérieur) oblique en bas et en avant. La face antérieure supporte la surface articulaire en relation avec le cuboïde. La face postérieure forme la saillie du talon. Elle permet l'insertion, en son tiers moyen, du tendon calcanéen.

Le cuboïde

Le cuboïde se positionne entre le calcanéum (en arrière) et les deux derniers métatarsiens (en avant), du scaphoïde et du troisième cunéiforme (en dedans). De forme pyramidale, il présente six faces. La face supérieure (dorsale) est plane et rugueuse par l'insertion des ligaments et par le muscle pédieux. La face inférieure (plantaire) comme la face latérale présente un sillon pour le passage des tendons. La face postérieure est triangulaire et recouverte de cartilage. La face antérieure se compose de deux facettes en rapport avec le quatrième et cinquième métatarsien. La face médiale est plus large, recouverte d'une facette s'articulant avec le troisième cunéiforme.

Les cunéiformes

Les os cunéiformes sont au nombre de trois. Le cunéiforme le plus médial est aussi dénommé premier cunéiforme, l'intermédiaire deuxième et le plus latéral troisième cunéiforme. Ils sont bordés par le naviculaire (en arrière), le cuboïde (latéralement) et les quatre premiers métatarsiens (en avant). Le cunéiforme médial caractérise le bord médial du pied, entre le naviculaire et le premier métatarsien. La face inférieure est rugueuse, avec une saillie pour l'insertion du tibial postérieur. Le cunéiforme intermédiaire est le plus petit des cunéiformes. Très enclavé, c'est le cunéiforme le moins mobile. Le cunéiforme latéral subit de fortes contraintes car ceinturé par l'ensemble des structures *oss*euses de la voûte plantaire du pied.

Le naviculaire

L'os naviculaire (ou scaphoïde) est situé sur le côté médial du tarse, entre le talus en arrière et les os cunéiformes à l'avant. Il est de forme aplatie (dans l'axe antéro-postérieur), convexe en avant et concave en arrière. La face antérieure présente trois facettes triangulaires, correspondant à chacune des articulations des trois os cunéiformes. La face médiale présente une tubérosité où s'insère le tibial postérieur.

Les os du pied

Le pied se compose d'une première rangée de cinq structures osseuses, les métatarsiens. Les métatarsiens forment le segment antérieur de la voûte plantaire. Le métatarsien est un os long (nommé de 1 à 5 dans le sens médiolatéral), dont la base s'articule en haut et en arrière avec le tarse et d'une tête positionnée en bas et en avant au contact de la phalange proximale. Les orteils, ou doigts de pied, déterminent l'extrémité distale du membre inférieur.

Les ligaments

Nous n'étudierons pas de façon exhaustive l'ensemble des ligaments de la cheville et du pied. Nous citerons simplement les plus importants : le ligament collatéral latéral et le ligament collatéral médial.

Le ligament collatéral latéral

Le ligament collatéral latéral se positionne sur l'extrémité de la malléole latérale et se divise en trois faisceaux (Fig. 149). Le talo-fibulaire postérieur (TFP), le calcanéofibulaire (ou CF) et le talo-fibulaire antérieur (TFA) sont aussi désignés comme faisceaux collatéraux postérieur, moyen et antérieur. Le TFP joue un rôle secondaire dans la stabilisation de la cheville. Le TFA est très souvent atteint lors d'une entorse latérale.

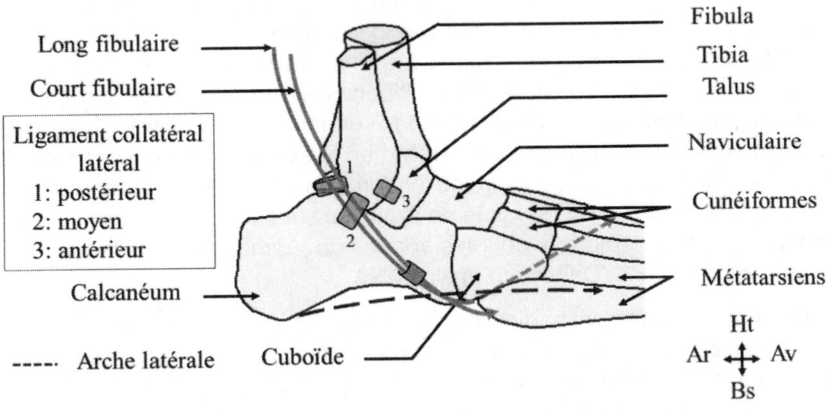

Figure 149 : Le ligament collatéral latéral et les tendons de la cheville : vue latérale

Le ligament collatéral médial

Le ligament collatéral médial se positionne sur l'extrémité de la malléole interne et se divise en trois faisceaux : le tibio-talaire postérieur, le deltoïde et le tibio-talaire antérieur (Fig. 150). La lésion du ligament collatéral médial est beaucoup moins fréquente.

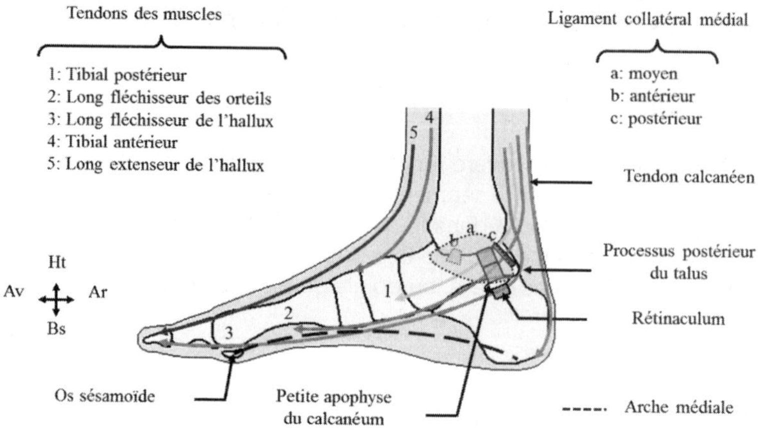

Figure 150 : Le ligament collatéral médial et les tendons de la cheville : vue médiale

Les TMS au niveau de la cheville

Les TMS au niveau de la cheville concernent principalement le tendon calcanéen et les ligaments collatéraux.

Les tendinites achilléenne sont généralement générées par un surentraînement et par une irritation de la gaine du tendon (ténosynovite) ou une inflammation de la bourse séreuse (bursite). La tendinite peut aussi survenir quand le tendon frotte sur le contrefort arrière des chaussures. La rupture aiguë résulte d'une tension soudaine et trop forte supportée par le tendon. Les exercices de détentes (multibonds) et de renforcements pliométriques en contrebas (depth jump) sont propices à des surtensions musculaires et tendineuses nocives à l'intégrité structurelle. Des recherches en Suède et au Danemark montrent une augmentation significative de la rupture du tendon calcanéen depuis dix ans : l'article de Egger & Berkowitz (2017) fait une revue de synthèse sur ce propos. Les accidents sont significativement plus nombreux pour les sportifs du « dimanche » et les sportifs âgés de plus de cinquante ans (Ganestam et al., 2016).

Les ligaments collatéraux sont particulièrement propices à des « entorses », c'est-à-dire à un traumatisme entraînant des lésions ligamentaires (ecchymose, rupture plus ou moins partielle) et capsulaires lors de mouvements de torsion exagérés. Ces lésions ligamentaires génèrent souvent une instabilité récurrente. Les entorses talo-crurales sont les plus fréquentes. La lésion s'effectue généralement en varus ou inversion, moins souvent en valgus ou éversion. Un article de synthèse résume et explique les facteurs de risques sur les ligaments de la cheville (Fong at al., 2009).

L'entorse latérale est très commune lors des activités sportives (soit 15 à 20 % des accidents selon Junge et al., 2009). Le football (de Paiva Luciano & Lara, 2012) et le basket-ball sont les sports les plus concernés : la blessure se produit par une inversion excessive du pied (Chinn et Hertel, 2010). Des tests de proprioception, d'équilibre, de force et d'amplitude permettent de déterminer le cycle de reprise de l'entraînement (Gabbe et al., 2004). En amont, le SEBT (Star Excursion Balance Test) est un examen fonctionnel d'équilibre dynamique permettant de détecter l'instabilité au niveau de la cheville, mais aussi au niveau de la hanche et du genou car le membre inférieur est en triple flexion (Gribbe & Hertel, 2003; Olmsted et al., 2002). Rapide à mettre en place, le SEBT apparaît comme un détecteur pertinent pour la prévention des blessures chez le footballeur. La prophylaxie chez les basketteurs, par des exercices de renforcement et de proprioception réduit fortement les risques d'entorses (Taylor et al., 2015). Aux risques de blessures inhérents à certaines pratiques, il apparaît donc essentiel d'intégrer la prévention à la préparation physique du sportif (Walls et al., 2016).

Le pied comme capteur sensoriel

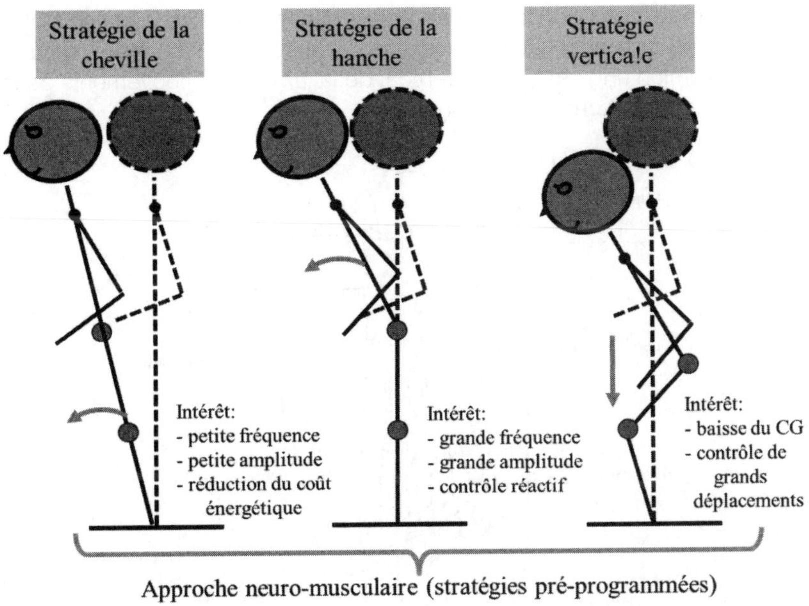

Figure 151 : Les stratégies d'équilibration du membre inférieur

Outre ses caractéristiques mécaniques, le pied doit être considéré comme un système multi-sensoriel générateur d'informations somesthésiques essentielles à la coordination posturo-cinétique c'est-à-dire à l'équilibre dynamique du sujet en action. En effet, la coordination posturo-cinétique découle des capacités neuromusculaires à s'adapter continuellement et instantanément aux contraintes internes et externes. La synergie du rôle proprioceptif et régulateur des muscles soléaire, gastrocnémiens et tibial antérieur est établie pour le maintien de la station debout (di Glio et al., 2009). Les études sur la motricité témoignent de l'importante du mode de contrôle sur la régulation de la mobilité distale (et donc de l'articulation de la cheville) en rapport à la stabilité proximale. Sommairement, selon McCollum & Leen (1989), la stratégie de la cheville est adoptée préférentiellement pour réguler la station droite, c'est-à-dire pour compenser des perturbations à basse fréquence (en dessous de 0,2 Hz – Nashner et al., 1989) ou de faible amplitude (en dessous de 20°). En revanche, la stratégie de hanche est utilisée pour réagir à des perturbations à plus haute fréquence (jusqu'à 2,5 Hz) et de plus grande amplitude. La stratégie verticale s'accorde pour des perturbations de grandes amplitudes comme lors du mouvement volontaire (Fig. 151). Cependant, les stratégies sont évolutives et l'existence de stratégies dites mixtes est à souligner.

Le pied comme arche élastique

La biomécanique de la cheville et du pied est une structure complexe constituée de plus de 20 articulations. Trois articulations principales peuvent être retenues : l'articulation sous-talienne entre le talus et le calcanéum, l'articulation de Chopart ou articulation transverse du tarse, et l'articulation tarso-métatarsienne ou articulation de Lisfranc (Kelikian, 2011). Ces articulations permettent des mouvements dans tous les plans de l'espace grâce à une organisation tri-axiale dont les axes de rotation convergent vers le talus. Ainsi, les muscles, dont les tendons passent en avant de l'axe bi-malléolaire, sont fléchisseurs du pied sur la jambe, ceux qui passent en arrière sont extenseurs (ou flexion plantaire). L'axe antéro-postérieur (dans l'axe du deuxième métatarsien) détermine les mouvements d'inversion et éversion (Fig. 152), l'axe vertical de la jambe les mouvements de rotation interne (adduction) et externe (abduction).

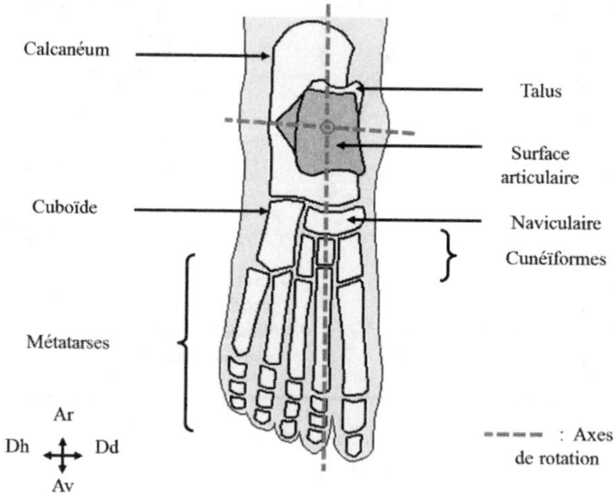

Figure 152 : Les axes de rotations de la cheville

Selon Kapandji (2011), le pied s'apparente architecturalement à une voûte constituée de trois arches tendues entre trois points d'appui (extrémité du premier et cinquième métatarsien et tubérosités postérieures du calcanéum). Les contraintes se répartissent sur ces trois points d'appuis : 35 % en antéro-interne, 15 % en antéro-externe et 50 %

en postérieur. L'arche médiale a pour « clé de voûte » le naviculaire et l'arche latérale la grande apophyse du calcanéum (Fig. 149 et Fig. 150). L'arche antérieure s'écrase lors de l'appui au sol (Fig. 153).

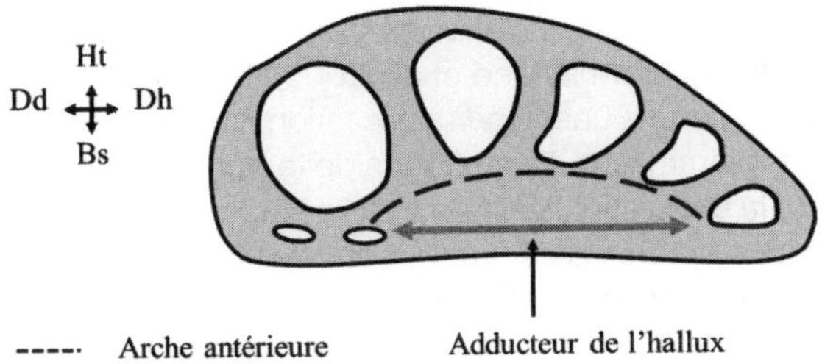

Figure 153 : L'arche antérieure du pied

Les arches agissent comme une lame de ressort par compression-détente en absorbant les forces (de pression, torsion et cisaillement) comme un amortisseur et par restitution d'énergie en propulsant le pied (impulsion) grâce aux structures musculaires intrinsèques. Une action couplée des structures musculaires extrinsèques (les muscles extenseurs) contribuent à l'accélération des segments. Lors de la course, ces actions en phase d'appui s'effectuent grâce à trois pivots au niveau du talon, de la cheville et de l'avant pied (Perry, 2010). L'étude biomécanique de la marche et de la course fait l'objet de très nombreuses études ; Leboeuf et al. (2006) font une analyse synthétique et précise des données scientifiques de référence.

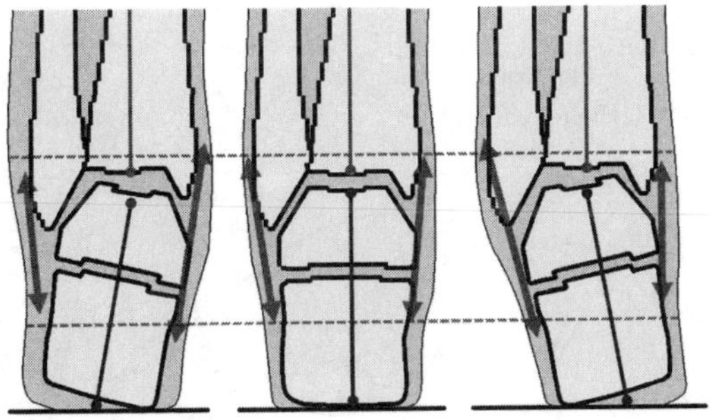

Figure 154 : Le valgus et le varus du pied, vue frontale postérieure

La stabilité de la cheville d'un point de vue stato-dynamique est assurée chronologiquement par trois éléments : le squelette, les ligaments et les muscles. Ainsi, la stabilisation transversale de la cheville s'effectue par la pince osseuse tibio-fibulaire, les ligaments collatéraux et les muscles fibulaires. Le déficit d'un des éléments génère un déséquilibre favorable aux lésions mécaniques (concomitant à une éventuelle dysfonction sus-jacente du genou, du bassin ou du rachis). Ainsi en position debout, un pied en valgus présente des structures musculo-tendineuses raccourcies du côté latéral et des structures étirées du côté médial. Inversement en varus, les structures musculo-tendineuses sont étirées du côté latéral et raccourcies du côté médial (Fig. 154).

L'absence de voûte se caractérise par un pied plat (valgus ou pronation). L'axe subtalaire est plus horizontal, le pied a plus de mobilité. Des analyses suggèrent que le port de chaussure trop précoce chez l'enfant favorise l'apparition d'un pied plat. De même, une surcharge pondérale chez l'enfant fait varier les forces de pression sur la voûte plantaire (Dowling et al., 2001) et profère des variations structurelles en favorisant le pied plat chez les pré-adolescents (Riddiford-Harland et al., 2000). Le pied plat (valgus ou pronation : 40 % de la population) génère une hyper-sollicitation du tibial antérieur avec des risques de périostite voire d'inflammation des tendons de la patte d'oie. Le pied creux (varus ou supination : 15 % de la population) limite la mobilité du pied (axe subtalaire plus oblique), et présente un risque d'entorse plus grand. L'empreinte au sol caractérise le pied droit, le varus ou le valgus (Fig. 155).

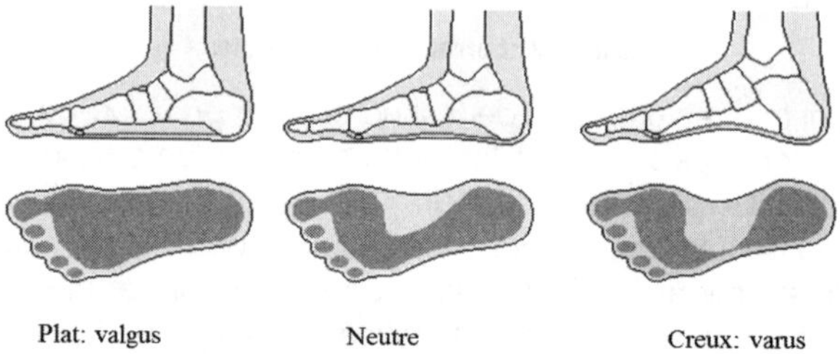

Figure 155 : Le pied plat (valgus), neutre et creux (varus)

Une dorsiflexion limitée favorise aussi les risques d'entorse durant la course (Drewes et al., 2009) ou le saut (Malliaras et al., 2006).

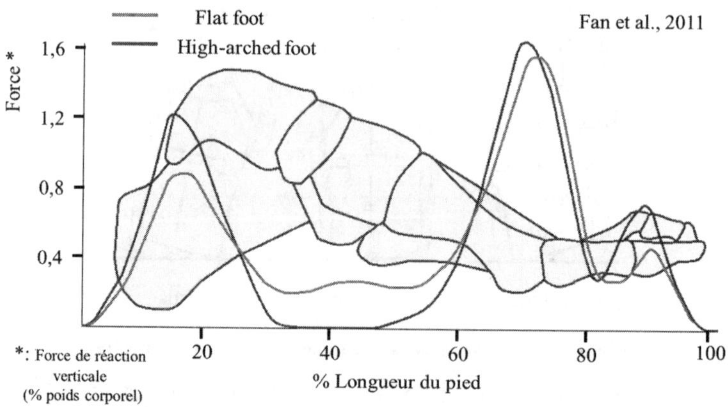

Figure 156 : Les forces de pression durant la marche

Les analyses des incidences mécaniques et fonctionnelles de la morphologie plantaire sur la marche n'ont jamais cessé. Pour un pied en varus, la force de pression exercée présente un pic plus élevé pour la phase d'amortissement comme pour la phase propulsion (Fig. 156 : Fan et al., 2011). Les conséquences sur les aptitudes physiques sont controversées. Des recherches signalent que les pieds plats influencent la vitesse, l'endurance ou l'équilibre des sujets (Esterman & Pilotto, 2005). Les pieds creux défavorisent la vitesse et les aptitudes au sprint (Nattiv, 2000). Cependant, les tests de sauts ou d'équilibration sur plateforme de force ne montrent pas de différence significatives des performances entre les adolescents ayant des pieds plats ou droits (Tudor et al., 2009).

Depuis quelques années, la course pieds nus ou avec des chaussures minimalistes (Barefoot Running) fait l'objet d'un large débat. Il apparaît que les coureurs changent spontanément leur attaque de pied en fonction du type de semelles adoptées (Hamill et al., 2011). Mais ce questionnement pourrait aussi s'élargir au niveau culturel. À la prime enfance, les petits français gambadent « très tôt » avec des chaussures maintenant la cheville, les enfants suédois ou allemands courent « très tard » avec des chaussons pour renforcer favorablement le pied. Pour les coureurs, le fait d'adopter des chaussures minimalistes ou maximalistes influence le positionnement du pied et de la jambe lors de la foulée (Sinclair et al., 2014) et le risque de blessures (Gallo et al., 2012). Les coureurs minimalistes favorisent la phase d'amortissement avec une attaque sur l'avant-pied : la force d'impact est alors trois fois inférieure à celle des coureurs maximalistes qui attaquent de façon préférentielle avec l'arrière-pied (Squadrone & Gallozzi, 2009 ; Lieberman et al., 2010). Pour restituer l'énergie élastique garantie par des surfaces en résine ou élastomère, la force de stabilisation de la cheville doit être plus grande tel un ressort plus dur. Un entraînement d'extension plantaire en équilibre stable et/ou instable permet de renforcer spécifiquement la cheville (calf raise exercise).

QUESTIONS 31

1. Le talus s'articule avec le scaphoïde ou os naviculaire.
2. Les trois os cuboïdes sont situés en avant de l'os naviculaire.
3. Le tarse est constitué de sept structures osseuses.
4. Le varus est un pied creux, il est pronateur.
5. La flexion plantaire consiste à monter sur les pointes de pieds : c'est une extension.

QUESTIONS

Questions à développer

1. Décrivez la vertèbre type.

2. Caractérisez les muscles rotateurs de l'épaule : faire un schéma.

3. Décrivez le muscle trapèze.

QCM

Indiquer la ou les affirmations correctes (mettre une croix ☒).

1.

❏ La clavicule présente une double courbure.

❏ La clavicule tourne autour de son axe longitudinal, pour permettre une circumduction.

❏ La disjonction claviculaire se localise très souvent au niveau distal

2.

❏ Une stimulation efférente est proximo-distale.

❏ La flexion plantaire est une ouverture de l'angle ; la flexion de l'avant-bras une fermeture.

❏ L'axe transverse permet les mouvements d'antépulsion et de flexion.

3.

❏ Les travées osseuses sont orientées selon les forces externes de contraintes

❏ L'articulation par emboîtement réciproque permet des déplacements articulaires en 2D.

❏ L'articulation la plus mobile est une énarthrose

4.

❏ L'antéversion se réalise autour de l'axe sagittal comme la flexion.

❏ Ce qui est transverse n'est pas horizontal.

❏ En position de Poirier, la paume de la main se trouve en pronation.

5.

- ❑ L'IRM permet de mieux révéler le cal fibreux des fractures.
- ❑ L'Imagerie par Résonance Magnétique (IRM) est une technique non irradiante.
- ❑ L'effet doppler permet la visualisation des liquides en mouvement.

6.

- ❑ Seule la diaphyse possède des ostéons.
- ❑ Ce qui est ipsilatéral est du même côté, ce qui est distal n'est pas proximal.
- ❑ Pour permettre le mouvement la synoviale présente parfois un repli et un frein

7.

- ❑ Les articulations semi-mobiles sont de type tendineuses.
- ❑ La trochlée permet beaucoup de stabilité et une grande amplitude de mouvement.
- ❑ L'arthrodie n'est pas une diarthrose car elle est peu mobile.

8.

- ❑ Une articulation présentant un ménisque est plus stable que toute autre articulation sans ménisque.
- ❑ Les forces centripétes ont tendance à luxer l'articulation.
- ❑ Le muscle est un « transformateur » énergétique.

9.

- ❑ L'articulation acromio-claviculaire est une diarthrose mais ne présente pas de ménisque.
- ❑ L'acromiale n'est pas mobile, c'est l'articulation sternale qui permet l'élévation de la clavicule.
- ❑ La poche synoviale de l'articulation acromio-claviculaire est décollée de la capsule.

10.

- ❑ Le serratus permet l'abduction de la scapula.
- ❑ Le faisceau acromial du deltoïde est penniforme, il est abducteur du bras, agoniste du supra-épineux.
- ❑ Angulaire et rhomboïde s'insèrent sur les épines dorsales des vertèbres cervicales et dorsales.

11.

- ❑ Les muscles rotateurs latéraux de l'épaule sont plus nombreux : ils ont une action plus puissante.
- ❑ Le grand pectoral est rotateur médial et abducteur du bras.
- ❑ Teres majeur et grand dorsal sont rotateurs internes, teres mineur et sous épineux sont rotateurs latéraux.

12.

- ❑ Court biceps et petit pectoral s'insèrent à l'extrémité de la coracoïde.
- ❑ Les tubercules supra et infra-glénoïdiens sont extra-capsulaires.
- ❑ La frange synoviale fragilise le bourrelet.

13.

- ❑ Les ligaments sterno-claviculaires sont inférieur, antérieur et supérieur.
- ❑ L'articulation sterno-costo-claviculaire présente un angle en saillie à 30°.
- ❑ Trois ligaments maintiennent la clavicule dans son tiers médial.

14.

- ❑ Le trapèze possède 3 faisceaux : antérieur moyen et postérieur.
- ❑ Le trapèze supérieur élève la scapula à l'inverse du faisceau inférieur qui l'abaisse.
- ❑ Le trapèze a une origine claviculaire.

15.

- ❑ Le faisceau claviculaire du deltoïde est rotateur médial et antagoniste du faisceau spinal rotateur latéral.
- ❑ Le deltoïde forme le moignon de l'épaule ; le faisceau acromial est le plus puissant des 3 faisceaux.
- ❑ Le deltoïde est penniforme : c'est pourquoi les trois chefs sont puissants.

16.

- ❑ Le deltoïde et le subépineux permettent l'abduction du bras.
- ❑ Le muscle supra-épineux appartient au groupe antérieur des muscles de la ceinture scapulaire.
- ❑ La bourse sous deltoïdienne recouvre le supra-épineux

17.

- ❑ Le serratus et le rhomboïde s'insèrent le long du bord médial de la scapula.
- ❑ Le serratus est un muscle expirateur actif.
- ❑ Le serratus n'est pas un muscle élévateur de la scapula.

18.

- ❑ Les muscles rotateurs latéraux de l'épaule sont moins nombreux : ils ont une action moins puissante que les rotateurs médiaux.
- ❑ Les fibres de Rouvière renforcent l'articulation gléno-humérale en avant et en haut.
- ❑ Le biceps brachial est biarticulaire par sa portion longue portion, monoarticulaire par sa courte portion

19.

- ❑ Les surfaces cartilagineuses concaves sont moins épaisses au centre.
- ❑ La rotation d'une articulation trochoïde se fait autour d'un axe transverse.
- ❑ La diaphyse est la partie centrale, l'épiphyse l'extrémité de l'os.

20.

- ❑ Les muscle teres majeur et mineur s'insèrent le long du bord médial de la face antérieure de la scapula.
- ❑ Le grand dorsal passe en avant du teres majeur après une torsion des fibres musculaires.
- ❑ Le muscle teres majeur est rotateur latéral et le teres mineur rotateur médial.

21.

- ❑ La face postérieure de la scapula est concave et présente deux fosses épineuses.
- ❑ La coracoïde regarde en bas en avant et en dedans.
- ❑ Les muscles coracoïdiens sont au nombre de 3 : court-biceps, coraco-huméral et petit pectoral.

22.

- ❑ Le grand pectoral présente une torsion, il est pronateur car il génère ainsi une rotation.
- ❑ Le biceps brachial est biarticulaire car il a 2 faisceaux : la courte et longue portion.
- ❑ Le biceps est fléchisseur, supinateur et coaptateur.

23.

- ❑ La frange synoviale renforce le ménisque.
- ❑ Les cellules épithéliales sécrétent le liquide synovial.
- ❑ Pour permettre le mouvement la synoviale présente parfois un repli et un frein.

24.

- ❏ Les ligaments gléno-huméraux sont antérieur, supérieur et postérieur.
- ❏ Le muscle élévateur de la scapula occupe l'angle médial de la scapula.
- ❏ La scapula fait des mouvements de sonnette latérale et de sonnette médiale.

25.

- ❏ Le ligament costo-claviculaire est extra-capsulaire.
- ❏ Trapézoïde et conoïde sont des tendons qui fixent la clavicule.
- ❏ Le tendon du court-biceps est coracoïdien, celui du long-biceps est supra-glénoïdien.

26.

- ❏ Le muscle supra-épineux fait partie de la coiffe des rotateurs.
- ❏ Il existe cinq ligaments coracoïdiens.
- ❏ Le muscle teres mineur est rotateur médial, antagoniste du teres majeur.

27.

- ❏ La longue portion du triceps s'interpose en arrière du teres mineur et en avant du teres majeur.
- ❏ Pour l'abduction la contraction du deltoïde et supra-épineux est excentrique à partir de 90°.
- ❏ Les muscles rhomboïdes fixent la scapula. Ils sont agonistes du muscle trapèze moyen.

28.

- ❏ Le grand dorsal s'insère entre le grand pectoral et le serratus.
- ❏ Les faisceaux supérieurs du trapèze et du grand pectoral sont tout deux claviculaires.
- ❏ Le ligament coraco-glénoïdien possède une échancrure laissant passer la longue portion du biceps.

29.

- ❏ Les fibres musculaires du carré pronateur sont verticales.
- ❏ La rotation latérale du bras génère une adduction de la scapula.
- ❏ Le rond pronateur (pronateur teres) est constitué de deux chefs.

30.

- ❑ Le V deltoïdien se trouve au regard du coraco-brachial.
- ❑ Le brachio-radial est un muscle supinateur.
- ❑ Les fibres du tendon costo-claviculaires sont extracapsulaires.

31.

- ❑ Sur l'épicondyle médial se fixent les muscles extenseurs du carpe.
- ❑ Le tennis-elbow est une inflammation des tendons de l'épicondyle médial.
- ❑ La face postérieure de l'olécrane caractérise la pointe du coude.

32.

- ❑ La contraction excentrique ne permet pas le renforcement musculaire.
- ❑ Le pied d'appel est généralement controlatéral au membre supérieur dominant.
- ❑ La synarthrose est une articulation semi-mobile.

33.

- ❑ L'anconé joue le rôle de ligament actif, en interne il limite le golf elbow.
- ❑ Le principal muscle fléchisseur est le brachial. Le biceps est supinateur.
- ❑ Les co-activations triceps biceps peuvent nuire au mouvement

34.

- ❑ Les os du carpe sont plus nombreux que les os du tarse.
- ❑ L'éminence thénar se compose de trois muscles.
- ❑ Huit structures osseuses composent les os du carpe.

35.

- ❑ Bien que ronde, l'extrémité distale de l'ulna demeure fixe durant la prono-supination.
- ❑ La styloïde radiale descend plus bas que la styloïde ulnaire.
- ❑ Le radius comporte deux facettes carpiennes et, latéralement une incisure ulnaire.

36.

- ❑ Les extenseurs du 1 et le long abducteur du 1 ont un trajet vertical, ils croisent les extenseurs radial du carpe obliques.
- ❑ L'extenseur commun des doigts se ramifie pour chacun des quatre doigts en trois tendons
- ❑ Les lombricaux émanent des fléchisseurs profonds des doigts et se terminent sur les tendons extenseurs.

37.

- ❏ Le rachis se compose au niveau supérieur de 8 vertèbres cervicales et de 12 thoraciques.
- ❏ Les vertèbres dorsales supportent les côtes.
- ❏ Synostose, lordose et cyphose sont des déviations du rachis.

38.

- ❏ Les lordoses apparaissent avec la maturation ; ces courbures sont dites secondaires.
- ❏ Le corps vertébral s'appelle spondyle.
- ❏ Distal s'oppose à proximal, caudal s'oppose à médial.

39.

- ❏ La loi d'Hueter-Volkmann révèle l'impact des charges d'entraînement sur le rachis.
- ❏ Le nucleus pulposus migre ; il se déplace sous le contrôle de l'annulus qui le maintient.
- ❏ En position de référence L5 est fortement inclinée, la contrainte de torsion est grande.

40.

- ❏ Il existe deux ligaments vertébraux communs : l'antérieur et le postérieur.
- ❏ Le serratus postérieur fixe la scapula au rachis, il est agoniste des muscles rhomboïdes.
- ❏ Les muscles spinaux haubanent l'axe vertébral de façon active.

41.

- ❏ Le serratus est un muscle inspirateur.
- ❏ Lors de l'inspiration, le diaphragme se contracte et s'abaisse.
- ❏ Le transverse contribue à l'expiration forcée.

42.

- ❏ Le grand psoas s'insère uniquement sur les vertèbres lombaires.
- ❏ L'ilio-psoas est mono articulaire.
- ❏ Le petit psoas est un muscle inconstant.

43.

- ❏ La symphyse pubienne est une amphiarthrose.
- ❏ La pente sacrée régulière est de 40°.
- ❏ Les os coxaux, le sacrum et le coccyx sont articulés entre eux par cinq jointures.

44.

- ❑ Le ligament rond de la tête fémorale est puissant, il est intracapsulaire.
- ❑ On décompte deux ligaments fémoraux.
- ❑ Les ligaments extrinsèques sacro-iliaques ventral et dorsal renforcent la capsule.

45.

- ❑ Le col fémoral s'oriente obliquement et forme avec la diaphyse un angle de 160°
- ❑ L'extrémité de la ligne âpre présente trois branches.
- ❑ Le vaste intermédiaire occupe le tiers supérieur de la face antérieure du fémur.

46.

- ❑ L'angle Q génère un varus et une asymétrie des contraintes sur le genou.
- ❑ Le Ligament Croisé Antérieur est plus vertical, le LCP est plus horizontal.
- ❑ Le ligament collatéral médial est extra-capsulaire.

47.

- ❑ Le demi-tendineux présentre trois terminaisons tendineuses : direct, réfléchi, récurrent
- ❑ La loge médiale est occupée par quatre muscles. Ils sont adducteurs.
- ❑ Le grand adducteur présente un hiatus.

48.

- ❑ Les ménisques du genou sont fixes : ainsi, ils assurent mieux la stabilité.
- ❑ Le ménisque latéral du genou est « fermé », le médial est « ouvert ».
- ❑ Le rayon de courbure du condyle fémoral est régulier : cela permet une meilleure congruence avec le plateau tibial.

49.

- ❑ La patella est dénuée de cartillage
- ❑ La patella est un os sésamoïde.
- ❑ Le ligament ménisco patellaire n'est pas vertical.

50.

- ❑ Le demi-membraneux est penniforme : il s'étire difficilement.
- ❑ Les muscles de la patte d'oie sont biarticulaires.
- ❑ Le droit antérieur recouvre le vaste intermédiaire, il devient superficiel en sa moitié distale.

51.

- ❑ Le biceps fémoral s'insère sur la styloïde fibulaire.
- ❑ Les ischios sont fléchisseurs de la jambe, rétroverseurs du bassin.
- ❑ Lors de la flexion en squat les ischios contrôlent le genou par une contraction excentrique.

52.

- ❑ Le tibial postérieur génère souvent des inflammations du périoste.
- ❑ La maléole fibulaire descend plus bas que la maléole tibiale.
- ❑ Le long extenseur des orteils permet une flexion dorsale du pied.

53.

- ❑ La voûte plantaire se compose en fait de trois arches.
- ❑ Le talus et du calcanéum forment les structures osseuses postérieures du carpe.
- ❑ Le pied plat n'est pas « supinateur » car il présente un valgus.

54.

- ❑ Pour un travail isométrique de l'avant-bras il est préférable de maintenir à 30° de flexion : les contraintes sont plus grandes et le transfert est meilleur.
- ❑ L'efficacité du long triceps est améliorée quand l'épaule se trouve en antépulsion.
- ❑ Le biceps est le principal fléchisseur du bras.

55.

- ❑ Le moyen fessier joue le rôle de bras de levier dynamique ; en rapport avec l'inclinaison du col fémoral.
- ❑ En dynamique, l'action de la longue portion du biceps fémoral demeure plus intense de 60° à 90° de flexion.
- ❑ Les ischios sont plus puissants car, pour le quadriceps, seul le droit antérieur est biarticulaire.

RÉPONSES AUX QUESTIONS

Réponses aux questions des chapitres

1

1. Oui. Il permet d'observer les flux sanguins et le vérifier du bon fonctionnement des valves.
2. Non. Les rayons x sont des ondes de courtes fréquences. Les tissus denses absorbent les rayons et apparaissent clairement sur le négatif.
3. Oui. Il consiste à injecter un marqueur légèrement radioactif (isotope) dans le corps pour visualiser les tumeurs qui, à cause de leur petite taille, ne sont pas toujours visibles aux examens radiologiques classiques. L'iode est le produit le plus utilisé. Le baryum permet l'analyse du tube digestif.
4. Oui. L'IRM utilise les propriétés des champs magnétiques grâce à des électro-aimants supraconducteurs (une bobine refroidie et entourée d'azote liquide : – 260°).
5. Non, car avec un produit de contraste il est possible de visualiser les vaisseaux sanguins : c'est l'angiographie.

2

1. Oui. Distal c'est-à-dire vers les extrémités, proximal vers les centres nerveux. Latéral signifie externe et médial interne.
2. Non. Autour d'un axe se définie une infinité de plans. Par contre, il se définit deux plans de référence.
3. Non. Le segment s'écarte de l'axe médian du corps : c'est une ouverture
4. Non. Cela dépend du segment considéré. La circumduction de la tête se fait autour de l'axe vertical.
5. Oui. Appelé aussi axe transverse (ou X par convention), c'est l'axe perpendiculaire au plan sagittal.

3

1. Non. La réduction détermine le réalignement des fragments osseux déplacés lors du traumatisme.
2. Oui. La répétition des réceptions au sol (force de compression) pourrait limiter la croissance des gymnastes, mais il faut relativiser l'affirmation (d'où le conditionnel !)
3. Non. Cela signifie que le segment distal est fixe.
4. Non. Les ostéons se retrouvent aussi au niveau de la structure trabéculaire (dans les épiphyses). Très courts, ils s'orientent et forment des travées osseuses pour résister aux contraintes mécaniques.
5. Oui. Résorption et formation constituent le remodelage osseux. La résorption s'effectue par dissolution de la structure minérale puis par dégradation de la matrice organique.

4

1. Oui. Le liquide synovial autorise un meilleur glissement en réduisant les forces de frottement. Nutritif car le cartilage est peu vascularisé ; le liquide synovial agit par diffusion.

2. Oui. Selon la loi d'inégalité des surfaces.
3. Oui. C'est une portion de sphère articulée dans une cavité, qui comporte une poche synoviale.
4. Non. La congruence caractérise la surface de contact entre les cartilages articulaires.
5. Non. Elle permet des mouvements autour de deux axes de rotation avec de grandes amplitudes.

5

1. Non. Cela combine une force excentrique suivie d'une force concentrique.
2. Non. La vitesse angulaire est régulée pour demeurer constante.
3. Oui. C'est sa définition.
4. Non. Les fibres musculaires peuvent se fixer directement à la structure osseuse.
5. Non. Cela favorise le mouvement et son accélération.

6

1. Non. L'angle de pennation définit une structure musculaire organisée autour d'une lame tendineuse où les fibres musculaires sont plus ou moins inclinées.
2. Non. Cela n'existe pas !
3. Non. Cela est dommageable surtout quand il y a une lésion ostéo-ligamentaire.
4. Non. La pliométrie augmente la raideur musculaire et la potentialité à transférer de l'énergie élastique.
5. Oui. Car elle a un effet anti-inflammatoire en déclenchant la synthèse d'endorphine.

7

1. Non. Ce sont des ligaments capsulaires, antérieur, supérieur et postérieur.
2. Oui. Elle est fragile de par son positionnement car elle est exposée aux chocs, mais aussi de par sa constitution car c'est une arthrodie (c'est-à-dire une articulation plane, peu emboîtée).
3. Oui. Le disque a la forme d'un disque et scinde la poche synoviale en deux. La cavité synoviale au contact avec le sternum favorise l'amortissement ; celle au contact de la clavicule favorise plutôt le mouvement.
4. Oui. Le deltoïde a une action subluxante vers le haut. La coiffe des rotateurs assure le maintien et le centrage (coaptation) de la tête humérale dans la cavité glénoïde.
5. Oui. C'est une portion de sphère articulée dans une cavité. Elle permet une rotation complète du bras dans plusieurs plans de l'espace.

8

1. Oui. La cavité glénoïdale est relativement plate au regard de la tête humérale (rayons de courbure différents). De plus, sa surface est nettement inférieure (contiguë à 30 %). Le bourrelet stabilise donc l'articulation en favorisant le contact entre les surfaces articulaires.
2. Non. La fosse sous scapulaire recouvre la face antérieure de la scapula. L'épine dorsale embarre la face postérieure en son tiers supérieur.
3. Non. Le biceps et le coraco-brachial s'insèrent à l'extrémité du processus coracoïdien.
4. Non. Ce sont des ligaments tout comme le coraco-claviculaire.
5. Oui. Le premier faisceau se fixe sur le tubercule majeur, le second sur le tubercule mineur. Les deux faisceaux laissent place à une échancrure pour le transit du tendon long biceps.

9

1. Oui. Les rhomboïdes permettent un glissement vers l'axe médial du corps. Le serratus un glissement latéral. Ils sont tous fixateurs de la scapula.
2. Non. Il s'interpose en avant du teres minor et en arrière du teres major.
3. Oui. Car il s'oriente en avant pour se terminer au niveau de la lèvre médiale du sillon intertuberculaire.
4. Non. C'est le supra-épineux (sub = sous).
5. Oui. Il s'insère verticalement sur la ligne sacrée puis remonte sur le bord oblique et, enfin, sur la lèvre latérale de l'épine iliaque postéro supérieure (EIPS).

10

1. Non. Seul le faisceau acromial présente cette organisation.
2. Oui. Car la résultante centripète du supra-épineux augmente au détriment de la résultante d'abduction.
3. Non. Il génère une rotation externe ou latérale, car le trajet musculaire passe en arrière de l'axe vertical.

4. Oui. Le faisceau supérieur du trapèze recouvre le muscle élévateur ; ils sont agonistes et inclinent la tête (si les points fixes sont la clavicule et la scapula).
5. Oui. Il forme l'arrondi de l'épaule. Par une action excentrique, le deltoïde freine la chute du bras lors de l'adduction. Mais, ce n'est pas le cas lors d'une adduction en contre-résistance (exemple : adduction avec TRX®)

11

1. Non. Ils ont une action concentrique de 0 à 90°. À partir de 90°, ils agissent en isométrie pour soutenir le bras.
2. Oui. La sonnette latérale s'effectue lors de l'abduction du bras, sonnette médiale lors de l'adduction.
3. Oui. Les muscles rotateurs médiaux sont plus nombreux : ils ont une action plus puissante que les rotateurs latéraux.
4. Oui. Il est rotateur médial du bras.
5. Oui. Le faisceau claviculaire est antépulseur et rotateur médial, le faisceau spinal est rétropulseur et rotateur latéral.

12

1. Oui. Le serratus déplace la scapula latéralement et les rhomboïdes « médialement ».
2. Oui. Le grand dorsal lors de l'adduction a tendance à « luxer » la tête humérale vers le bas. Le triceps s'oppose en faisant remonter la tête humérale.
3. Non. Il est fléchisseur et supinateur (long supinateur dans l'ancienne nomenclature)
4. Oui. La longue portion du biceps permet le maintien de la tête humérale dans sa glène et se contracte pour plaquer la tête dans sa glène.
5. Oui. Il joue un rôle dans l'inspiration forcée (il augmente le volume thoracique).

13

1. Non. Il recouvre les muscles épicondyliens médiaux.
2. Oui. On retrouve de dedans en dehors : le fléchisseur ulnaire du carpe, le long palmaire, le fléchisseur radial du carpe et le rond pronateur (pronateur teres).
3. Non. L'anconé recouvre les épicondyliens latéraux.
4. Non. Le triceps se termine au sommet de l'olécrâne (de l'ulna).
5. Non. Elle est embarrée à sa partie moyenne par la gouttière radiale.

14

1. Oui. Car sa trajectoire passe en dessous de l'axe sagittal.
2. Non. Au regard du V deltoïdien, c'est-à-dire au niveau du tiers supérieur du bras (et non de l'avant-bras).
3. Non. Seule, la courte portion génère une antépulsion.
4. Non. Il est fléchisseur de l'avant-bras.
5. Non. Le brachial se termine sur le processus coronoïde de l'ulna.

15

1. Non. il s'insère sur le tubercule infraglénoïdien.
2. Oui. C'est un muscle biarticulaire par sa longue portion.
3. Oui. C'est l'origine du faisceau claviculaire (ligne courbe occipitale, ilion, C1-C7).
4. Oui. Sa terminaison s'effectue sur la courbe supinatrice du radius.
5. Non. Le teres majeur s'oriente en avant vers le sillon intertuberculaire. Le teres mineur demeure postérieur et s'oriente sur la facette postérieure du tubercule majeur.

16

1. Non. Le rond pronateur est superficiel et le carré pronateur profond.
2. Oui. Il possède une origine humérale (épicondyle médial), ulnaire (processus coronoïde) et radiale (sous courbure supinatrice).
3. Non. Sur le pisiforme s'insère le fléchisseur ulnaire du carpe (plus des muscles de l'éminence hypothénar)
4. Non. Le long abducteur du I est un muscle profond de la face postérieure de l'ulna et du radius.
5. Oui. Il cocerne tous les doigts sauf le 1.

17

1. Oui. Le segment radial est positionné latéralement.
2. Non. Le coude se compose de trois articulations : radio-humérale, radio-ulnaire et huméro-ulnaire
3. Non. L'extrémité distale ulnaire est sphérique mais fixe.

4. Oui. Le biceps concourt à la puissance des muscles supinateurs.
5. Oui. Pour fixer la rotation de l'épaule, il faut fléchir le bras à 90°.

18

1. 1) Non. Seul le radius s'articule avec le scaphoïde et le lunatum. L'ulna s'articule avec le disque radio-ulnaire.
2. 2) Oui. Ils sont abducteurs et écartent les doigts de l'axe médian.
3. 3) Oui. L'éminence se compose du court abducteur et court fléchisseur, de l'opposant et de l'adducteur.
4. 4) Oui. Il s'articule aussi avec le trapèze, le trapézoïde et le lunatum.
5. 5) Non. L'articulation carpo-métacarpienne s'effectue par un emboîtement réciproque.

19

1. Non. Il n'y a que sept vertèbres cervicales.
2. Non. La résistance aux contraintes est augmentée.
3. Non. La cyphose peut s'exprimer par une voussure excessive des vertèbres thoraciques avec un aspect bossu.
4. Non. Le rachis présente deux lordoses et deux cyphoses.
5. Non. Les courbures secondaires apparaissent avec le développement moteur de l'enfant.

20

1. 1) Non. Le noyau n'est pas fibreux.
2. 2) Oui. Le corps vertébral s'appelle spondyle.
3. 3) Non. Le trou de conjugaison est défini par les deux pédicules (ou lames osseuses antérieures échancrées).
4. 4) Oui. Car L5 est inclinée 40°.
5. 5) Oui. Sa particularité est de supporter les côtes.

21

1. Non. Ce sont des muscles toniques et donc à la base de l'équilibre.
2. Non. Le diaphragme présente deux coupoles asymétriques pour le positionnement du muscle cardiaque.
3. Oui. Il s'étend du crâne (et de la mastoïde) jusqu'au sacrum grâce à quatre faisceaux.
4. Oui. La contraction du faisceau supérieur élève les côtes (inspirateur accessoire), le faisceau inférieur les abaisse (expirateur accessoire).
5. Oui. C'est un muscle fixateur.

22

1. Non. Les fibres sont orientées horizontalement.
2. Oui. Il présente trois ou quatre incisures transversales.
3. Oui. À ce niveau aucun muscle ne recouvre cette zone.
4. Oui. Ils sont fléchisseurs du tronc par une action bilatérale.
5. Non. Il s'insère seulement de L1 à L4, non pas sur le sacrum.

23

1. Non. Le tendon terminal se fixe sur le petit trochanter.
2. Non. L'iliaque est mono articulaire, le psoas est poly-articulaire.
3. Non. Ils sont rétroverseurs.
4. Oui. Par une action bilatérale, ils génèrent la flexion.
5. Oui. Ils permettent la flexion de la cuisse.

24

1. Non. Les pelvi-trochantériens se situent dans le plan frontal postérieur.
2. Non. À l'exception de tous les muscles pelvi-trochantériens, le piriforme est abducteur.
3. Non. Le fond de la fosse est rugueux.
4. Non. C'est la nutation.
5. Oui. Ils s'insèrent entre les lignes glutéales qui renforcent la structure osseuse.

25

1. Oui. L'aponévrose est tendue du grand fessier au fascia lata.
2. Non. Ils s'insèrent sur le grand trochanter.
3. Oui. Ils sont rétroverseurs du bassin.
4. Oui. Un faisceau superficiel sacré qui fusionne par une courte aponévrose avec le faisceau profond iliaque.
5. Non. Les origines sont sur L'EIAS.

26

1. Oui. Il jouxte la zone inguinale.
2. Non. Les faisceaux sont supérieur, inférieur et moyen.

3. Oui. Il s'oriente verticalement de la branche ischio-pubienne à la face médiale du tibia (cf. tendon de la patte d'oie).
4. Oui. Il recouvre les deux faisceaux divergeant du court adducteur.
5. Non. Ils s'ordonnent selon trois feuillets.

27

1. Non. Il s'agit de trois tendons.
2. Non. Son trajet est ½ hélicoïdal.
3. Non. Il est antéverseur, fléchisseur de la cuisse et extenseur de la jambe.
4. Oui. C'est aussi pourquoi il peut générer un décentrage de la patella.
5. Non. Le vaste latéral est plus volumineux et puissant que le vaste medial.

28

1. Non. La fusion s'effectue entre le biceps fémoral et le demi-tendineux.
2. Oui. Mais le demi-membraneux est penniforme.
3. Non. C'est sur la face antéro-médiale.
4. Non. Cela limite les caractéristiques dynamiques de la contraction et favorise les blessures.
5. Oui. C'est le faisceau ischiatique du biceps fémoral.

29

1. Oui. Elle répond de fait à l'asymétrie des condyles fémoraux.
2. Non. Le ligament collatéral latéral n'est pas capsulaire.
3. Oui. Cet angle dépend de l'inclinaison du col fémoral (coxa vara ou valga / à 130°).
4. Oui. Un mouvement de torsion non contrôlé peut provoquer leurs ruptures.
5. Non. Son rôle mécanique est important : comme une poulie elle renforce l'efficacité de la contraction musculaire.

30

1. Oui. Il s'insère principalement sur la tête fibulaire et la tubérosité latérale du tibia (en avant de la facette articulaire).
2. Oui. Il s'insère en effet sur la face postérieure du tibia et sur les 2/3 supérieurs la face médiale de la fibula.
3. Non. Il fait partie de la loge antérieure.
4. Oui. Il est plus volumineux et les fibres musculaires descendent plus bas.
5. Non. C'est une syndesmose.

31

1. Oui. Il s'articule en haut avec le tibia et la fibula, en bas avec le calcanéum et en avant avec le naviculaire.
2. Non. Il y a trois cunéiformes et un cuboïde.
3. Oui. Si on fait le décompte : le talus, le calcanéum, le naviculaire, le cuboïde et les trois cunéiformes.
4. Non. Le varus est un pied creux, il est supinateur.
5. Oui. L'extension du pied est le terme utilisé dans la sphère sportive. C'est une ouverture d'angle.

Réponses aux questions à développer

QUESTION 1 : DÉCRIVEZ LA VERTÈBRE TYPE.

Introduction :

Toutes les vertèbres sont différentes. La vertèbre type détermine les caractéristiques communes à chaque vertèbre; cela permet de mieux comprendre son organisation et son fonctionnement.

Chaque unité permet de constituer un ensemble homogène et unique de protection (de la moelle), de soutien et de mobilité entre les ceintures scapulaire et pelvienne.

Les vertèbres s'épaississent progressivement de haut en bas pour répondre à la contrainte gravitaire.

Faire un schèma comme ci-joint :

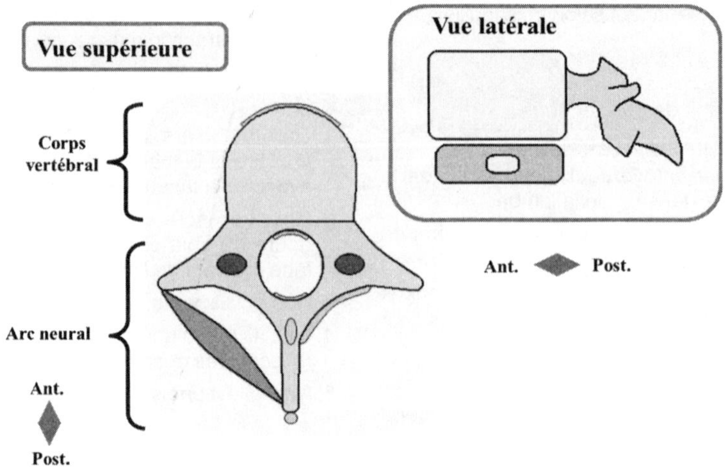

Les éléments à notifier sont :

- Corps vertébral (spondyle)
- Arc neural
- Canal vertébral
- Pédicule et lame
- Apohyses transverse et épineuse
- Processus articulaires sup. et inf.
- (Colonette articulaire)
- Gouttière et muscles spinaux
- Les ligaments
- Nucleus, annulus

Chaque élément doit être repris et développé littéralement et synthétiquement :

La vertèbre se caractérise en avant par un corps osseux : le spondyle. Le spondyle est une portion de cylindre de trame d'os spongieux dont l'action est de répondre aux contraintes de la pesanteur.

L'arc neural postérieur est constitué de plusieurs composants (de lames osseuses et de processus) qui libèrent un espace central : le foramen vertébral.

Les processus sont des nœuds osseux ou épaississements. Ils sont des points d'appuis ou s'amarrent les lames et les apophyses osseuses. Encroûtés de cartilage, les nœuds osseux permettent à chaque unité de s'articuler. La juxtaposition des nœuds forment des colonnettes organisées en trépied.

Les lames osseuses relient le corps vertébral (spondyle) et les nœuds osseux entre-eux. En avant, la lame osseuse échancrée permet le passage du nerf rachidien (pédicule).

En arrière, les épines (ou apophyse) dorsales et latéralement les épines transverses permettent aux nombreux muscles et ligaments « d'haubaner » et de rigidifier cet ensemble instable et mobile.

Les foramens constituent le canal vertébral qui permet le passage de la moelle épinière. Le liquide céphalo-rachidien entoure la moelle épinière (rôle : protection nutrition).

De nombreux ligaments engainent les vertèbres et le rachis dans toute sa hauteur. Ils assurent le maintien de cet ensemble instable. Les ligaments vertébral commun antérieur et postérieur se positionnent au niveau du spondyle ; le ligament jaune, inter-lamellaire et supraépineux au niveau de l'arc vertébral. Le ligament commun postérieur et le ligament jaune se situe dans le canal vertébral. Les ligaments inter-épineux sont entre chacun des processus épineux.

Les muscles spinaux (ou paravertébraux) forment trois colonnes de muscles positionnées dans chacune des gouttières vertébrales. Ils permettent un contrôle de la posture et jouent le rôle de ligaments actifs.

Les vertèbres sont séparées par les disques intervertébraux. Compressible, le disque intervertébral se compose du nucléus et de l'annulus. Ils répondent aux contraintes statique et dynamique de la posture et du mouvement.

Conclusion :

Plus ou moins personnelle : prendre la spécificité de L5, le problème de cunéiformisation ou des pathologies des courbures…

L'ensemble des vertèbres forme le rachis siège de nombreuses pathologies posturales dues à la sédentarisation (attitude cyphosique notamment provoquée par des positions mal assises). L'exercice physique peut aussi générer des troubles notamment si l'on ne prend garde des contraintes exercées au niveau lombaire et plus particulièrement de L5 (contrainte de cisaillement importante). Ainsi, il paraît indispensable d'insister sur les exercices de renforcement posturaux, que cela soit à titre prophylaxique comme à titre sportif.

(N.B. : il existe une vertèbre type thoracique…)

QUESTION 2 : CARACTÉRISEZ LES MUSCLES ROTATEURS DE L'ÉPAULE : FAIRE UN SCHÉMA.

L'axe de rotation est déterminé par l'axe longitudinal de la diaphyse humérale. En position de référence c'est l'axe vertical. Les muscles rotateurs latéraux se situent en arrière de cet axe. Les muscles rotateurs médiaux se situent en avant.

Pour la rotation latérale, nous pouvons distinguer : le teres mineur, l'infra-épineux et le faisceau postérieur du deltoïde

Pour la rotation médiale, nous pouvons distinguer : le teres majeur, le grand dorsal, le grand pectoral et le faisceau antérieur du deltoïde.

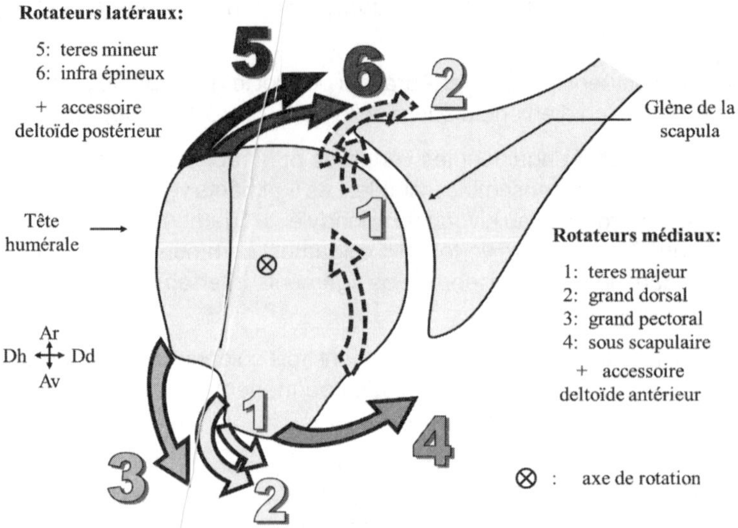

Nous pouvons remarquer que les muscles générant la rotation médiale sont plus nombreux et plus puissants. Nous avons donc plus de force en rotation médiale qu'en rotation latérale.

Il ne s'agissait pas ici, de décrire chacun des muscles.

QUESTION 3 : DÉCRIVEZ LE MUSCLE TRAPÈZE.

Introduction :

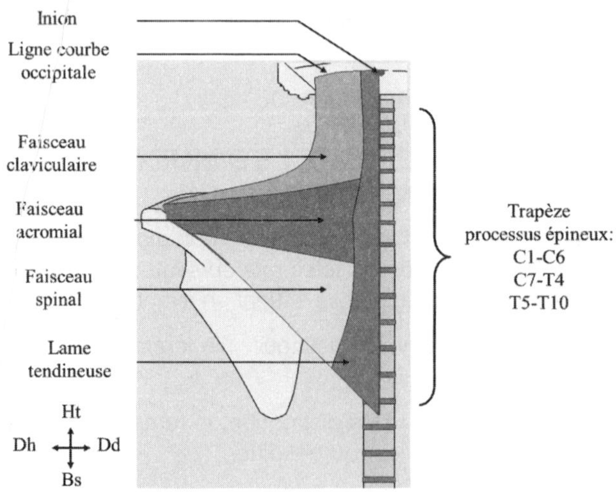

Le trapèze est le muscle superficiel du cou et du dos (soit le plan frontal postérieur et supérieur). De forme triangulaire plus que trapézoïdal, c'est un muscle large et aplati à base interne (médiale). Il recouvre le muscle élévateur de la scapula et les rhomboïdes. Il est composé de trois faisceaux.

Description :

Globalement le trapèze s'insère à la base postérieure du crâne puis sur les apophyses épineuses, des vertèbres cervicales et dorsales jusqu'à T12.

Faisceau supérieur :

Le faisceau supérieur ou claviculaire, s'insère transversalement à la base du crâne de la ligne courbe de l'os occipital à la protubérance médiale : l'inion. Il se prolonge verticalement sur le ligament cervical postérieur (ligament nuchal), sur les processus épineux de C1 à C6 et sur les ligaments inter-épineux.

La direction du faisceau supérieur ou claviculaire est oblique en bas en dehors.

Le faisceau supérieur se termine au tiers latéral du bord postérieur de la clavicule.

Faisceau moyen :

Le faisceau moyen s'insère à l'origine en prolongement du faisceau supérieur, soit sur les processus épineux de C7 à T4 et sur les ligaments inter-épineux correspondants. Les fibres se fixent en dehors sur l'acromion et sur la partie latérale du « plancher » de l'épine de la scapula.

Le faisceau moyen ou acromial est horizontal.

Faisceau inférieur :

Les fibres du faisceau inférieur s'insèrent sur les processus épineux de T5 à T10 (parfois jusqu'à T12, et sur les inter-épineux) et convergent par une lame tendineuse en continuité du plancher sur le tubercule trapézoïdien (épaississement interne et inférieur de l'épine).

Le faisceau inférieur ou spinal est oblique en bas en dehors.

Les origines se font par de courtes fibres tendineuses au niveau céphalique, qui s'évasent en éventail au niveau caudal. La base médiale du trapèze est donc constituée d'une lame tendineuse qui s'élargit en bas.

Actions :

Les trois faisceaux permettent de fixer la scapula mais mobilise celle-ci de façon distincte. Les trois faisceaux ont des activités différenciées en fonction du degré d'élévation du bras et du plan d'activation de l'épaule.

Le chef claviculaire permet de hausser l'épaule (ou les épaules par contraction bilatérale), d'incliner la tête si la scapula est le point fixe (ou une hyper-extension par contraction bilatérale), de faire basculer l'angle crânial de la scapula (mouvement de sonnette latérale).

Le chef acromial fait glisser la scapula vers l'axe médian (ou une hyper-extension thoracique par contraction bilatérale : comme pour le garde à vous).

Le chef inférieur abaisse l'épaule et fait basculer l'angle caudal de la scapula (mouvement de sonnette interne).

Conclusion :

Tous les mouvements d'élévation des épaules (shrug), de tirage (rowing), de pompes (puh-up) ou de burpees sollicitent le muscle trapèze. La variation de l'angle (bras-tronc) pour des exercices de pompes ne modifie pas significativement son intensité. Cependant, en position instable (avec TRX® ou sangles de maintien) la mobilisation du trapèze est significativement plus importante ; de même pour des tractions à la barre fixe avec les mains en pronation. Enfin, le trapèze permet de stabiliser la tête : des exercices spécifiques en boxe ou en lutte permettent de développer des trapèzes puissants nécessaires à la protection physique du sportif.

Réponses aux QCM

1. O-N-O	2. N-O-O	3. O-N-O	4. O-N-N	5. O-O-O
6. N-O-N	7. N-O-N	8. N-N-O	9. N-N-O	10. O-O-N
11. N-N-O	12. O-O-O	13. O-O-O	14. N-O-O	15. O-O-N
16. N-N-O	17. O-N-O	18. O-N-O	19. O-N-O	20. N-O-N
21. N-N-N	22. N-N-O	23. N-O-N	24. N-N-O	25. O-N-O
26. O-N-N	27. N-N-O	28. N-O-O	29. N-O-O	30. O-O-N
31. N-N-O	32. N-O-N	33. N-O-O	34. O-N-O	35. O-O-N
36. N-O-O	37. N-O-N	38. O-O-N	39. O-O-N	40. O-N-O
41. N-O-O	42. O-N-O	43. O-O-O	44. O-N-N	45. N-O-N
46. N-N-N	47. N-N-O	48. N-O-N	49. N-O-O	50. O-O-N
51. O-O-N	52. N-O-N	53. O-N-O	54. N-O-N	55. O-N-N

BIBLIOGRAPHIE

- Aagaard P. et al. (2001). A mechanism for increased contractile strength of human pennate muscle in response to strength training : changes in muscle architecture. *J. Physiol. ; 534(2)*: 613-23.
- Abe T., Kumagai K. & Brechue W.F. (2000). Fascicle length of leg muscles is greater in sprinters than distance runners. *Med. Sci. Sports Exerc. ;* 32(6): 1125-29.
- Ackland D.C., Pak P., Richardson M. & Pandy M.G. (2008). Moment arms of the muscles crossing the anatomical shoulder. *J. Anat. ; 213(4)*: 383-90.
- Alentorn-Geli E. et al., (2015). Assessment of neuromuscular risk factors for anterior cruciate ligament injury through tensiomyography in male soccer players. Knee Surg. Sports Traumatol. Arthrosc. ; 23(9): 2508-13.
- Alizadehkhaiyat O., Hawkes D.H., Kemp G. J., Path F.C. & Frostick S.P. (2015). Electromyographic analysis of shoulder girdle muscles during common internal rotation exercises. *Int. J. Sports Phys. Ther. ; 10(5)*: 645-54.
- Alpert S.W. et al. (2000) Electromyographic analysis of deltoid and rotator cuff function under-varying loads and speeds. *J. Shoulder Elbow Surg.* ; *9(1):* 47-5.
- Andersen V. et al. (2014). Muscle activation and strength in squat and bulgarian squat on stable and unstable surface. *Int. J. Sports Med. ; 35(14),* 1196-02.
- Andersen J.L. & Agaard P. (2000). Myosin heavy chain IIX overshoot in human skeletal muscle. *Muscle Nerve*; *23(7):* 1095-104.
- Andersen J.S., Schjerling P. & Saltin B. (2000). Muscle, genes and athletic performance. *Scientific American, Inc.* : 48-55.
- Andersen V., Fimland M.S., Skoglund A. & Saeterbakken A.H. (2014). Effects of grip width on muscle strength and activation in the lat pull-down. *J. Strength Cond. ; 28(4):* 1135-42.
- Aptel M., Cail F. & Aublet-Cuvelier A. (2011). Les troubles musculosquelettiques du membre supérieur (TMS-MS). Guide pour les préventeurs, ED 957. INRS.
- Askew L.J., An K.N., Morrey B.F. & Chao E.Y.S. (1987). Isometric elbow strength in normal individuals. *Clin.Orthop. ; 222* : 261-66.
- Asraf A. et al. (2014). Evaluation of triceps brachii muscle strength during grip force exercise through surface electromyography. *Biomed. Res. ; 25 (3) :* 351-56.
- Avery D.M., Rodner C.M. & Edgar C.M. (2016). Sports-related wrist and hand injuries : a review. *J. Orthop. Surg. Res. ; 11* : 99.
- Azizi E., Brainerd E.L. & Roberts T.J. (2008). Variable gearing in pennate muscles. *PNAS; 105*(5): 1745-50.

- Bachoura A., Ferikes A.J. & Lubahn J.D. (2017). A review of mallet finger and jersey finger injuries in the athlete. *Curr. Rev. Musculoskelet Med.; 10(1)*: 1-9.
- Bahr R. (2014). Preventing hamstrings strains : a current view of the literature. *Sports Med. J. : 2 : 494-99.*
- Bahr R. & Holme I. (2003). Risk factors for sports injuries--a methodological approach. *Br. J. Sports Med.; 37(5):* 384-92.
- Bahr R. et al. (2004). Low back pain among endurance athletes with and without specific back loading--a cross-sectional survey of cross-country skiers, rowers, orienteerers, and nonathletic controls. *Spine; 29(4)*: 449-54.
- Balg F. & Boileau P. (2007). The instability severity index score. A simple pre-operative score to select patients for arthroscopic or open shoulder stabilization. *J. Bone Joint Surg. Br.; 89(11):* 1470-77.
- Balke M. et al. (2013). Correlation of acromial morphology with impingement syndrome and rotator cuff tears. *Acta Orthop.; 84(2):* 178-83.
- Baptiste J. & Hermieu J.F. (2010) Fuites urinaires et sport chez la femme. *Prog. Urol.*; *20(7):* 483-90.
- Bard H. (2006). Rachis et Sport épidémiologie, principales pathologies et prévention. Congrès sport et appareil locomoteur, Journée de Bichat, Paris.
- Baranto A., Hellstrom M., Nyman R., Lundin O. & Sward L. (2006). Back pain and degenerative abnormalities in the spine of young elite divers A 5 year follow-up magnetic resonance imaging study. *Knee Surg. Sports Traumatol. Arthrosc.; 14(9):* 907-14.
- Baranto A., Hellstrom M., Cederlund C.G. & Nyman R. (2009). Back pain and MRI changes in the thoaco-lumbar spine of top athletes in four different sports : a 15-year follow-up study. *Knee Surg. Sports Traumatol. Arthrosc.; 17*: 1125-34.
- Barnett C., Kippers V. & Turner P. (1995). Effects of variations of the bench press exercise on the EMG activity of five shoulder muscles. *J. Strength Cond. Res.*; *9(4):* 222-27.
- Beim G.M. (2000). Acromioclavicular joint injuries. *J. Athl. Train.; 35(3):* 261-267.
- Beimborn D.S. & Morrissey M.C. (1988). A review of the literature related to trunk muscle performance. *Spine; 13(6):* 655-60.
- Beneck G.J., Baker L. L. & Kulig K. (2013). Spectral analysis of EMG using intramuscular electrodes revels non-linear characteristics in persons with low back pain. J. Elect. Kinesiol.*; 23(1):* 70-77.
- Bergstrom K.A., Brandseth K., Fretheim S., Tvilde K. & Ekeland A. (2004). Back injuries and pain in adolescents attending a ski high school. *Knee Surg. Sports Traumato. l Arthrosc.; 12(1)*: 80-5.
- Berger R.A. (1961) Determination of the resistance load for 1-RM and 10-RM. *J. Assoc. Physi. Ment. Rehab.*; *15*: 132-138.
- Berthelot J.-M. & Gouin F. (2015). Anatomie de la symphyse pubienne. *Revue du rhumatisme; 82(3)*: 131-37.
- Beynnon D. et al. (2014). The effects of level of competition, sport, and sex on the incidence of first-time noncontact anterior cruciate ligament injury. *Am. J. Sports Med.; 42(8)*: 1806-12.
- Bigliani L.U., Morrison D. & April E.W. (1986). The morphology of the acromion and its relationship to rotator cuff tears. *Orthop. Trans.; 10*: 228.
- Binder M. (2008) Votre enfant et le sport. Marabout ed., 316.

▪ Blackburn J.T., Norcross M.F., Cannon L.N. & Zinder S.M. (2013). Hamstrings stiffness and landing biomechanics linked to anterior cruciate ligament loading. *J. Athl. Train.*; 48 (6) : 764-72.

Blaimont P. & Taheri A. (2006). Biomécanique de l'épaule : de la théorie à la clinique. Springer Verlag Eds, 139.

Blaimont P., Taheri A. & Vanderhofstad A. (2005). Displacement of the instantaneous center of rotation of the humeral head during abduction : implication for scapulohumeral muscular function. *Revue de Chirurgie Orthopédique et Réparatrice de l'Appareil Moteur; 91(5) :* 399-406.

Bigliani L.U., Morrison D. S & April E. W (1986). The morphology of the acromion and its relationship to rotator cuff tears. *Orthop Trans.; 10* : 228.

Boren K. et al. (2011). Electromyographic analysis of gluteus medius and gluteus maximus during rehabilitation exercises. *In. t J. Sports Phys. Ther.; 6(3):* 206-23.

Brink P.R., Franssen B.B. & Disseldorp D.J. (2015). A simple blind tenolysis for flexor carpi radialis tendinopathy. Hand (N Y); *10(2):* 323-27.

Bryanton M.A., Carey J.P., Kennedy M.D. & Chiu L.Z. (2015). Quadriceps effort during squat exercise depends on hip extensor muscle strategy. *Sports Biomech.; 14(1):* 122-38.

Busnel F., Rochcongar P., Andre A.M. & Beillot J. (2006). Exploration isocinétique du genou du judoka et risque de rupture du LCA. Science et Sports; 21(3): 148-53.

Busquet L. & Busquet-Vanderheyden M. (2010). Les chaînes physiologiques. Busquet ED.; *6,* 193.

Caix M., Outrequin G. & Descottes B. (1982). Anatomie fonctionnelle de la paroi abdominale. Analyse EMG et histo-enzymologique. 65° Congrès de l'Association des Anatomistes.

Calatayud J. et al. (2015). Core muscle activity during the clean and jerk lift with barbell vs sandbags and water bags. *Int. J. Sports Phys. Ther.*; *10 (6) :* 803-10.

Calatayud J., Borreani S., Colado J.C., Martin F. & Rogers M.E. (2014). Muscle activity levels in upper-body push exercises with different loads and stability conditions. *Phy. Sports Med.; 42 (4)* : 106-19.

Calatayud J. et al. (2014). Muscle activation during push-ups with different suspension training systems. *J. Sports Sci. Med.; 13(3*): 502-10.

Caldwell J.S., McNair P.J. & Williams M. (2003). The effects of repetitive motion on lumbar flexion and erector spinae muscle activity in rowers. *Clin. Biomech.; 18(8):* 704-11.

Capo J.T., Kinchelow T., Orillaza N.S. & Rossy W. (2009). Accuracy of fluoroscopy in closed reduction and percutaneous fixation of simulated Bennett's fracture. *J. Hand Surg. Am.; 34(4):* 637-41.

Chauhan A., Jacobs B., Andoga A. & Baratz M.E. (2014). Extensor tendon injuries in athletes. *Sports Med. Arthrosc Rev.; 22(1*): 45-55.

Chelly S.M. & Denis C. (2001). Leg power and hopping stiffness : relationship with sprint running preformance. *Med. Sci. Sports Exer.; 33* : 326-33.

Chen J.H., Liu C., You L. & Simmons C.A. (2010). Boning up on Wolff's Law : mechanical regulation of the cells that make and maintain bone. *J. Biomech.; 43(1)*: 108-18.

Chen F. & Kalainov D.M. (2017). Phalanx fractures and dislocations in athletes. *Curr. Rev. Musculoskelet Med.; 10(1)*: 10-16.

Chevallier J.-M. (1998). L'appareil locomoteur. Médecine-sciences, Flammarion ed. Paris, 475.

Chester R., Smith T.O., Hooper L & Dixon J. (2010). The impact of subacromial impingement syndrome on muscle activity patterns of the shoulder complex : a systematic review of EMG studies. *BMC Musculoskelet. Disord.*; *11*: 45.

Chevallay R., Hulmann C. & Degache F. (2014). Intérêts de l'évaluation isocinétique de la force musculaire des rotateurs d'épaule dans la prévention des blessures chez les sportifs d'armer-lancer. Mémoire : Haute Ecole de Santé Vaud, 67.

Chevallier J.-M. (1998). L'appareil locomoteur. Flammarion, Paris, *2*, 475.

Chinn L. et Hertel J. (2010). Rehabilitation of ankle and foot Injuries in athletes. *Clin. Sports Med; 29(1)*: 157-67.

Cholewicki J., McGill S. M. & Norman R. W. (1991). Lumbar spine loads during the lifting of extremely heavy weights. *Med. Sci. Sports Exer.; 23* : 1179-186.

Claudepierre P. & Voisin M.C. (2005). Les enthèses : histologie, anatomie pathologique et physiopathologie. *Revue du Rhumatisme; 72* : 34 – 41.

Claes S. et al. (2013). Anatomy of the anterolateral ligament of the knee. *J. Anat.*; *223 (4)* : 321-28.

Cochrane D.J. (2004). Alternating hot and cold water immersion for athlete recovery : a review. *Phys. Ther. Sport; 5(1)*: 26-32.

Comfort P., Allen M. & Graham-Smith P. (2011). Kinetic comparisons during variations of the power clean. *J. Strength Cond. Res.*; *25 (12)* : 3269-73.

Contreras B., Vigotsky A.D., Schoenfeld B.J., Beardsley C. & Cronin J. A. (2015). A comparison of gluteus maximus, biceps femoris, and vastus lateralis EMG activity in the back squat and barbell hip thrust exercises. *J. Appl. Biomech.; 31(6)*: 452-58.

Contreras B., Vigotsky A.D., Schoenfeld B.J., Beardsley C. & Cronin J. A. (2016). Comparison of gluteus maximus, biceps femoris, and vastus lateralis EMG amplitude in the parallel, full, and front squat variations in resistance trained females. *J. Appl. Biomech.; 32 (1) :* 16-22.

Cook J., Kiss Z.S., Khan K., Purdam C. & Webster K. (2004). Anthropometric, physical performance, and ultrasound patellar tendon abnormality in elite basket-ball players : a cross sectional study. *Br. J. Sports Med.; 38* : 1-5.

Corazza A. et al. (2014). Thigh muscles injuries in professional soccer players : a one year longitudinal study. *M. L. T. J.; 3(4):* 331-36.

Cormie P., McCaulley G.O., Triplett N.T. & McBride J.-M. (2007). Optimal loading for maximal power output during lower-body resistance exercises. *Med. Sci. Sports Exerc.; 39 (2)* : 340-49.

Cortell-Tormo J.-M. et al. (2016). Influence of scapular position on the core musculature activation in the prone plank exercise. *J. Strength Cond. Res.; 21* : 979-85.

Coudreuse J.-M. (2013). Pathologie musculaires du sportif. *EMC; 8(1)* : 1-5.

Croisier J.L., Ganteaume S., Binet J., Genty M. & Ferret J.-M. (2008). Strength imbalances and prevention of hamstring injury in professional soccer players : a prospective study. *Am. J. Sports Medi.; 36(8)*: 1469-75.

Croisier J.-L. & Codine P. (2009). Exercice musculaire excentrique. Masson Ed., 208.

Cruz-Jentoft A.J. et al. (2010). Sarcopenia : uropean consensus on definition and diagnosis report of the european working group on sarcopenia in older people. *Age Ageing* 7; *39(4)*: 412-23.

Czaprowski D. et al. (2014). Abdominal muscle EMG-activity during bridge exercises on stable and unstable surfaces. *Phys. Ther. Sport.; 15(3)*: 162-68.

Dahdouh F. & Nicault R. (2008). Thérapie manuelle et ilio-psoas. *Kinésithérapie; 8(80-81):* 41-49.

Dahmane, R., Djordjevič, S., Šimunič, B., & Valenčič V. (2005). Spatial fiber type distribution in normal human muscle : histochemical and tensiomyographical evaluation. *J. Biomech.; 38(12):* 2451-59.

Dark A., Ginn K.A. & Halaki M. (2007). Shoulder muscle recruitment patterns during commonly used rotator cuff exercises : an electromyographic study. *Phys. Ther.*; *87(8):* 1039-46.

Da Silva E.M., Brentano M.A., Cadore E.L., de Almeida A.P. & Kruel L.F. (2008). Analysis of muscle activation during different leg press exercises at submaximum effort levels. *J. Strength Cond. Res.; 22(4)*: 1059-65.

Da Silva J.J. et al. (2017). Muscle activation differs between partial and full back squat exercise with external load equated. *J. Strength Cond. Res.*; *31(6)*: 1688-1693.

Davis J.T. et al. (2009).The effect of pitching biomechanics on the upper extremity in youth and adolescent baseball pitchers. *Am. J. Sports Med.; 37(8):* 1484-91.

Dedinsky R., Baker L., Imbus S., Bowman M. & Murray L. (2017). Exercises that facilitate optimal hamstring and quadriceps co-activation to help decrease acl injury risk in healthy females : a systematic review of the literature. *Int. J. Sports Phys. Ther.; 12(1)*: 3-15.

Delorme T.L., & Watkins A.L. (1948). Techniques of progressive resistance exercise. *Arch. Phys. Med.; 29* : 263-273.

Delos D., Maak T.G. & Rodeo S.A. (2013). Muscle injuries in athletes. *Sports Health; 5(4)*: 346-52.

De Mey K. et al. (2014). Shoulder muscle activation levels during four closed kinetic chain exercises with and without redcord slings. *J. Strength Cond. Res.; 28(6)*: 1626-35.

Desgorces F.D., Berthelot G., Dietrich G., & Testa M. (2010). Prediction of one repetition maximum strength in bench press from muscular endurance of four athletic populations. *Journal of Strength and Conditioning Research, 24*(2), 394-400.

Desmoulins L., Michaud B., Allard P., Plamondon A. & Begon M. (2014). Cinématique et modélisation biomécanique de l'épaule lors de tâches de manutention. *IRSST.* Montréal.

Dieterich A., Petzke F., Pickard C., Davey P. & Falla D. (2015). Differentiation of gluteus medius and minimus activity in weight bearing and non-weight bearing exercises by M-mode ultrasound imaging. *Man. Ther.; 20(5):* 715-22.

Dufour M. & Pillu M. (2006). Biomécanique fonctionnelle. Elsevier Masson, Issy-Moulineaux.

Doheny E.P., Lowery M.M., Fitzpatrick D.P. & O'Malley M.J. (2008). Effect of elbow joint angle on force – EMG relationships in human elbow flexor and extensor muscles. *J. Electromyo. Kinesiol; 18 (5)* : 760-70.

Doma K., Deakin G.B. & Ness K.F. (2013). Kinematic and electromyographic comparisons between chin-ups and lat-pull down exercises. *Sports Biomech.; 12(3)*: 302-13.

Dowling A.M., Steele J.R. & Baur L.A. (2001). Does obesity influence foot structure and plantar pressure patterns in prepubescent children? *Int. J. Obes. Relat. Metab. Disord.; 25(6):* 845-52.

Downey A.E. et al. (2007). Effects of inspiratory muscle training on exercise responses in normoxia and hypoxia. *Respir. Physiol. Neurobiol.; 156(2):* 137-46.

Drewes L.K., McKeon P.O., Casey Kerrigan D. & Hertel J. (2009). Dorsiflexion deficit during jogging with chronic ankle instability. *J. Sci. Med. Sport; 12(6):* 685-87.

Duchateau J. (1997). L'entraînement de la force : Spécificité et planification. Eurathlon 95. *Les cahiers de l'INSEP; 21* : 85-124.

Duchateau J. & Hainaut K. (2003). Mechanism of muscle and motor unit adaptation to explosive power training, Strength and power. In P.V. Komi Ed., *Strength and power in sport* (pp. 184-202). Oxford : Blackwell Science.

Dufour M. & Pillu M. (2007). Biomécanique fonctionnelle. Masson Ed., 592.

Ebaugh D.D., McClure P.W. & Karduna A.R. (2005). Three-dimensional scapulothoracic motion during active and passive arm elevation. *Clin. Biomech.; 20(7):* 700-09.

Egger A.C. & Berkowitz M.J. (2017). Achilles tendon injuries. *Curr. Rev. Musculoskelet. Med.; 10(1):* 72-80.

Ekstrand J., Hägglund M. & Waldén M. (2011). Epidemiology of muscle injuries in professional football (Soccer). *Am. J. Sports Med.; 39(6):* 1226-32.

Eirale C. & Ekstrand J. (2014). Hamstrings are dangerous for sport and sport is dangerous for hamstrings. *Sports Med. J.; 2 :* 438-44.

Elliott M. et al. (2011). Hamstring muscle strains in professional football players : a 10-year review. *Am. J. Sports Med.; 39 :* 843-50.

Engin A.E. & Tümer S.T. (1989). Three-dimensional kinematic modelling of the human shoulder complex- Part I : physical model and determination of joint sinus cones. *J. Biomech. Eng.; 111(2):* 107-112.

Escamilla R. F. et al. (2000). A three-dimensional biomechanical analysis of sumo and conventional style deadlifts. *Med. Sci. Sports Exer.; 32(7):* 1265-75.

Escamilla R.F., Yamashiro K., Paulos, L. & Andrews J.R. (2009). Shoulder muscle activity and function in common shoulder rehabilitation. *Sports Med.*; *39(8):* 663-685.

Escamilla R.F. & Andrews J.R. (2009). Shoulder muscle recruitment patterns and related biomechanics during upper extremity sports. *Sports Med.; 39(7)*: 569-90.

Escamilla R.F., Hooks T.R. & Wilk K.E. (2014). Optimal management of shoulder impingement syndrome. *J. Sports Med.*; *5*: 13-24.

Escamilla R.F. et al. (2010). Core muscle activation during Swiss ball and traditional abdominal exercises. *J. Orthop. Sports Phys. Ther.; 40(5)*: 265-76.

Esterman A. & Pilotto L. (2005). Foot shape and its effect on functioning in Royal Australian Air Force recruits : prospective cohort study. *Mil. Med.; 170(7)*: 623-28.

Faletti C., De Stefano N., Giudice G. & Larciprete M. (1998). Knee impingement syndromes. *Eur. J. Radiol.; 27 (1)* : 60-69.

Fan Y., Fan Y., Li Z., Lv C. & Luo D. (2011). Natural gaits of the non-pathological lat foot and high-arched foot. *PLoS ONE 6(3)*: 1371.

Farber A.J., Smith J.S., Kvitne R.S., Mohr K.J. & Shin S.S. (2009). Electromyographic analysis of forearm muscles in professional and amateur golfers. *Am.Sports Med.; 37(2)*: 396-401.

Farron L. (2001). L'instabilité gléno-humérale. *Sportmed. Sporttraumat.; 49 (1)* : 17-20.

Fiolo N.J., Kutz J.L., Infantolino B. W. & Challis J.H. (2009). Force-strength profiles for the tricepsbrachii. *The American Society of Biomechanics.*

Fluck M. & Hoppeler H. (2003). Molecular basis of skeletal muscle plasticity from gene to form and function. *Rev. Physiol. Biochem. Pharmacol.; 146* : 159-216.

Fong D., Chan Y.Y., Mok K.M., Yung P. & Chan K.M. (2009). Understanding acute ankle ligamentous sprain injury in sports. *Sports Med. Arthrosc. Rehabil. Ther. Technol.; 1*: 14.

Fontes D. & Meyer M. (2010). Épaule instable du sportif. *SIMS : L'imagerie en traumatologie du sport.* Sauramps Médical, Montpellier-Paris : 81-91.

Ford K.R., Myer G.D., Toms H.E., Hewett T.E. (2005). Gender differences in the kinematics of unanticipated cutting in young athletes. *Med. Sci. Sports Exerc.; 37(1)*: 124-29.

Forthomme B., Wieczorek, V., Frisch, A., Crielaard, J. M., & Croisier, J. L. (2013). Shoulder pain among high-level volley-ball players and preseason features. *Med. Sc. Sports Exerc. : 45(10)*: 1852-1860.

Fortin J. D. & Falco F. J. (1997). The biomechanical principles for preventing weightlifting injuries. *Phys. Med. Rehab.; 11* : 697-716.

Frostick S. P., Mohammad M. & Ritchie D. A. (1999). Sport injuries of the elbow. *Br. J. Sports Med.; 33(5)*: 301-311.

Fufa D.T. & Goldfarb C.A. (2013). Sports injuries of the wrist. *Curr. Rev. Musculoskelet. Med.; 6(1)*: 35-40.

Gabbe B.J., Finch C.F., Wajswelner H. & Bennell K.L. (2004). Predictors of lower extremity injuries at the community level of australian football. *Clin. J. Sport Med.; 14(2)*: 56-63.

Gallagher S. & Marras W.S. (2012). Tolerance of the lumbar spine to shear : A review and recommended exposure limits. *Clin. Biomech.; 27* : 973-78.

Gallo R.A., Plakke M. & Silvis M.L. (2012). Common Leg Injuries of Long-Distance Runners. *Sports Health; 4(6)*: 485-95.

Ganderton C., Pizzari T.J., Cook J. & Semciw A. (2017). Gluteus minimus and gluteus medius muscle activity during common rehabilitation exercises in healthy postmenopausal women. *J. Orthop. Sports Phys. Ther.; 47 (12)* : 914-22.

Garrett W.E., Califf J.C. & Bassett F.H. (1984). Histochemical correlates of hamstring injuries. *Am. j. sports med.; 12 (2)* : 98-103.

Ganestam A., Kallemose T., Troelsen A., Barfod K.W. (2016). Increasing incidence of acute Achilles tendon rupture and a noticeable decline in surgical treatment from 1994 to 2013. *Knee Surg. Sports Traumatol. Arthrosc.; 24(12)*: 3730-37.

di Glio I., Maganaris C.N., Baltzopoulos N.V. & Loram I.D. (2009). The proprioceptive and agonist roles of gastrocnemius, soleus and tibialis anterior muscles in maintaining human upright posture. *J. Physiol.; 15* : 2399-416.

Guenette et al. (2010). Sex differences in exercise induced diaphragmatic fatigue in endurance-trained athletes. *J. App. Physiol.; 109* : 35-46.

Golomer E., Keller J., Fery Y.A. & Testa M. (2004). Performance and muscle mass in jumping skills for dancers. *Percep. & Mot. Skills; 98* : 415-418.

Golomer E., Guillou E., Testa M., Lecoq C. & Ohlmann T. (2005). Contribution of neck proprioception to subjective vertical perception among experts in physical activities and untrained women. *Neurosc. Letters; 381(1-2):* 31-5, 10-17.

Gottschalk F., Kourosh S. & Leveau B. (1989). The functional anatomy of tensor fasciae latae and gluteus medius and minimus. *J. Anat.*; *166* : 179-189.

Goubel F. (2001). Adaptation des propriétés mécaniques du muscle à l'entraînement. *Sciences & Sports; 16* : 196-203.

Gregory P.L., Batt M.E. & Kerslake R.W. (2004). Comparing spondylolysis in cricketers and soccer players. *Br. J. Sports Med.; 38(6)*: 737-42.

Grenier S. G. & McGill S. M. (2007). Quantification of lumbar stability by using two different abdominal activation strategies. *Arch. Phys. Med. Rehab.; 88* : 54-62.

Gross C. & Vautravers P. (2006). Fractures de fatigue : prévention, rééducation, physiothérapie? Médecine Physique et Réadaptation.

Hahn T. & Foldspang A. (1997). The Q angle and sport. *Scand. J. Med. Sci. Sports; 7(1):* 43-48.

Hahn T., Foldspang A. & Ingemann-Hansen T. (1999). Dynamic strength of the quadriceps muscle and sports activity. *Br. J. Sports Med.; 33* : 117-120.

Hamill J., Russell E.M., Gruber A.H. & Miller R. (2011). Impact characteristics in shod and barefoot running. *Footwear Science; 3 (1)* : 33-40.

Hamlyn N., Behm D.G. & Young W.B. (2007). Trunk muscle activation during dynamic weight-training exercises and isometric instability activities. *J. Strength Cond. Res.; 21(4):* 1108-12.

Hamner S.R., Seth A. & Delp S.L. (2010). Muscle contributions to propulsion and support during running. *J. Biomech.; 43(14)*: 2709-16.

Hansen E.A., Lee H.D., Barrett K. & Herzog W. (2003). The shape of the force-elbow angle relationship for maximal voluntary contractions and sub-maximal electrically induced contractions in human elbow flexors. *J. Biomech.; 36(11):* 1713-18.

Hart J.-M., Pietrosimone B., Hertel J. & Ingersoll C.D. (2010). Quadriceps activation following knee injuries : a systematic review. *J. Athl. Train.; 45(1):* 87-97.

Hatch G.F., Pink M.M., Mohr K.J., Sethi P.M. & Jobe F.W. (2006). The effect of tennis racket grip size on forearm muscle firing patterns. *Am. J. Sports Med.; 34(12)*: 1977-1983.

Herrington L. & Horsley I. (2014). Effects of latissimus dorsi length on shoulder flexion in canoeists, swimmers, rugby players, and controls *J. Sport Health Sc.; 3(1):* 60-63.

Hereter G. J. (2012). Étude statique du deltoïde moyen par IRM. *Mémoire de maîtrise électronique*, Montréal, École de technologie supérieure.

Hill A.V. (1938). The heat of shortening and the dynamic constants of muscle. *Proc. Roy. Soc.; B126* : 136-195.

Hintermann B. & Nigg B. M. (1998). Pronation in runners : implications for injuries. *Sports Med.; 26 :* 169-176.

Hodges P.W. (1999). Is there a role for transversus abdominis in lumbo-pelvic stability? *Man. Ther.; 4(2*): 74-86.

Hohenauer E., Taeymans J., Baeyens J.P., Clarys P. & Clijsen R. (2015). The effect of post-exercise cryotherapy on recovery characteristics : a systematic review and meta-analysis. *PLoS One :* 10(9).

Hosea T.M. & Hannafin J. A. (2012). Rowing Injuries. *Sports Health; 4(3):* 236–245.

Hoshikawa Y. et al. (2006). Influence of the psoas major and thigh muscularity on 100-m times in junior sprinters. *Med. Sci. Sports Exerc.; 38* : 2138-43.

Howell S.M., Imobersteg A.M., Seger D.H. & Marone (1986). Clarification of the role of the supraspinatus muscle in shoulder function. *J. Bone Surg. Am.; 68(3):* 398-404.

Hrysomallis C. (2009). Hip adductors' strength, flexibility, and injury risk. *J. Strength Cond. Res.; 23(5*): 1514-17.

Huijing P.A. (1994). Mechanische Muskelmodelle. In P.V., Komi, *Kraft und Schnellkraft im Sport*. Colonia : 135-154.

Ikllaar H. (1994). Soccer injuries I : Incidence and severity. *Sports Medicine; 18(1*): 55-73.

Ikllaar H. (1994). Soccer injuries. II : Aetiology and prevention. *Sports Medicine; 18(2*): 81-93.

Ishigaki T. et al. (2015). Comparing trapezius muscle activity in the different planes of shoulder elevation. *J.Phys. Ther. Sci.; 27(5)*: 1495–97.

Jakobsen M.D. et al. (2012). The effect of strength training, recreational soccer and running exercise on stretch-shortening cycle muscle performance during countermovement jumping. *Hum. Mov. Sci.*; 31(4): 970-86.

Jansen J.A. et al. (2008). Treatment of longstanding groin pain in athletes; a systematic review. *Scand. J. Med. Sci. Sports.; 18 :* 263-74.

Järvinen T., Kääriäinen, M., Järvinen, M. & Kalimo H. (2000). Muscle strain injuries. *Curr. Opin. Rheumatol.; 12* : 155-61.

Jiménez-Reyes P., Samozino P., Brughelli M. & Morin J.B. (2017). Effectiveness of an individualized training based on force-velocity profiling during jumping. *Front. Physiol.; 7 :* 677.

Johnson C. & Reid J.G. (1991). Lumbar compressive and shear forces during various trunk curl-up exercises. *Clin. Biomech.; 6(2):* 97–104.

Johnson G., Bogduk N., Nowitzke A. & House D. (1994). Anatomy and actions of the trapezius muscle. *Clin. Biomech.; 9(1):* 44-50.

Jone, D., Round J. & de Haan A. (2005). Physiologie du muscle squelettique : de la structure au mouvement. Paris : 200.

Juan-Recio C. et al. (2015). Short-term effect of crunch exercise frequency on abdominal muscle endurance. *J. Sports Med. Phys. Fitness; 55(4)*: 280-89.

Juker D., McGill S., Kropf P. & Steffen T. (1998). Quantitative intramuscular myoelectric activity of lumbar portions of psoas and the abdominal wall during a wide variety of tasks. *Med. Sci. Sports Ex.; 30(2):* 301-10.

Junge A. et al. (2009). Sports injuries during the Summer Olympic Games 2008. *Am. J. Sports Med.; 37(11)*: 2165-72.

Khaleghi F. et al. (2016). Knee muscle reciprocal co-activation in patellofemoral pain syndrome during isokinetic exercise. *J. Clin. Physiother. Res.; 1(1)*: 6-11.

Kang M.H., Oh J.S. & Jang J.H. (2014). Difference in muscle activities of the infraspinatus and posterior deltoid during shoulder external rotation in open kinetic chain and closed kinetic chain exercises. *J. Phys. Ther. Sci.; 26(6)*: 895-897.

Kapandji A. I. (2011). Qu'est-ce que la biomécanique ? Sauramps médical Ed., Montpellier : 592.

Kaya D. & Doral M.N. (2012). Is there any relationship between Q-angle and lower extremity malalignment? *Acta Orthop. Traumatol. Turc.; 46(6):* 416-19.

Kawakami Y., Abe T. & Fukunaga T. (1993). Muscle-fiber pennation angles are greater in hypertrophied than in normal muscles. *J. Appl. Physiol.; 74(6):* 2740-2744.

Kelikian A.S. (2011). Anatomy of the foot and ankle : descriptive, topographic, functional. Philadelphia : Lippincott Williams & Wilkins, 736.

Keller J., Lamenoise J.L., Testa M., Golomer E. & Rosey F. (2011). Discontinuity and variability in the development of the overarm throwing skill in 3- to 18-year-old children. *Inter. J. Sport Psycho.; 42*, 245-262.

Keller J., Testa M., Golomer E. & Rosey F. (2007). Changes in hitting a ball for infants from 3- to 4-year-olds. *Advances in psychology research*, in A.M. Columbus ed., 50,115-140. New-York, nova science publishers.

Khayambashi K., Ghoddosi N., Straub R.K. & Powers C.M. (2016). Hip Muscle Strength Predicts Noncontact Anterior Cruciate Ligament Injury in Male and Female Athletes. *Am. J. Sports Med.; 44(2):* 355-61.

Kibler W.B. (1991.). The role of the scapula in the overhead throwing motion. *Contemp. Orthop.; 22* : 525-532.

Kibler W.B. (1995). Biomechanical analysis of the shoulder during tennis activities. *Clin. Sports Med.; 14(1)*: 79-85.

Kibler W.B. (1998). The role of the scapula in athletic shoulder function. *Am. J. Sports Med.*; *26* : 325 – 337.

Kitay G.S. et al. (1995). Roentgenographic assessment of acromial morphologic condition in rotator cuff impingement syndrome. *J. Shoulder Elbow Surg.; 12* : 617-23.

Kronberg M., Nemeth G. & Broström L.A. (1990). Muscle activity and coordination in the normal shoulder : an EMG study. *Clin. Orthop. Relat. Res. ; 257* : 76-85.

Kueche D.K., Newman S.R., Itoi E., Morrey B.F. & An K.N. (1997). Shoulder muscle moment arms during horizontal flexion and elevation. *J. Shoulder Elbow Surg. ; 6(5):* 429-39.

Kulig K., Powers C.M., Shellock F.G. & Terk M. (2001). The effects of eccentric velocity on activation of elbow flexors : evaluation by magnetic resonance imaging. *Med. Sci. Sports Exerc. ; 33(2):* 196-200.

Kumagai K. et al. (1985). Sprint performance is related to muscle fascicle length in male 100-m sprinters. *J. Appl. Physiol. ; 88 (3)* : 811-16.

Kuo D.K. & Donelan J.-M. (2010) Dynamic principles of gait and heir clinical implications. *Phys. Ther. ; 90(2):* 157-174.

Landin D. & Thompson M. (2011). The shoulder extension function of the triceps brachii. *J. Electro. & Kinesiol. ; 21(1):* 161-165.

Langenderfer et al. (2005). An EMG-driven model of the upper extremity and estimation of long head biceps force. *Comput. Biol. ; 35(1):* 25-39.

Lankhorst N.E., Bierma-Zeinstra S.M. & van Middelkoop M. (2013). Factors associated with patellofemoral pain syndrome : a systematic review. *Br. J. Sports Med. ; 47(4)*: 193-206.

Lauretani F. et al. (2003). Age-associated changes in skeletal muscles and their effect on mobility : an operational diagnosis of sarcopenia. *J. Appl. Physiol. ; 95(5)*: 1851-60.

Lauver J.D., Cayot T.E. & Scheuermann B.W. (2016). Influence of bench angle on upper extremity muscular activation during bench press exercise. *Eur. J. Sport Sci.*; *16(3):* 309-316.

Lawrence M.A. & Carlson L.A. (2015). Effects of an unstable load on force and muscle activation during a parallel back squat. *J. Strength Cond. Res. ; 29(10):* 2949-53.

Leboeuf F. et al. (2006). Étude biomécanique de la course à pied. *EMC* (Elsevier SAS, Paris), Podologie, 27-020-A-20 : 1-16.

Lee T.S., Song M.Y. & Kwon Y.J. (2016). Activation of back and lower limb muscles during squat exercises with different trunk flexion. *J. Phys. Ther. Sci. ; 28(12):* 3407-3410.

Leetun D.T., Ireland M.L., Willson J.D., Ballantyne B.T. & Davis I.M. (2004). Core stability measures as risk factors for lower extremity injury in athletes. *Med. Sci. Sports Exerc. ; 36* : 926 – 34.

Lehance C., Binet J., BuryT. & Croizier J.L. (2009). Muscular strength, functional performances and injury risk in professional and junior elite soccer players. *Scand. J. Med. Sci. Sport; 19(2)*: 243-5.

Le Huec J. C., Saddiki R., Franke J., Rigal J. & Aunoble S. (2011). Equilibrium of the human body and the gravity line : the basics. *Eur. Spine J. ; 20* : 558-563.

Lerat J.L., Moyen B., Cladière F, Besse J.L. & Abidi H. (2000). Knee instability after injury to the anterior cruciate ligament quantification of the Lachman test. J. Bone Joint Sur. ; *1*: 42-47.

Li Y., Cao C. & Chen X. (2013). Similar electromyographic activities of lower limbs between squatting on a reebok core board and ground. *J. Strength Cond. Res.*; 27 : 1349 – 53.

Lieber R.L. & Friden J. (1999). Mechanisms of muscle injury after eccentric contraction. *J. Sci. Med. Sport; 2(3)* : 253-65.

Lieberman D.E., Raichlen D.A., Pontzer H., Bramble D.M. & Cutright-Smith E. (2006). The human gluteus maximus and its role in running *J. Exp. Biol.; 209* : 2143-55.

Lieberman D.E. et al. (2010). Foot strike patterns and collision forces in habitually barefoot versus shod runners. *Nature*; *463* : 531-35.

List R., Gülay T., Stoop M. & Lorenzetti S. (2013). Kinematics of the trunk and the lower extremities during restricted and unrestricted squats. *J. Strength Cond. Res.; 27 (6) :* 1529-38.

Ludewig P.M. et al. (2009). Motion of the shoulder complex during multiplanar humeral elevation. *J. Bone Joint Surg. Am.; 91(2)*, 378-89.

Lubahn A.J. et al. (2011). Hip muscle activation and knee frontal plane motion during weight bearing therapeutic exercises. *Int. J. Sports Phy.s Ther.*; *6(2)*: 92-103.

Machotka Z., Kumar S. & Perraton L.G. (2009). A systematic review of the literature on the effectiveness of exercise therapy for groin pain in athletes. *Med. Rehab.; 1(5):* 1758-2555.

Marcolin G. et al. (2015). Selective activation of shoulder, trunk, and arm muscles : a comparative analysis of different push-up variants. *J. Athl. Train.; 50(11):* 1126-32.

Macadam P., Cronin J. & Contreras B. (2015). An examination of the gluteal muscle activity associated with dynamic hip abduction and hip external rotation exercise : a systematic review. *In.t J. Sports Phys. Ther.; 10(5):* 573-91.

MacIntyre N.J., Hill N.A., Fellows R.A., Ellis R.E. & Wilson D.R. (2006). Patellofemoral joint kinematics in individuals with and without patellofemoral pain syndrome. *J. Bone Joint Surg. Am.*; *88(12)*: 2596-605

Maeo S. et al. (2014). Muscular activities during sling- and ground-based push-up exercise. *BMC Res Notes; 7* : 192.

Maffey L. & Emery C. (2007). What are the risk factors for groin strain Injury in sport? A systematic review of the literature. *Sports Med.; 37 (10)* : 881-94.

Maganaris C.N., Baltzopoulos V. & Sargeant A.J. (1998). Changes in Achilles tendon moment arm from rest to maximum isometric plantarflexion : in vivo observations in man. *J. Physiol.; 510(3)* : 977-98.

Mahmoudi A., Frioui S., Jemni S. Khachnaoui F. & Dahmene Y. (2015). La pubalgie du sportif : mise au point à propos d'une étude rétrospective de 128 joueurs. *Pan. Afr. Med. J.; 22* : 288.

Malliaras P., Cook J.L. & Kent P. (2006). Reduced ankle dorsiflexion range may increase the risk of patellar tendon injury among volley-ball players. *J. Sci. Med. Sport; 9 (4) :* 304-09.

Manunta F.A., Zedde P., Pisanu F. & Marras F. (2014). Sports-related changes of the synovial membrane. *Joints; 2(4):* 181-87.

Marieb E.N. (1992). Human anatomy and physiology, 2nd. Ed. Benjamin/Cummings Pub. Co., Inc. : Redwood City, CA, 628-912.

McAskill M.J., Thomas B.S., Durant J.S. & Wallace D.A. (2014). Gluteal muscle activity during weightbearing and non-weightbearing exercise. *Int. J. Sports Phys. Ther.; 9(7)*: 907-14.

McCaw S.T. & Friday J.J. (1994). A comparison of muscle activity between a free weight and machine bench press. *J. Strength Cond. Res.; 8(4)*: 259-264.

McMahon P.J., Jobe J.W., Pink M.M., Broult J.R. & Perry J. (1996). Comparative EMG analysis of shoulder muscles during planar motions : anterior glenohumeral instability versus normal. *J. Shoulder Elbow Surg. ; 5(2);* 118-32.

Matta T., Simao R., Freitas de Salles B. & Spineti J. (2011). Strength training's chronics effects on muscle architecture parameters of different arm sites. *J. Strength Cond. Res.; 25(6):* 1711-17.

Mesure S. (2004). Posture, équilibre et locomotion : bases neurophysiologiques. In E. Viel (Ed.), La marche humaine, la course et le saut. Biomécanique, explorations, normes et dysfonctionnements. Masson : Paris. 69-90.

Meeusen R. & Lievens P. (1986). The use of cryotherapy in sports injuries. *Sports Med.; 3(6)*: 398-414.

Mercer V.S., Gross M.T., Sharma S. & Weeks E. (2009). Comparison of gluteus medius muscle electromyographic activity during forward and lateral step-up exercises in older adults. *Phys. Ther.; 89 :* 1205-14.

Miller R H., Umberger B.R. & Caldwell G.E. (2012). Sensitivity of maximum sprinting speed to characteristic parameters of the muscle force – velocity relationship, *J. Biomech. : 45* : 1406-13.

Mjolsnes R., Arnason A., Osthagen T., Raastad T. & Bahr R. (2004). A 10 week randomized trial comparing eccentric vs. concentric hamstring strength training in well-trained soccer players. *Scand. J. Med. Sci. Sports; 14(5),* 311-17.

Mohandhas B.R. et al. (2016). Racquet string tension directly affects force experienced at the elbow : implications for the development of lateral epicondylitis in tennis players. *Should. Elbow; 8(3)*: 184-91.

Moffroid M., Reid S., Henry S.M., Haugh L.D. & Ricamato A. (1994). Some endurance measures in persons with chronic low back pain. *J. Orthop. Sports Phys. Ther.; 20* : 81-7.

Moreau C.E., Green B.N., Johnson C.D. & Moreau S.R. (2001). Isometric back extension endurance tests : a review of the litterature. *J. Manipulative Physiol. Ther.; 24* : 110-22.

Morin J.B. et al. (2015). Sprint acceleration mechanics : the major role of hamstrings in horizontal force production. *Front. Physiol.; 6* : 404.

Morin J. B. & Samozino P. (2016). Interpreting power-force-velocity profiles for individualized and specific training. *Int. J. Sports Physiol. Perform.; 11* : 267-72.

Murley G.S., Landorf K.B., Menz H.B. & Bird A.R. (2009). Effect of foot posture, foot orthoses and footwear on lower limb muscle activity during walking and running : a systematic review. *Gait Post.; 29(2):* 172-87.

Myer et al. (2014). The back squat : a proposed assessment of functional deficits and technical factors that limit performance. *Strength Cond. J. ; 36(6):* 4-27.

Nakashian M.N., Pointer L., Owens B.D. & Wolf J.-M. (2012). Incidence of metacarpal fractures in the US population. Hand (N Y*); 7(4*): 426-30.

Nattiv A. (2000). Stress fractures and bone health in track and field athletes. *J. Sci. Med. Sport ; 3(3):* 268-79.

Nashner L.M., Shupert C.L., Horak F.B. & Black F.O. (1989). Organization of posture controls : an analysis of sensory and mechanical constraints. *Prog. Brain. Res. ; 80* : 411-18.

Neer C.S. & Walch R.P. (1977). The shoulder in sports. *Orthop. Clin. North Am.* ; *8* : 583-91.

Nesbit S.M. & McGinni R.S. (2014). Kinetic constrained optimization of the golf swing hub path. *J. Sports Sci. Med. ; 13(4):* 859-73.

Nichols A. W. (2015). Medical Care of the Aquatics Athlete. *Curr. Sports Med. Rep. ; 14(5):* 389-96.

Nicolini P.A. (2014). Common injuries in athletes' knee : experience of a specialized center. *Acta Ortop. Bras. ; 22(3):* 127-31.

Nishiwaki G.A., Urabe Y. & Tanaka K. (2006.) EMG analysis of lower extremity muscles in three different squat exercises. *J. Jpn. Phys. Ther. Assoc. ; 9(1*): 21-26.

Nordez A., Bouillard K. & Hug F. (2012). Analyse des sollicitations musculaires via la technique d'élastographie « supersonic shear imaging ». *Science & Motricité ; 75* : 39-47.

Obeid I. et al. (2011) Global analysis of sagittal spinal alignment in major deformities : correlation between lack of lumbar lordosis and flexion of the knee. *Eur. Spine J. ; 20 :* 681-85.

Ohguni M., Aoki M., Sato H., Imada K. & Funane S. (2009). The effect of grip size on the hitting force during a soft tennis forehand stroke. *Sports Health ; 1(4):* 321-325.

Olivier N., Quintin G. & Rogez J. (2008). Le complexe articulaire de l'épaule du nageur de haut niveau. *Ann. Réadapt. Méd. Phys. ; 51* : 342-47.

Olivier N., Lepetre A., Caby I., Dupuis M.A. & Prieur F. (2008). Le réentrainement à l'effort de la lombalgie chronique nécessite-t-il un renforcement musculaire isocinétique quotidien du tronc ? *Ann. Réadapt. Méd. Phys. ; 51* : 284 – 91.

Oliviera L.F. et al. (2009). Effect of the shoulder position on the biceps brachii emg in different dumbbell curls. *J. Sports Sci. Med. ; 8(1):* 24-29.

Olmsted L.C., Carcia C.R., Hertel J. & Shultz S.J. (2002). Efficacy of the star excursion balance tests in detecting reach deficits in subjects with chronic ankle instability. *J. Athl. Train. : 37(4):* 501-06.

Onishi H. et al. (2002). EMG-angle relationship of the hamstring muscles during maximum knee flexion. *J. Electromyogr. Kinesiol. ; 12(5)* : 399-406.

Orchard J.W. (2015). Men at higher risk of groin injuries in elite team sports : a systematic review. *Br. J. Sports Med. ; 49(12*): 798-802.

Ostrowski S.J., Carlson L.A. & Lawrence M.A. (2017). Effect of an Uustable load on primary and stabilizing muscles during the bench press. *J. Strength Cond. Res.; 31(2)*: 430-434.

Page P. (2011). Shoulder muscle imbalance and subacromial impingement syndrome in overhead athletes. *Int. J. Sports Phys.Ther.; 6(1)*: 51-58.

de Paiva Luciano A. et Lara L.C. (2012). Epidemiological study of foot and ankle injuries in recreational sports. *Acta Ortop. Bras.; 20(6):* 339-42.

Pal S. et al., (2011). Patellar maltracking correlates with vastus medialis activation delay in patellofemoral pain patients. *Am. J. Sports Med.; 39(3):* 590-98.

Park S.K. & Stefanyshyn D.J. (2011). Greater Q angle may not be a risk factor of patellofemoral pain syndrome. *Clin. Biomech.*; *26(4)*: 392-96.

Pearl M.L., Perry J., Torburn L. & Gordon L.H.(1992). An electromyographic. analysis of the shoulder during cones and planes of arm motion. *Clin. Orthop.Relat. Res.; 284* : 116-27.

Perry J. (2010). Gait analysis : normal and pathological function. *J. Sports Sci. Med.; 9(2)*: 353.

Petersen W. et al., (2010). Das patellofemorale schmerzsyndrom. Orthopädische Praxis.; *46(8):* 34-42.

Petersen W. et al., (2013). Patellofemoral pain syndrome. *Knee Surg. Sports Traumatol. Arthrosc.; 22(10):* 2264-74.

Philips S., Mercer S. & Bogduk N. (2008). Anatomy and biomechanics of quadratus lumborum. *Proc. Inst. Mech. Eng. H.; 222(2)*: 151-59.

Poppen N.K. & Walker P.S. (1976). Normal and abnormal motion of the shoulder. *J. Bone Joint Surg.; 58(2)*: 195-201

Prins M.R., van der Wurff P. (2009). Females with patellofemoral pain syndrome have weak hip muscles : a systematic review. *Aust. J. Physiother.; 55(1)*: 9-15

Pugh G.M. (2003) A biomechanical comparison of the front and rear lat pull-down exercise. Master of science in exercise and sport sciences, University of Florida.

Queiroz B.C. et al. (2010). Muscle Activation During Four Pilates Core Stability Exercises in Quadruped Position. *Phys. Med. Rehab.; 91(1)*: 86-92.

Radford J.A., Burns J., Buchbinder R., Landorf K.B. & Cook C. (2006). Does stretching increase ankle dorsiflexion range of motion? A systematic review. *Br. J. Sports Med.; 40(10):* 870-75.

Rannou F., Mayoux-Benhamou M.A. Poiraudeau S. & Revel M. (2004). Disque intervertébral et structures voisines de la colonne lombaire : anatomie, biologie, physiologie et biomécanique. *EMC-Rhumatologie Orthopédie; 1* : 487 – 507.

Reed D., Halaki M. & Ginn K. (2010). The rotator cuff muscles are activated at low levels during shoulder adduction : an experimental study. *J. Physiother.; 56* : 259 – 64.

Reid D.A. & McNair P.J. (2000). Factors contributing to low back pain in rowers. *Br. J. Sports Med.; 34* : 321-25.

Rey P.B., Jardin E. & Obert L. (2013). Existe-t-il une correlation entre la force de pronation-supination du côté dominant et celle du côté non dominant chez l'adulte sain droitier? *Chirurgie de la main ; 33* : 17-22.

Riddiford-Harland D.L., Steele J.R. & Storlien L.H. (2000). Does obesity influence foot structure in prepubescent children? *Int. J. Obes. Relat. Metab. Disord. ; 24(5):* 541-44.

Roberts A.L. et al. (2015) Post-exercise cold water immersion attenuates acute anabolic signalling and long-term adaptations in muscle to strength training. *J. Physiol. ; 593(18):* 4285-301.

Robinson C.M. (1998). Clavicle fractures : Robinson Classification J. Bone Joint Surg. ; *80* : 476-84.

Rockwood C.A. & Youg D.C. (1990). Disorders of the acromioclavicular joint. In Rockwood C.A & Matsen F.A. *The Shoulder*, Philadelphia, WB Saunders Company, 413-76.

Rodeo S.A. (1999). Knee pain in competitive swimming. *Clin. Sports Med. ; 18(2)*: 379-87.

Rodineau J. (1997). Evaluation clinique des lésions musculaires récentes et essai de classification. *Sport Med. ; 73* : 287-90.

Romer L.M. & Polkey M.I. (2008). Exercise induced respiratory muscle fatigue : implications for performance. *J. Appl. Pysiol. ; 104 :* 879-88.

Rossi F. (1995). Spondylolysis in athletes. *J. Sports Med. ; 18 (4) :* 317-37.

Rougier P. & Blanchi J.-P. (1991). Evaluation du niveau d'expertise en escalade par l'analyse de la relation posturo-cinétique. *Science et Motricité ; 14*: 3-12.

Roulland R. (2003). Les ischio-jambiers du footballeur, isocinétisme et prévention. *Kinésith. Scient. ; 437 :* 31-36.

Roussouly P., Gollogly S., Berthonnaud E. & Dimnet J. (2005). Classification of the normal variation in the sagittal alignment of the human lumbar spine and pelvis in the standing position. *Spine 30 :* 346 – 353.

Rubin D.A. (2012). Imaging Diagnosis and prognostication of hamstring injuries. *Am. J. Roentgenol. ; 199(3):* 525-33

Rumball J.S., Lebrun C.M., Di Ciacca S.R. & Orlando K. (2005) Rowing injuries. *Sports Med. ; 35(6)*: 537-55.

Saeterbakken A.H., Tillar R. & v.d. Fimland M.S. (2011). Comparison of muscle activity and 1-RM strength of three chest-press exercises with different stability requirements. *J. Sports Sci. ; 29* : 1-6.

Saito A., Watanabe K. & Akima H. (2013). The highest antagonistic coactivation of the vastus intermedius muscle among quadriceps femoris muscle during isometric knee flexion. *J. Elect. Kinesiol. ; 23(4):* 831-37.

Sakoma Y. et al. (2011). Anatomical and functional segments of the deltoid muscle. *J. Anat. : 218(2);* 185-90.

Sakamoto A., Naito H. & Chow C.M. (2014). Hyperventilation as a strategy for improved repeated sprint performance. *J. Strength Cond. Res. ; 28(4)*: 1119-26.

Sakamoto A., Naito H. & Chow C.M. (2018). Effects of hyperventilation on repeated pedaling sprint performance : short vs. long intervention duration. *J. Strength Cond. Res.; 32(1):*170-80.

Saliba S.A. et al. (2010). Differences in transverse abdominis activation with stable and unstable bridging exercises in individuals with low back pain. *N. Am. J. Sports Phys. Ther.; 5(2)*: 63–73.

Salo A.I., Bezodis I.N., Batterham A.M. & Kerwin D.G. (2011). Elite sprinting : are athletes individually step-frequency or step-length reliant? *Med. Sci. Sports Exerc.; 43(6)*: 1055-62.

Samozino P., Rejc E., di Prampero P.E., Belli A. & Morin J.B. (2012). Optimal force-velocity profile in ballistic movements. Altius : citius or fortius? *Med. Sci. Sports Exerc.*; *44 (2)* : 313-22.

Sanchis-Moysi J., Idoate F., Izquierdo M., Calbet J.A. & Dorado C. (2011). Iliopsoas and gluteal muscles are asymmetric in tennis players but not in soccer players. *PLoS One; 6(7).*

Schick E.E. et al. (2010). A comparison of muscle activation between a Smith machine and free weight bench press. *J. Strength. Cond. Res.; 24(3)*: 779-84.

Schöffl V.R. & Schöffl I. (2006). Injuries to the finger flexor pulley system in rock climbers : current concepts. *J. Hand Surg. Am.; 31(4):* 647-54.

Sedaghati P., Alizadeh M.H., Shirzad E. & Ardjmand A. (2013). Review of sport-induced groin injuries. *Traum. Mon.; 18(3)*: 107–12.

Semciw A., Neate R. & Pizzari T. (2016). Running related gluteus medius function in health and injury : A systematic review with meta-analysis. *J. Electromyo. Kinesiol.; 30 :* 98-110.

Serner A. et al. (2014). EMG evaluation of hip adduction exercises for soccer players : implications for exercise selection in prevention and treatment of groin injuries. *Br. J. Sports Med.*; 48(14): 1108-14.

Serra-Tosio G. (2011). Repères et mesures en imagerie ostéoarticulaire. *Collection imagerie médicale.* Elsevier Masson SAS, Issy-les-Moulineaux, 197.

Seymore K.D., Domire Z.J., DeVita P., Rider P.M. & Kulas A.S. (2017). The effect of nordic hamstring strength training on muscle architecture, stiffness, and strength. *Eur. J. Appl. Physiol.; 117(5)*: 943-53.

Seyrès P. & Huchon R. (2000). La loi d'Euler rapportée aux courbures rachidiennes : un exemple d'appropriation et d'emploi abusif vieux de plus d'un siècle. *Annales de kinésithérapie; 27* : 119-124.

Signorile J.F., Zink A.J. & Szwed S.P.(2002). A comparative electromyographical investigation of muscle utilization patterns using various hand positions during the lat pull-down. *J. Strength Cond. Res.*; 16 (4) : 539-46.

Simon B., Gouilly P. & Peverelly G. (2001). Le psoas. *Kinésithérapie; 1(0):* 73-78.

Sinclair J., Hobbs S.J, Currigan G., Giannandrea M. & Taylor PJ. (2014). Tibiocalcaneal kinematics during barefoot and in barefoot-inspired shoes in comparison to conventional running footwear. *Hum. Mov. Sci.; 83* : 67-75.

Sinert R, Kohl L, Rainone T. & Scalea T. (1994) Exercise-induced rhabdomyolysis. *Ann. Emerg. Med.*; 23 : 1301-1306.

Snarr R.L. & Esco M.R. (2014). Electromyographical comparison of plank variations performed with and without instability devices. *J. Strength Cond. Res.*; 28 (11) : 3298-305.

Snarr R.L., Hallmark A.V., Casey J.S. & Esco M.R. (2017). Electromyographical comparison of a traditional, suspension device and towell pull-up. *J.Hum. Kinet.; 58* : 5-13.

Sorbie G.G., Hunter H.H., Grace F.M., Gu Y., Baker J.S. & Ugbolue U.C. (2016). An electromyographic study of the effect of hand grip sizes on forearm muscle activity and golf performance. *Res. Sports Med.; 24(3)*: 222-33.

Souchard P. (2011). Les mécanismes de contrôle de l'équilibre. In Rééducation posturale globale. Elsevier Masson : Issy-les-Moulineaux. 37-43.

Spinner R.J., Speer K. P. & Mallon W.J. (1998). Avulsion injury to the conjoined tendons of the latissimus dorsi and teres major muscles. *Am. J. Sports Med.; 26(6)*: 847-49.

Solomito M.J., Garibay E.J., Woods J.R., Õunpuu S. & Nissen C.W. (2015) Lateral trunk lean in pitchers affects both ball velocity and upper extremity joint moments. *Am. J. Sports Med.; 43(5)*: 1235-40.

Solnik S., Devita P., Grzegorczyk K., Koziatek A. & Bober T. (2010). EMG frequency during isometric, submaximal activity : a statistical model for biceps brachii. *Acta Bioeng. Biomech.; 12(3)*: 21-28.

Smith A.C., Roberts J.R., Kong P.W & Forrester S.E. (2017). Comparison of centre of gravity and centre of pressure patterns in the golf swing. *Eur. J. Sport Sci.; 17(2)*: 168-78.

Squadrone R. et Gallozzi C. (2009). Biomechanical and physiological comparison of barefoot and two shod conditions in experienced barefoot runners. *J. Sports Med. Phys. Fitness; 49* : 6-13.

St Croix C. M., Morgan B. J., Wetter T.J. & Dempsey J.A. (2000). Fatiguing inspiratory muscle work causes reflex sympathetic activation in humans. *J. Physiol.; 529(2)*: 493–504.

Staudenmann D. & Taube W. (2015). Brachialis muscle activity can be assessed with surface electromyography. *J Electromyogr Kinesiol.; 25(2)*: 199-204.

Steele J., Bruce-Low S. & Smith D. (2015). A review of the specificity of exercises designed for conditioning the lumbar extensors. *Br. J. Sports Med.; 49(5)*: 291-97.

Steele J., Bruce-Low S. & Smith D. (2015b). A review of the clinical value of isolated lumbar extension resistance raining for chronic low back pain. *Phys. Med. Rehab.; 7(2)*: 169-87.

Stengel S.V. et al. (2005). Power training is more effective than strength training for maintaining bone mineral density in postmenopausal women. *J. Appl. Physiol.* : *99*; 181-188.

Stokes I.A., Spence H., Aronsson D.D. & Kilmer N. (1996). Mechanical modulation of vertebral body growth. Implications for scoliosis progression. *Spine; 21(10)*: 1162-67.

Swinton P.A., Stewart A., Agouris I., Keogh J & Lloyd R. (2011). A biomechanical analysis of straight and hexagonal barbell deadlifts using submaximal loads. *J. Strength Con. Res.; 25 (7)* : 2000-09.

Tarpenning K.M., Hamilton-Wessler M., Wiswell R.A. & Hawkins S.A. (2004). Endurance training delays age of decline in leg strength and muscle morphology. *Med. Sci. Sports Exerc.; 36(1)*: 74-78.

Taylor J.B. et al. (2015). Prevention of lower extremity injuries in basket-ball : a systematic review and meta-analysis. *Sports Health ; 7(5):* 392–98.

Testa M. & Alanbagi Y. (2016). Méthodologie de l'entraînement sportif. Ellipses ed., Paris, 160.

Testa M. & Thépaut-Mathieu C. (1985). Effet d'un entraînement isométrique de l'avant-bras sur le membre controlatéral non entraîné, Mémoire STAPS, Université Paris X – INSEP.

Testa M., Diop M. & Peres G. (1994). Effect of posture required by different seats and handlebars on energy-consumption, heart-rate and pedaling activity of the cyclist. *Arch. Int. Physiol. Biochim. Biophys. ; 5 (102) :* 114.

Testa M. & Debû B. (1997). Analyse tridimensionnelle des variations de forces associées à une tâche d'escalade chez les adolescents. *Archives of Physiology and Biochemistry ; 5 (3) :* 1-11.

Testa M. (1998). Analyse des coordinations posturo-cinétiques chez l'enfant et l'adolescent en escalade. Thèse, université J. Fournier, Grenoble.

Testa M., Martin L. & Debû B. (1999). Effects of the type of holds and movement amplitude on postural control associated with a climbing task. *Gait & Posture*; *9*: 57-64.

Testa M., Martin L. & Debû B. (2003). 3D analysis of posturo-kinetic coordination associated with a climbing task in children and tennagers. *Neurosci. Letters*; *336* : 45-49.

Testa M., Magnier E., Keller J. & Golomer E. (2003). Head-Trunk-lower limb positioning in jumping task for dance expertise. *ESMAC*, Marseille.

Testa M., Noakes T. & Desgorces F.D. (2012). Exercise relative volume and training state influence the rating of perceived exertion during resistance exercise. *J. Strength Cond. Res. ; 26(11):* 2990-96.

Thépaut-Mathieu C., Miller C. & Quièvre J. (1997). Entraînement de la force : spécificité et planification. *Les cahiers de l'INSEP, 21.*

v. d. Tillaar R., Solheim J. & Bencke J. (2017). Comparison of hamstring muscle activation during high-speed running and various hamstring strengthening exercises. *Int. J. Sports Phys. Ther. ; 12(5)*: 718-27.

Tsaklis P. et al. (2015). Muscle and intensity based hamstring exercise classification in elite female track and field athletes : implications for exercise selection during rehabilitation. *J. Sports Med. ; 6 :* 209-17.

Thiriet J.L. (2008). Bases de l'anatomie fonctionnelle en 3D. De Boeck, *Sciences et pratiques du sport*, 171.

Til L. et al. (2014). Hamstring injuries in football : Applying scientific knowledge to daily on-field practice. *Sports Med. J. ; 2 : 514-17.*

Tsuji T. (2002). Knee-spine syndrome : correlation between sacral inclination and patellofemoral joint pain. *J. Orthop. Sci. ; 7(5*): 519-23

Tudor A., Ruzic L., Sestan B., Sirola L. & Prpic T. (2009). Flat-footedness is not a disadvantage for athletic performance in children aged 11 to 15 years. *Pediatrics ; 123(3):* 2008-62.

Turkel S.J., Panio M.W., Marshall J.L. & Girgis F.G. (1981). Stabilizing mechanisms preventing anterior dislocation of the glenohumeral joint. *J. Bone Joint Surg. Am.; 63*: 1208-217.

Townsend H., Jobe F.W. & Perry J. (1991). EMG analysis of the glenohumeral muscles during a baseball rehabilitation program. *Am. J. Sports med.; 19(3)*: 264-72.

Tyler T.F., Fukunaga T. & Gellert J. (2014). Rehabilitation of soft tissue injuries of the hip and pelvis. *Int. J. Sports Phys. Ther.; 9(6)*: 785-97.

Tyler T.F., Nicholas S.J., Campbell R.J., Donellan S. & McHugh M.P. (2002). The effectiveness of a preseason exercise program to prevent adductor muscle strains in professional ice hockey players. *Am. J. Sports Med.; 30(5)*: 680–83.

Uhl T.L. et al. (2003). Shoulder musculature activation during upper extremity weight-bearing exercise. *J. Orthop. Sports Phys Ther.*; *33 (3)* : 109-17.

Vad V.B. et al. (2004). Low back pain in professional golfers : the role of associated hip and low back range-of-motion deficits. *Am. J. Sports Med.; 32(2):* 494-97.

Valancogne G., Plant A.F. & Oudin G. (2009). Rééducation pelvi-périnéologique, techniques manuelles et douleurs pelvi-périnéales. *Pelvi-Périnéol.; 4* : 147-152.

Vaishya R., Azizi T.A., Agarwal A.K. & Vijay V. (2016). Apophysitis of the Tibial Tuberosity (Osgood-Schlatter Disease) : A Review. *Cureus; 8(9)*: 780.

Vera-Garcia F. J., Brown S. H., Gray J. R., & McGill S. M. (2006). Effects of different levels of torso coactivation on trunk muscular and kinematic responses to posteriorly applied sudden loads. *Clin. Biomech.; 21* : 443-455.

Verrall G.M. et al. (2007). Outcome of conservative management of athletic chronic groin injury diagnosed as pubic stress injury. *Am. J. Sports Med.; 35 (3)* : 467-74.

Vialle R. et al. (2005). Radiographic analysis of the sagittal alignment and balance of the spine in asymptomatic subjects. *J. Bone Joint Surg. Am.; 87* : 260 – 267.

Vidalin H. et al. (2009). Prise en charge thérapeutique des pubalgies du sportif. *J. Taumato. Sports; 26* : 229-35.

Vidalin H. & Hidalgo-Hermanni E. (2012). Analyse des courbures de la colonne vertébrale et des atteintes du rachis lombaire chez le joueur de rugby à XV. Mise au point d'une méthode utilisant la DXA *J. Taumato. Sports; 29* : 10-17.

Vidalin H. & Valy G. (2013). Rugby à XV, sport de combat, rachis lombaire et croissance. *J. Taumato. Sports; 3* : 63-70.

Vidalin H., Schneider F., Haddou L. & Le Roux G. (2013). Comment prévenir l'altération rachidienne lombaire et les blessures chez le jeune sportif. *J. Traum. Sport; 30* : 166-175.

Vincent J.P. et al., (2012). The anterolateral ligament of the human knee : an anatomic and histologic study. *Knee Surg. Sports Traumatol. Arthrosc.; 20 (1)* : 147-52.

Vital J.-M., Aurouer N. & Obeid I. (2008) Statique rachidienne dans le plan sagittal : le normal, le pathologique, les pièges de l'imagerie. *Société d'Imagerie Musculo-Squelettique* : 443-51.

Wang H. K. & Cochrane T. (2001). Mobility impairment, muscle imbalance, muscle weakness, scapular asymmetry and shoulder injury in elite volley-ball athletes. *J. Sports Med. Phys Fit. ; 41(3)*: 403-10.

Walls R.J. et al. (2016). Football injuries of the ankle : a review of injury mechanisms, diagnosis and management. *World J. Orthop. 18 ; 7(1)*: 8-19.

White G. E. & Wells G.D. (2013). Cold-water immersion and other forms of cryotherapy : physiological changes potentially affecting recovery from high-intensity exercise *Ext. Physiol. & Med.* ; *2(1)* : 2-26.

Winslow J. (1732). Exposition anatomique de la structure du corps humain. Desprez et Desessartz ed., Paris, 798.

Winters-Stone K.M. & Snow C.M. (2006). Site-specific response of bone to exercise in premenopausal women. *Bone ; 39* : 1203-09.

Witt J.D., Guenette J.A., Rupert J.L., McKenzie D.C. & Sheel A.W. (2007). Inspiratory muscle training attenuates the human respiratory muscle metaboreflex. *J. Physiol. ; 584(3)*: 1079-28.

Witvrouw E., Lysens R., Bellemans J., Cambier D. & Vanderstraeten G. (2000). Intrinsic risk factors for the development of anterior knee pain in an athletic population. *Am. J. Sports Med. ; 28(4)*: 480-89.

Woods C. et al. (2004). The football association medical research programme : an audit of injuries in professional football--analysis of hamstring injuries. *Br. J. Sports Med. ; 38(1)*: 36-41.

Wroblewski A.P., Amati F., Smiley M.A., Goodpaster B. & Wright V. (2011). Chronic exercise preserves lean muscle mass in master athletes. *Phys. Sportsmed. ; 39 (3)* : 172-78.

Yoon J.G. (2013). The correlation between the muscle activity and joint angle of the lower extremity according to the changes in stance width during a lifting task. *J. Phys. Ther. Sci. ; 25(8)*: 1023-1025.

Yoshio M., Murakami G., Sato T., Sato S., Noriyasu S. (2002). The function of the psoas major muscle : passive kinetics and morphological studies using donated cadavers. *J. Ortho. Sci. ; 7* : 199-207.

Youdas J.W. et al. (2010a). Comparison of muscle-activation patterns during the conventional push-up and perfect· pushup™ exercises. *J. Strength Cond. Res. ; 24(12)*: 3352-62.

Youdas J.W. et al. (2010b). Surface electromyographic activation patterns and elbow joint motion during a pull-up, chin-up, or perfect-pullup™ rotational exercise. *J. Strength Cond. Res. ; 24(12)*: 3404-14.

Zatsiorsky, V.M. (1966). *Les qualités physiques du sportif.* Trad. fr., doc. INSEP n° 685.

Zebis M.K. et al. (2011). Kettlebell swing targets semitendinosus and supine leg curl targets biceps femoris : An EMG study with rehabilitation implications. *Br. J. Sports Med.* ; 47(18): 1192-98.

Zope S.A. & Zope R.A. (2013). Sudarshan kriya yoga : Breathing for health *Int. J. Yoga ; 6(1)*, 4-10.

Aubin
IMPRIMEUR

Achevé d'imprimer en septembre 2018
N° d'impression 1806.0395
Dépôt légal, septembre 2018
Imprimé en France